PRAXISBUCH
NATURMEDIZIN

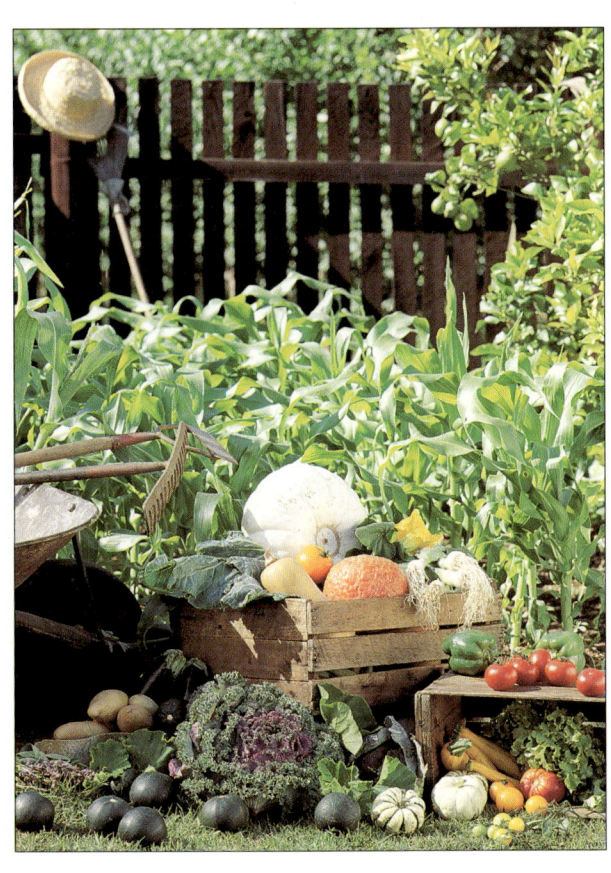

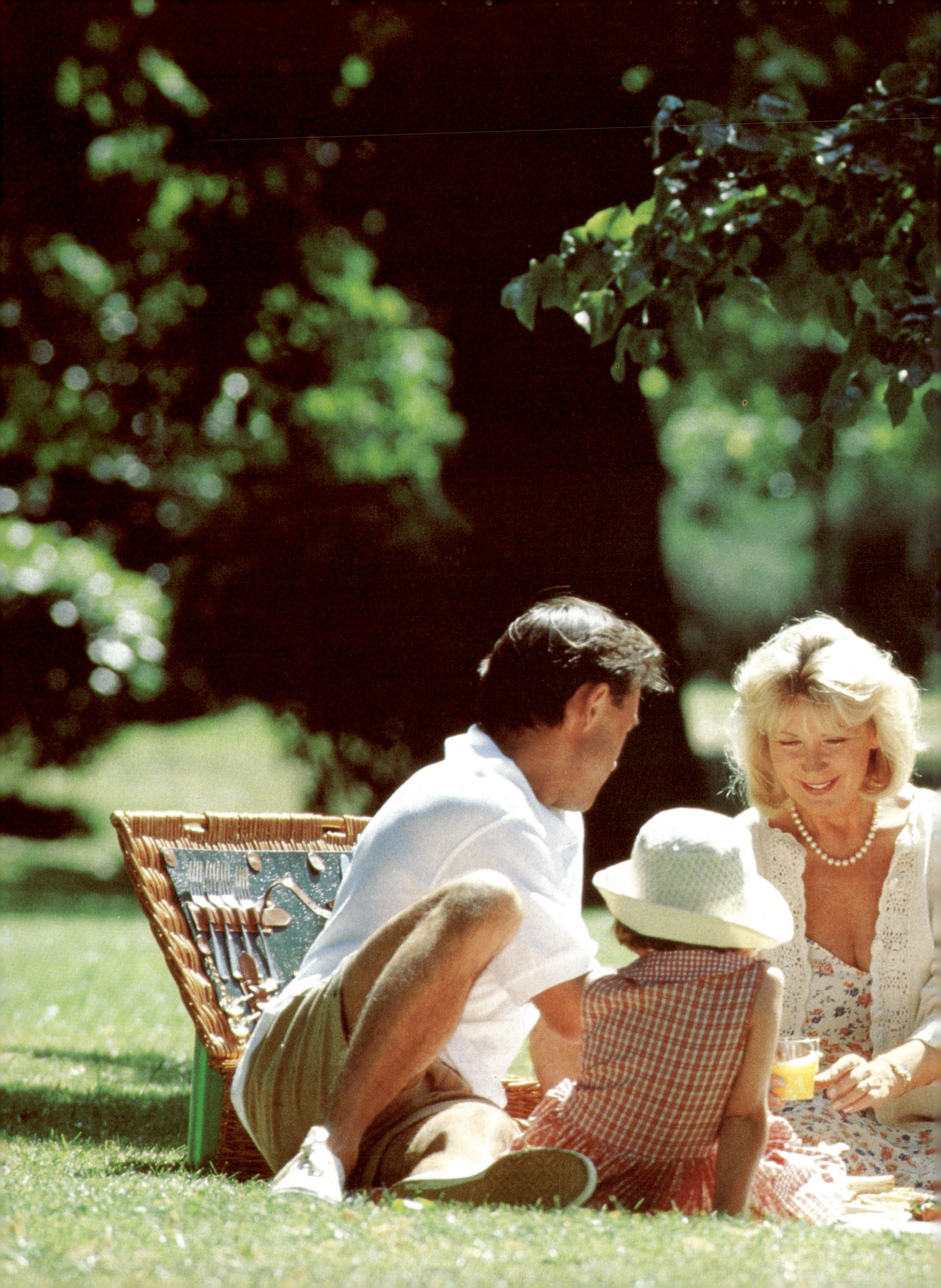

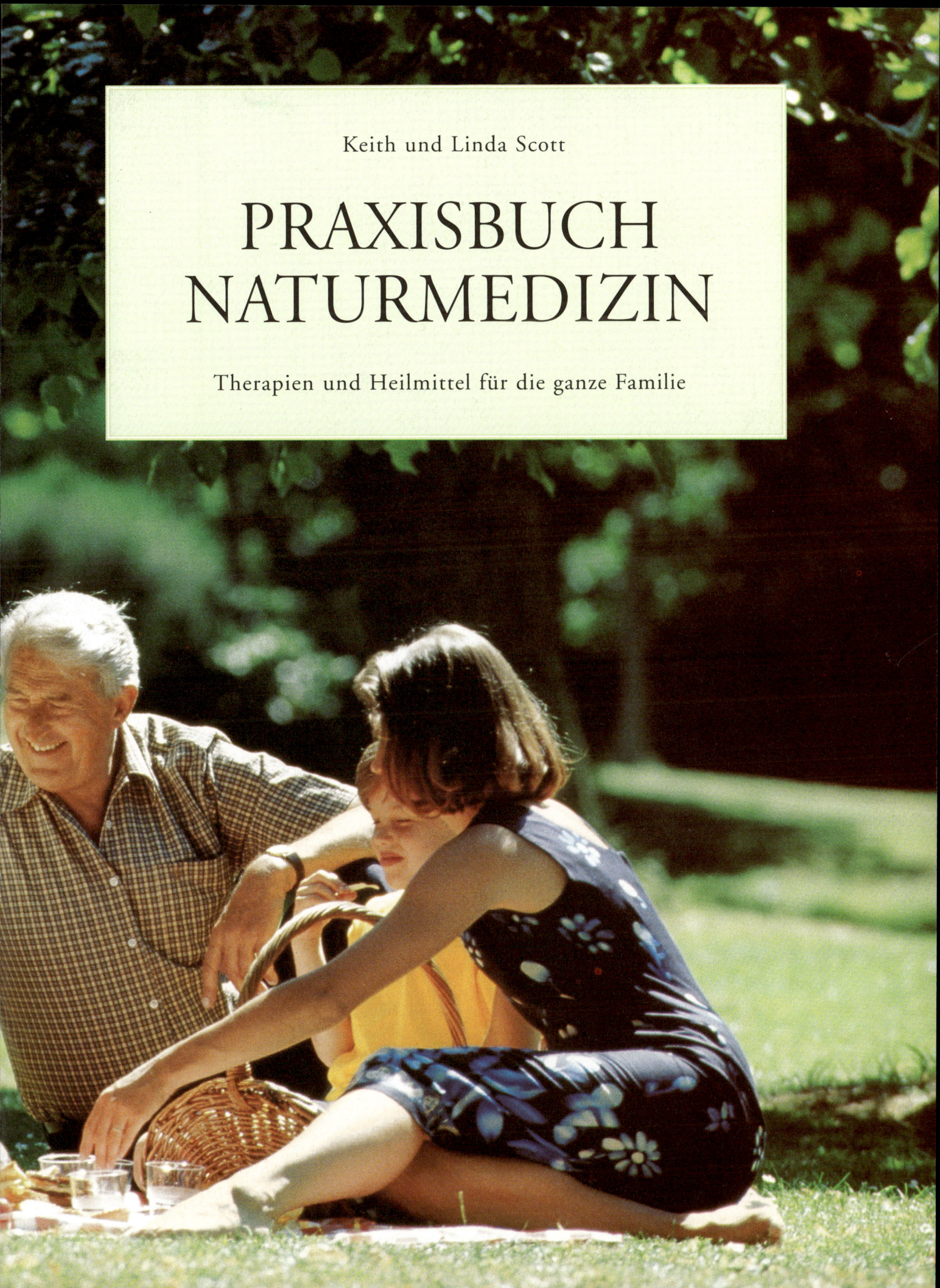

Keith und Linda Scott

PRAXISBUCH NATURMEDIZIN

Therapien und Heilmittel für die ganze Familie

Fotos: S. 113 o. re., 114 re.: M. Alexander; S. 19: Michael D. Bryan/Photo Access;
S. 51: Jim Cummins/Photo Access; S. 24: Paolo Curto/The Image Bank; S. 64: John
Cutten/Mary Evans Picture Library; S. 101 o.: Georgette Douwma/Photo Access/Planet
Earth Pictures; S. 56/57: Focal Point Photo Library; S. 78/79: J. P. Fruchet/Photo
Access; S. 123, 136: Tipp Howell/Photo Access/V.C.L.; S. 18 o.: Kim Hutton/ABPL;
S. 25: Jeff Kaufman/Photo Access; S. 61: Udo Kroner/All Over Bild Archiv; S. 2/3: Bill
Ling/Photo Access; S. 127: Bill Losh/Photo Access; S. 138: Ken Lucas/Photo Access/
Planet Earth Pictures; S. 131: Jay Matthews/Landmarks; S. 21: Daniel Pangbourne/
Photo Access; S. 80: Uwe Schmid/All Over Bild Archiv; S. 86: Superstock Photography
(Breughel); S. 95 o.re.: Arthur Tilley/Photo Access; S. 96: Lisa Trocchi/SIL; S. 50, 65 o.:
Mel Yates/Photo Access; alle übrigen Fotos: Craig Fraser/Struik Image Library.
Illustrationen: S. 12, 15, 24, 32, 46, 50, 58, 64, 66/67, 70 o., 74, 80, 83, 85: Philippa
Allen/SIL; alle Kräuterzeichnungen auf den Seiten 37-45: Christine Hart-Davies/New
Holland Publishers, außer S. 37 u. Mi. und u.re., 38 o. Mi. und u. li.,
41 o. li., o. Mi. und Mi. li., 42 u. li. und u. Mi., 45 Mi. Mi., u. li. und u.Mi. sowie S.
99 u. li., 128 u. li.: Georgina Steyn/SIL; alle übrigen Illustrationen: Steven Felmore/SIL.
Layout Originalausgabe: Petal Palmer
Layout der deutschen Ausgabe: Berliner Buchwerkstatt, Ulrike Sindlinger
Übersetzung: Berliner Buchwerkstatt, Martin Rometsch
Redaktion: Berliner Buchwerkstatt, Vera Olbricht/Ralf Labitzky

817 2635 4453 6271

1094900X03 02 01 00

DANKSAGUNGEN DER AUTOREN

Wir danken folgenden Personen, die uns in vielerlei Hinsicht bei unseren
Kommunikationsproblemen geholfen haben: Joe Beale von Abacus Computers,
Selebi-Phikwe; Louis-John und Matie Botha; Chris Scholtz von Ellisras Pharmacy und
Lyn Nevill und Frank Jones von Phikwe Industrial Metal Pressing.

Wir danken Linda de Villiers dafür, dass sie uns mit dem Projekt betraut hat.
Sally Rutherford und Laura Milton (sie mussten im Endstadium einspringen) danken wir
dafür, dass das Projekt zustande kam, und für ihr scharfsinniges Lektorat und ihre Geduld
trotz unserer vielen Änderungen. Bei Lyndall du Toit bedanken wir uns für ihr
vorzügliches Design; bei Craig Fraser für seine wundervollen Fotos und seine Bereitschaft,
seine Grenzen auszuloten, und bei Marjo Kranenborg, die Stylistin und Model zugleich
war. Auch den anderen Models – Elmori Richter, Beverly Dodd, Paul Matthews, Linda
Fielding und Baby James Negus sind wir dankbar für ihren Anteil an den wunderschönen
Illustrationen. Wir werden die Fototermine bestimmt nie vergessen!

Außerdem danken wir Sally und Rawdon Ball für ihre stets offene Tür und ihre
Unterstützung, Sandi und Peter Unite für ihre Gastfreundschaft und die Überlassung
ihres herrlichen Hauses am Strand, Lorraine Forbes für ihre Hilfe beim Start des
Projekts, Jean Kiekopf für ihre Unterstützung, Robyn und Charles Sheldon für ihre
Gastfreundschaft und ihre Bereitschaft, neue Wege zu gehen, und Lindas Eltern Joan
und Terry McCourt sowie ihrer Schwester Karen Coetzee für ihre Hilfe und
Gastfreundschaft während unseres langen Arbeitsurlaubs in Cape Town. Zum Schluss
bedanken wir uns bei unseren drei Kindern Robyn, Damien und Lauren, die in mehr
als nur einer Hinsicht ein großer Teil dieses Buches sind.

INHALT

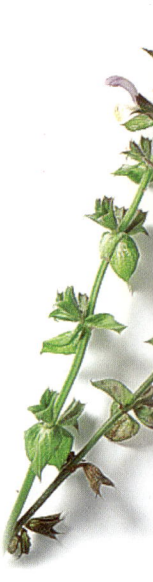

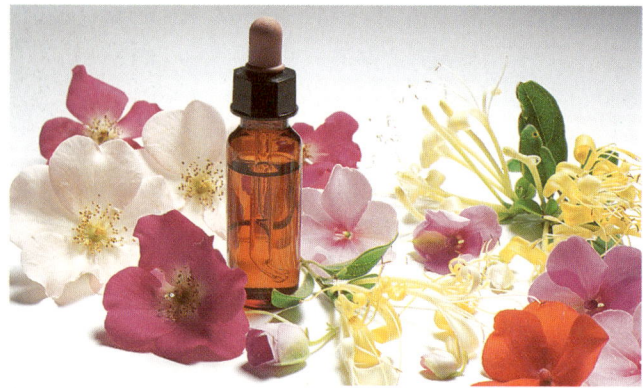

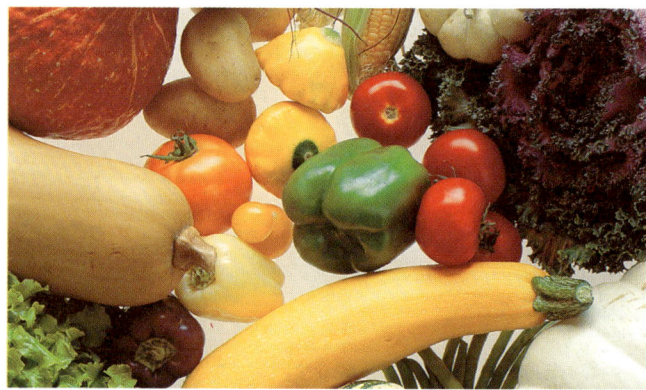

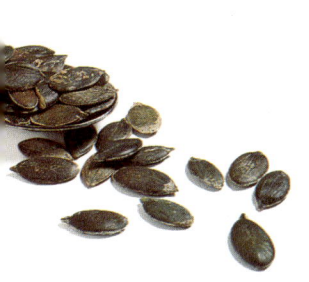

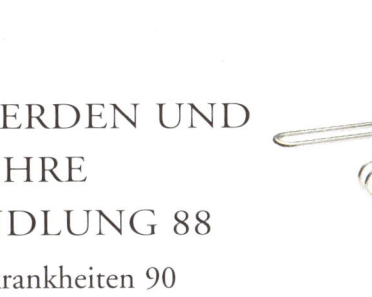

BESCHWERDEN UND IHRE BEHANDLUNG 88

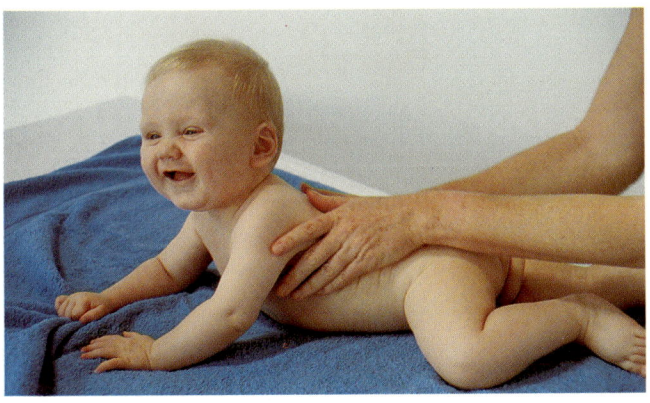

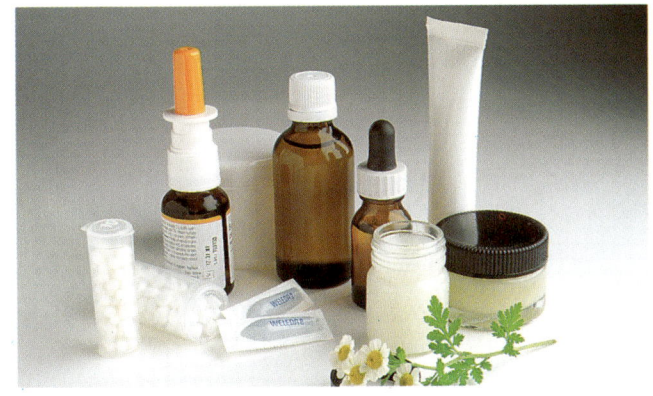

VORWORT

Linda und Keith Scott beschäftigen sich seit vielen Jahren intensiv mit ergänzenden Therapien. Dieses Buch ist ein Vermächtnis ihres Erfolges. Es ist ein informativer, leicht verständlicher Leitfaden, der sowohl das »Warum« als auch das »Wie« erklärt. Keiths medizinische Ausbildung bürgt dafür, dass das Wohl des Menschen in jeder Hinsicht oberste Priorität hat. Darüber hinaus werden die Leser immer wieder darauf hingewiesen, dass sie einen Arzt aufsuchen sollen, wenn ihnen etwas unklar ist, die Symptome sich verschlimmern oder nicht abklingen. Dieses informative und praktische Buch erklärt, was Gesundheit ist und was man selbst tun kann, um Krankheiten vorzubeugen und Beschwerden zu heilen.

Jedem Teil des Praxisbuchs Naturmedizin geht eine Einführung voraus, die notwendige Grundlagen vermittelt; denn wer behandeln will, muss erst wissen, wie wichtig Ernährung, Bewegung und das Wechselspiel von Körper und Seele sind. Das ist ein ungewöhnlicher, aber äußerst erfrischender Aspekt des Buches. Für Linda und Keith ist Vorbeugen wichtiger als Heilen – sie ermuntern uns, gesund zu bleiben. Diese überaus positive Einstellung zum körperlichen und seelischen Wohlbefinden ist das zentrale Thema der Naturmedizin wie auch anderer komplementärer Therapien und gewinnt seit kurzem auch in der Schulmedizin an Bedeutung.

Der Selbsthilfeteil ist übersichtlich und eingängig dargestellt und voller nützlicher, vernünftiger Ratschläge. Die Prämisse – Gesundheit kommt von innen – ist immer dieselbe, und darum sollen äußere und örtliche Anwendungen die Fähigkeit des Körpers stärken, sich selbst zu heilen. Bei jeder Störung erläutern die Autoren, welche natürlichen Heilmittel nützlich sein können: Ernährung, Kräuter, Homöopathie, Ergänzungspräparate, Aromatherapie, Bachblüten und andere. Die einzelnen Beschwerden werden kurz und präzise beschrieben, dann folgen allgemeine und spezifische Ratschläge. Fotos, Zeichnungen und Diagramme lassen keine Fragen offen und auch warnende Worte fehlen nicht, wenn sie angebracht sind. Das Wohl und die unversehrte Gesundheit des Menschen stehen immer im Vordergrund.

Dieses gut geschriebene, gut dargebotene und aufschlussreiche Buch gehört in jeden Haushalt. Für Angehörige der Heilberufe ist es eine wertvolle Bereicherung ihrer Bibliothek, für ihre Patienten eine zuverlässige Informationsquelle.

DR. IAN DRYSDALE
Leiter des British College of Naturopathy and Osteopathy

EINFÜHRUNG

Im Jahr 1976 war Keith ein frisch gebackener Doktor der Schulmedizin. Er arbeitete voller Enthusiasmus für den staatlichen britischen Gesundheitsdienst und glaubte, die meisten Krankheiten ließen sich mit Medikamenten, Bestrahlungen oder Operationen heilen oder in Schach halten. Ich studierte damals in Oxford und hielt, wie die meisten meiner Zeitgenossen, Krankheiten für ärgerliche Schicksalsschläge. Wer krank war, ging einfach zum Arzt und wurde mit chemischen Präparaten gesund gemacht. Zum Glück trafen wir David Jenkins, einen Arzt, der weder diese Einstellung noch die Ausrichtung der modernen Medizin teilte. Er hatte erkannt, dass die Zahl der chronisch Kranken in den letzten Jahrzehnten um 50% gestiegen war, obwohl immer mehr Medikamente verschrieben und immer häufiger operiert wurde.

Bei üppigen Bohnengerichten, auf Bunsenbrennern im physiologischen Labor der Universität Oxford gekocht, überzeugte er uns davon, dass wir für unsere Krankheiten weitgehend selbst verantwortlich sind. Er machte uns mit Studien vertraut, die Appendizitis, Divertikulitis, Dickdarmkrebs, einen hohen Cholesterinspiegel und Diabetes mit der Ernährung in Verbindung brachten, die in unserem Land typisch ist und viele verarbeitete Nahrungsmittel, aber wenig Ballaststoffe enthält. Wir wurden begeisterte Anhänger dieser Denkweise und verbrachten die folgenden 20 Jahre damit herauszufinden, wie wir unsere Gesundheit gefahrlos und doch wirksam ohne chemische Präparate und Operationen schützen können. Unsere drei Kinder forschten ohne es zu wissen mit, ebenso unsere Freunde und Keiths zahlreiche Patienten – zuerst in Südafrika, dann in England und Neuseeland und derzeit in Botswana. Heute können wir aus tiefster Überzeugung heraus sagen, dass alles, was wir essen, trinken, fühlen, denken und tun von ausschlaggebender Bedeutung für unsere Gesundheit ist.

Die moderne Medizin ist an einem Scheideweg angelangt. Sie hat Hervorragendes geleistet, was Infektionen, Impfungen wie auch orthopädische und rekonstruktive Chirurgie angeht; aber sie hat auch viele Schwachpunkte, vor allem im Bereich der chronischen und psychischen Krankheiten. Außerdem wächst die Besorgnis über Bakterien, die gegen Antibiotika resistent sind, und iatrogene (durch medizinische Behandlung ausgelöste) Krankheiten. Das alles hat dazu geführt, dass sich immer mehr Patienten, aber auch Ärzte von der Schulmedizin abwenden.

1985 suchte einer von fünf Engländern eine naturmedizinische Praxis auf. Heute ist es fast einer von drei. Viele Ärzte wenden selbst natürliche Heilmittel an oder überweisen ihre Patienten gerne an Spezialisten auf diesem Gebiet. Dieser Trend zeichnet sich auch in anderen Industrieländern ab. Eine Revolution ist im Gang.

Dieses Buch ist kein Standardwerk, aber es ist das Destillat unserer gemeinsamen praktischen Erfahrung. Wir haben es geschrieben, um Menschen zu helfen, die ebenfalls für ihre körperliche und seelische Gesundheit so viel Verantwortung wie möglich übernehmen wollen. Wir wünschen ihnen Erfolg.

Linda Scott

LINDA SCOTT

Keith Scott

DR. KEITH SCOTT

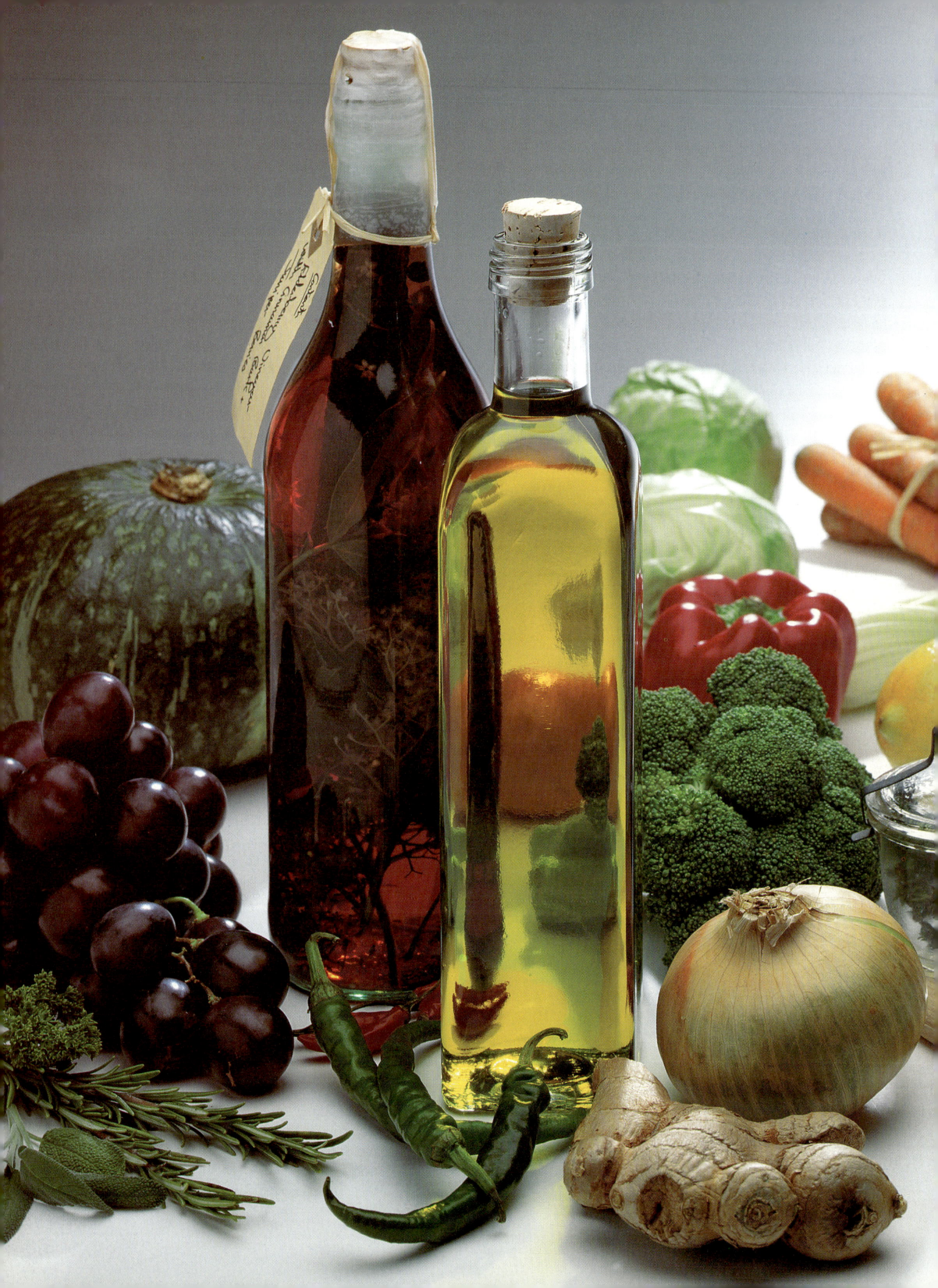

NATÜRLICHE HEILMITTEL UND THERAPIEN

Die richtige Ernährung und ausreichend Bewegung haben tiefgreifende Auswirkungen auf unsere körperliche und geistige Gesundheit. Viele Nahrungsmittel und Kräuter aus der Apotheke der Natur tragen dazu bei, uns vor körperlichen und seelischen Störungen zu schützen. Pflanzliche Kost und Kräuter sind besonders wirksam. Neben den Vitaminen und Mineralien, die auch in tierischen Nahrungsmitteln enthalten sind, versorgen Pflanzen uns darüber hinaus mit vielen anderen Wirkstoffen und helfen so, Krankheiten zu verhindern. Dazu zählen Ballaststoffe, Karotinoide, Bioflavonoide, Phytosterole und Phytoöstrogene, um nur einige dieser pflanzlichen Substanzen zu nennen. In diesem Kapitel erfahren Sie, welche Nahrungsmittel Ihnen schaden, wie Sie mit Nahrungsmitteln, Kräutern und aromatischen Ölen heilen und Krankheiten vorbeugen können, warum Ergänzungspräparate oft notwendig sind und wie Sport die körperliche und geistige Gesundheit fördert.

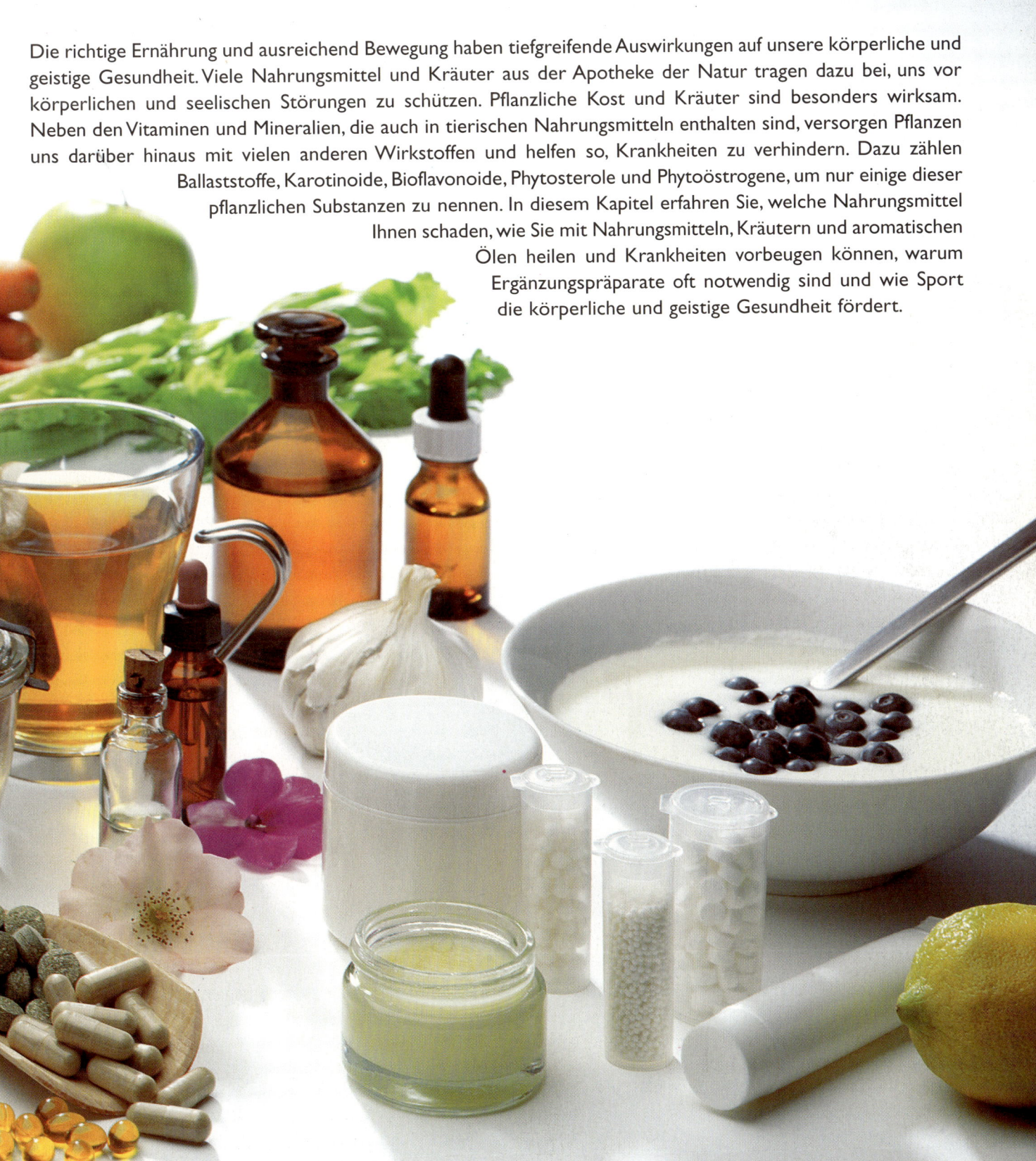

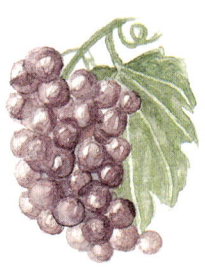

GESUND ESSEN

Die Menschen in den Industrieländern haben ohne es zu wissen an der größten ungeplanten Studie aller Zeiten teilgenommen. Das Experiment ist noch nicht zu Ende, doch die Ergebnisse sind bereits aufschlussreich: Wenn unsere Nahrung sich grundlegend von der Kost unterscheidet, an die wir uns im Laufe der Evolution angepasst haben, sind die Folgen für die Gesundheit verheerend. Herz- und Gefäßkrankheiten, Schlaganfälle, Bluthochdruck, Diabetes, Übergewicht, Appendizitis, Gicht, Allergien, chronische Beschwerden und Geisteskrankheiten hängen unmittelbar mit unserer üblichen Ernährung zusammen. Wir nehmen vor allem zu viel Fett, Zucker, Salz und Alkohol, zu viele Weißmehlprodukte, verarbeitete Nahrungsmittel sowie Zusatzstoffe und viel zu wenig Ballaststoffe, Obst und Gemüse zu uns. Außerdem stützt sich die moderne Landwirtschaft zu sehr auf Chemikalien und Kunstdünger. Wenn wir begreifen, welche Nahrungsmittel uns schaden und welche uns nutzen, dann haben wir den wichtigsten Schritt in Richtung Gesundheit und Wohlbefinden getan.

Unsere Nahrung enthält lebenswichtige Nährstoffe wie Aminosäuren, Kohlenhydrate, essenzielle Fettsäuren, Vitamine und Mineralien, aber sie ist weit mehr als nur eine Hülle für diese Substanzen. Mit jedem Nahrungsmittel nehmen wir auch andere Wirkstoffen auf, die die biologischen Prozesse im Körper erheblich beeinflussen.

Es gibt bewährte Regeln für eine gesunde Ernährung, aber jeder Mensch ist einzigartig: Nicht jeder, der viel Salz isst, bekommt hohen Blutdruck und wer sich mit Zucker vollstopft, wird zuckerkrank. Andererseits leiden Menschen mit Glutenintoleranz (etwa einer von 250) an schweren Verdauungsstörungen, wenn sie »gesunde« Vollkornprodukte essen, die Gluten enthalten (Weizen, Roggen, Gerste und Hafer). Es gibt also keine Ernährung, die für alle Menschen die richtige wäre. Trotzdem sollten wir die Grundregeln für eine gesunde Ernährung befolgen. (Wenn das für Sie eine radikale Umstellung bedeutet, können vorübergehend Nebenwirkungen auftreten, z. B. Kopfschmerzen, Verdauungsbeschwerden und Trägheit. Anhaltende Symptome deuten auf eine Allergie hin.)

GRUNDREGELN FÜR EINE GESUNDE ERNÄHRUNG

- Essen Sie reichlich frisches Gemüse (5 Portionen täglich) und Obst (2 - 4 Portionen am Tag). Gemüse, vor allem grünes Blattgemüse, ist der Hauptbestandteil der Mahlzeiten. Da viele Mineralien, Vitamine und andere Nährstoffe durch Hitze zerstört werden oder im Kochwasser verloren gehen, sollten Sie möglichst viel Rohkost essen. Den Rest können Sie leicht dünsten, backen, in der Mikrowelle garen oder in Eintöpfe geben.
- Essen Sie genügend Ballaststoffe: Hülsenfrüchte, braunen Reis, Hafer, Gerste, Mais, Samenkerne, Nüsse und Vollkornbrot (3 - 4 Portionen täglich).
- Essen Sie seltener Speisen, die viel gesättigte Fette enthalten, z. B. Fleisch, Geflügel und Milchprodukte.
- Verzichten Sie auf synthetische gesättigte Fette wie Margarine und pflanzliches Backfett. Der Anteil der Fette an den Gesamtkalorien sollte unter 30% liegen. Wenn Sie 8400 Joule (2000 Kalorien) zu sich nehmen, brauchen Sie also täglich weniger als 67 g Fett, das zu zwei Dritteln ungesättigt sein sollte.
- Essen Sie Fische wie Makrelen, Forellen, Thunfisch und Lachs. Sie sind reich an den wichtigen Omega-3-Fettsäuren. Wenn Sie Fisch nicht mögen, nehmen Sie täglich 1 Esslöffel Leinöl.
- Beschränken Sie den Verzehr von denaturierten Kohlenhydraten (Weißbrot, Gebäck usw.), Süßigkeiten und Limonaden auf besondere Anlässe. Zucker ist kein wichtiger Nährstoff und der hohe Zuckerkonsum trägt zu vielen Krankheiten bei.
- Nehmen Sie Salz, Alkohol, Tee und Kaffee nur in kleinen Mengen oder gar nicht zu sich.
- Meiden Sie Fertiggerichte und verarbeitete Produkte. Sie enthalten zahlreiche Zusatzstoffe, die Asthma, Hyperaktivität und viele andere Störungen auslösen können. Lesen Sie die Etiketten auf den Produkten und kaufen Sie mit kritischem Auge.
- Trinken Sie täglich mindestens sechs Gläser Mineralwasser.

VEGETARISCHE ERNÄHRUNG

Wenn Sie sich vegetarisch ernähren wollen, müssen Sie lernen, Nahrungsmittel richtig zu kombinieren, damit Sie alle Nährstoffe zu sich nehmen, die der Körper braucht. Das ist nur möglich, wenn Sie Ihre gesamte Ernährungsweise sorgfältig planen.

AUSGEWOGENE ERNÄHRUNG

Die Pyramide links zeigt, welche Nahrungsmittel Sie bevorzugt und welche Sie nur selten essen sollten. Vegetarier brauchen täglich eine Auswahl der Nahrungsmittel, die kursiv gedruckt sind, wobei die Breite der Pyramide die notwendige Menge andeutet. Wir sollten darauf achten, immer abwechslungsreich zu essen.

FETT
Olivenöl,
Butter,
Käse

EIWEISS
Nüsse, Samenkerne, Sojaprodukte,
Geflügel (enthäutet), mageres Fleisch,
fettarme Milchprodukte, Eier, Fisch

KOMPLEXE KOHLENHYDRATE
Reis, Vollkornnudeln, Vollkornbrot, Hirse,
Mais, Hafer, Roggen, Gerste
(oder andere Vollkornprodukte)

HÜLSENFRÜCHTE, GEMÜSE UND OBST
Erbsen, Bohnen (Reisbohnen, Kidneybohnen, gefleckte Feldbohnen, Langbohnen,
Limabohnen, Kichererbsen), Linsen, Kohl, Brokkoli, grünes Blattgemüse, grüne Paprikaschoten,
Rosenkohl, Kartoffeln, Zwiebeln, Karotten, Kürbis, Tomaten, Süßkartoffeln, Zitrusfrüchte, Beeren,
Äpfel, Melonen, Aprikosen, Pfirsiche, Avocados, Papaya, Bananen, Pflaumen

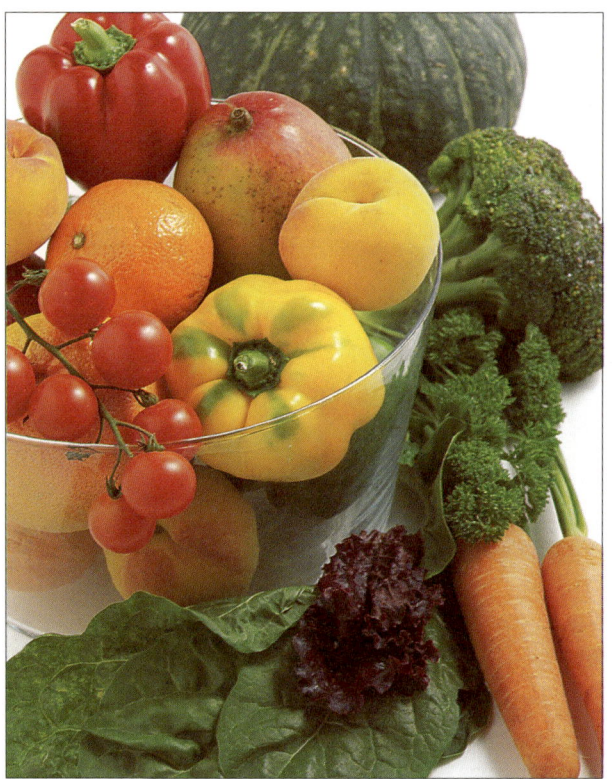

Oben: *Gelbes, orangefarbenes und rotes Obst und Gemüse enthält Carotinoide. Auch dunkelgrünes Gemüse wie Brokkoli und Spinat ist eine gute Quelle.*

Unten: *Hülsenfrüchte enthalten wertvolle Ballaststoffe, Phytosterine und Phytoöstrogene. Sojabohnen sind besonders reich an Phytoöstrogenen. Viele Bohnenarten enthalten jedoch Gifte, die nur durch langes, langsames Kochen zerstört werden.*

DIE VORTEILE PFLANZLICHER NAHRUNGSMITTEL

Vegetarier leiden seltener an Krebs, Herz- und Gefäßkrankheiten und anderen chronischen Beschwerden. Das schrieb man anfangs dem Umstand zu, dass sie weniger ungesättigte Fette zu sich nehmen. Dann stellten sich Ballaststoffe als gesund heraus.

Heute wissen wir, dass zahlreiche pflanzliche Substanzen dem Organismus helfen, mit den unterschiedlichen Gefahren der modernen Umwelt fertig zu werden, von Mikroorganismen bis zu schädlichen Chemikalien.

Eine Kost, die hauptsächlich aus Gemüse, Obst und Vollkornprodukten besteht, ist am bekömmlichsten. Wer dazu nicht bereit und fähig ist, sollte gefriergetrocknete Pflanzenextrakte zu sich nehmen, die immer beliebter werden, weil sie den Körper mit »pflanzlichen Schutzstoffen« versorgen. Neben Vitaminen und Mineralien enthalten Pflanzen folgende wertvolle Substanzen:

Carotinoide sind die fettlöslichen, gelben, orangefarbenen und roten Farbstoffe in vielen Obst- und Gemüsearten. Man kennt über 500 verschiedene Carotinoide (am bekanntesten sind Betacarotin, Alphacarotin, Lycopin, Lutein und Zeaxanthin). Die einzelnen Carotinoide haben unterschiedliche Wirkungen. Sie verringern zum Beispiel das Krebsrisiko und schützen vor Linsentrübungen des Auges (sogenannter Star) und Herz- und Gefäßkrankheiten. Neuere Studien belegen, dass diese Stoffe gemeinsam viel wirksamer sind als hochdosierte Monopräparate. Keine einzelne Substanz, etwa Betacarotin, kann also die gesamte Familie ersetzen. Es ist daher ratsam, carotinreiche Nahrung zu essen und Ergänzungsmittel mit mehreren Carotinoiden einzunehmen.

Ballaststoffe sind wichtig für die Verdauung und die Gesundheit des Darmes. Lösliche Ballaststoffe (enthalten in Hafer, Gerste, Hülsenfrüchten und Obst) verkürzen die Darmpassage, schützen vor Darmkrebs und verbessern den Blutzucker- und den Cholesterinspiegel. Kleie ist ein weißer, unlöslicher Ballaststoff, der zwar Blutzucker und Cholesterin nicht beeinflusst, aber am besten gegen Verstopfung hilft.

Phytosterine und Phytosterole sind Fette, die das Immunsystem beeinflussen. Sie stimulieren es bei Unterfunktion (das ist hilfreich bei Krebs, AIDS und chronischen Entzündungen) und dämpfen Überreaktionen (bei Autoimmunkrankheiten wie rheumatoider Arthritis) und bei Allergien (wie Heuschnupfen, Asthma, Ekzemen und Nahrungsmittelallergien). Außerdem normalisieren sie die Funktion der Prostata. Da Phytosterine an Pflanzenfasern gebunden sind, gehen sie bei der Verarbeitung leicht verloren; deshalb sind Mangelzustände häufig. Einige Kräuter und Heilpflanzen (z. B. die Zwergpalme) sowie Nüsse, Samenkerne und Hülsenfrüchte sind reich an diesen Substanzen. Nehmen Sie dreimal täglich ein Ergänzungsmittel, das 20 mg Sterine und Sterole enthält, oder dreimal täglich einen Esslöffel natürliche Sojalezithin, um die Immunfunktion zu regulieren und wiederherzustellen.

Phytoöstrogene sind Sterole, die in vielen pflanzlichen Nahrungsmitteln vorkommen. Sie harmonisieren die Wirkungen des Östrogens im Körper und unterstützen daher die Behandlung von Menstruationsbeschwerden, Störungen in der Menopause und hormonabhängigen Krebsarten.

Bioflavonoide oder Flavonoide verstärken die Wirkung des Vitamins C. Es sind starke Antioxidantien, die freie Radikale (S. 23) unschädlich machen. Unübertroffen ist ihre Fähigkeit, Kollagen zu schützen und zu regenerieren, das unter anderem im Bindegewebe der Haut, in Knorpeln, Bändern und Sehnen enthalten ist. Sie überwinden die Blut-Hirn-Schranke, schützen das Zentralnervensystem und verhindern geistigen Verfall. Sie stärken die Wände der Kapillaren, lindern Blutergüsse und Sportverletzungen und beugen Krampfadern vor. Quercetin hemmt die Produktion von Histamin und dämpft daher Allergien (z.B. Heuschnupfen).

Zu den bekannten Flavonen gehören Proanthocyanidine, Anthocyanidine und Katechine (sie alle sind fünfzigmal wirksamer als Vitamin E und zwanzigmal wirksamer als Vitamin C) sowie Rutin, Hesperidin, Quercetin, Curcumin und Silymarin.

Neuere Studien belegen, dass die Wirkung vieler Kräuter und Lebensmittel von ihrem Flavonoidgehalt abhängt. Flavonoide sind vor allem in Obst und Gemüse enthalten, besonders in der Haut, dem weißen »Pelz« der Südfrüchte und in den Kernen. Wir empfehlen eine Flavonmischung: zweimal täglich 250 mg zwischen den Mahlzeiten.

Phytonährstoffe oder Phytochemikalien nennt man die vielen anderen Substanzen in Pflanzen, die in keine Kategorie passen, aber viele positive Wirkungen haben. Sie bekämpfen Bakterien, Viren, Pilze, freie Radikale, Entzündungen und Krebs, fördern das Abhusten von Schleim, regulieren die Immunabwehr und senken den Cholesterinspiegel.

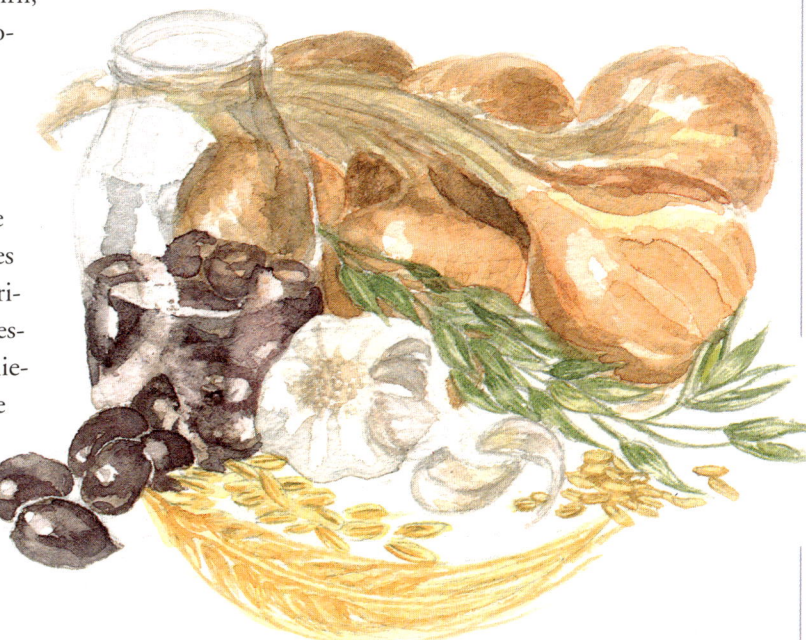

Unten: *Zwiebeln, Knoblauch, Olivenöl, Gerste und Hafer reduzieren das gefährliche LDL im Blut und erhöhen den Gehalt an schützendem HDL. Lebensmittel können den Cholesterinspiegel auf zweierlei Weise senken: Entweder verhindern sie, dass das Cholesterin in der Nahrung aufgenommen wird, oder sie veranlassen die Leber, weniger Cholesterin zu produzieren. Wenn Sie viel ungesättigtes Fett essen, bildet die Leber mehr ungesundes LDL.*

DAS CHOLESTERINPROBLEM

Trotz seines schlechten Rufs ist Cholesterin lebenswichtig. Es ist in den meisten Körpergeweben enthalten, auch im Gehirn, in den Nerven, in der Leber und im Blut. Das Cholesterin im Blut stammt übrigens nicht aus der Nahrung, sondern wird in der Leber produziert.

Es gibt zwei Hauptarten von Cholesterin: LDL (low density lipoprotein: Lipoproteine niedriger Dichte) und HDL (high density lipoprotein: Lipoproteine hoher Dichte). Das HDL gilt heute als gesund, weil es vor Arteriosklerose (Cholesterinablagerung an den Arterienwänden) schützt. HDL befördert überflüssiges Cholesterin zurück in die Leber, wo es abgebaut und ausgeschieden wird. Ein niedriger HDL-Spiegel ist der wichtigste Risikofaktor, was Herzkrankheiten betrifft. Ein Spiegel unter 15% des Gesamtcholesterins gilt als gefährlich. LDL ist das schlechte Cholesterin. Je größer das Verhältnis LDL zu HDL ist, desto größer ist die Gefahr von Herz- und Gefäßkrankheiten.

FAKTEN ÜBER FETTE

Alle Nahrungsfette bestehen aus vielen Fettsäuren, die entweder gesättigt oder ungesättigt sind (mehrfach ungesättigte und einfach ungesättigte Fette eingeschlossen). Fette, die bei Zimmertemperatur fest sind (Schmalz, Butter, Fleischfett, Kakaobutter) enthalten hauptsächlich gesättigte Fettsäuren. Fette, die bei Zimmertemperatur flüssig sind (Pflanzenöle), enthalten überwiegend ungesättigte Fettsäuren.

Wer viel gesättigte Fette verzehrt, muss mit zahlreichen ernsten Gesundheitsproblemen rechnen. Margarine und andere Pflanzenfette bestehen aus künstlich gehärtetem Pflanzenöl. Für dieses Verfahren ist große Hitze erforderlich, so dass sich gefährliche Transfettsäuren bilden. Verzichten Sie auf alle gehärteten Fette! Ungesättigte Fette gelten als gesünder, aber auch ihr Nutzen hängt von Art, Menge und Qualität ab.

Fettsäuren und Stoffwechsel

Wir müssen nur zwei Fettsäuren mit der Nahrung aufnehmen, nämlich Linolsäure (eine Omega-6-Fettsäure) und Alpha-Linolensäure (eine Omega-3-Fettsäure). Alle anderen wichtigen Fettsäuren kann der Körper herstellen, sofern er die notwendigen Nährstoffe bekommt, vor allem die Vitamine B3, B6 und C sowie Magnesium, Zink und Selen. Wenn Sie viel gesättigte Fette und Alkohol zu sich nehmen, stören Sie den Stoffwechsel der Fettsäuren, und die Folge können Krebs, Herzkrankheiten, Diabetes, Übergewicht, Arthritis, Autoimmunkrankheiten, Allergien, Hautprobleme, Menstruationsprobleme, psychische Störungen, Hyperaktivität, Verdauungsstörungen und Immunschwäche sein.

TYPISCHE SYMPTOME DES FETTSÄURE-MANGELS
Müdigkeit
Schwäche beim Aufstehen
Depressionen
Kopfschmerzen
Trockene Haut
Schuppen
Trockene Augen
Brüchige Nägel
Kalte Hände und Füße
Ödeme

WICHTIGE PFLANZENÖLE

ÖL	GESÄTTIGT	EINFACH UNGESÄTTIGT	MEHRFACH UNGESÄTTIGT	LS (OMEGA 6)	ALS (OMEGA 3)
Raps	7.1%	58.9%	29.6%	20.3%	9.3%
Oliven	13.5%	73.7%	8.4%	7.9%	0.6%
Leinsamen	4.0%	22.0%	74.0%	17.0%	57.0%
Mais	12.7%	24.2%	58.7%	58.0%	0.7%
Saflor	9.6%	12.6%	73.4%	73.0%	0.2%
Sojabohne	14.4%	23.3%	57.9%	51.0%	6.8%

Öle, die reich an einfach ungesättigten Fetten sind, z. B. Oliven- und Rapsöl, sind viel stabiler als andere und daher für die Küche zu empfehlen. Alle Öle sollten ohne Zusatz von Chemikalien kalt gepresst sein und in einer dunklen Flasche im Kühlschrank aufbewahrt werden. Wärme, Licht, Luft und Raffinierung zerstören die essenziellen Fettsäuren und erzeugen freie Radikale (S. 23). Je mehr polyungesättigte Fette ein Öl enthält, desto rascher verdirbt es. Kokos- und Palmöl sind extrem reich an gesättigtem Fett und daher nicht zu empfehlen. Verwenden Sie erhitztes Öl kein zweites Mal – es enthält schädliche freie Radikale und Transfettsäuren. Verzichten Sie auf alle gebratenen Speisen.

Linolsäure (LS): Eine Omega-6-Fettsäure

LS (Linolsäure) ist in Gemüse, Vollkornprodukten und Pflanzenöl reichlich enthalten. Der Körper kann sie in Gamma-Linolensäure (GLS) und Arachidonsäure (AS) umwandeln. GLS ist auch in Muttermilch sowie im Samen des Borretsch, der Schwarzen Johannisbeere und der Nachtkerze enthalten. Eier, Milchprodukte und Fleisch enthalten AS.

GLS wird zur Bildung eines wichtigen Prostaglandins benötigt, das den Blutdruck senkt, das Blut verdünnt und die Cholesterinproduktion, Entzündungen und abnorme Zellteilungen hemmt. Es regt das Immunsystem an, verstärkt die Wirkung des Insulins und fördert die Gehirnfunktion.

Der Organismus kann GLS auch in AS umwandeln und daraus Leukotriene und ein weiteres Prostaglandin herstellen. Diese Substanzen fördern Entzündungen, die Schmerzempfindung und die Blutgerinnung. Wenn Sie zu viel tierisches Fett essen (das viel AS enthält), bringen Sie das heikle Gleichgewicht zwischen den entzündungshemmenden und den entzündungsfördernden Prostaglandinen durcheinander und müssen mit chronischen Krankheiten rechnen.

Alpha-Linolensäure (ALS): eine Omega-3-Fettsäure

Die beste Quelle für ALS ist Leinöl. Kleinere Mengen sind in Spinat, Walnüssen, Sojabohnen, Vollkornprodukten und Rapsöl enthalten. Der Körper kann ALS in Eikosapentaensäure (EPS) umwandeln, die auch in einigen Meeresfrüchten enthalten ist. EPS wird ebenfalls für die Produktion von entzündungshemmenden Prostaglandinen und anderen Substanzen benötigt. Die Omega-3-Fettsäuren erweisen sich als sehr effektiv im Hemmen von entzündungsfördernden Prostaglandinen und Leukotienen.

Gute Quellen für essenzielle Fettsäuren

Leinöl beseitigt einen Mangel an essenziellen Fettsäuren auf gesunde Weise. Nehmen Sie täglich 1 Esslöffel kalt gepresstes Öl aus organisch angebautem Flachs oder 2 Esslöffel frisch gemahlene Leinsamen (nicht gemahlene sind unverdaulich). Leinöl ist stark ungesättigt und wird daher leicht ranzig. Bewahren Sie es in einer dunklen Flasche im Kühlschrank auf und verwenden Sie es nicht zum Kochen. Leinöl ist vorzüglich füt Quarkspeisen und frische Salate geeignet.
Anmerkung: Das Öl der Leinpflanze wird auch Möbelpolitur zugesetzt.Schlucken Sie niemals Leinöl, das in Möbelpolitur enthalten ist.

Öl aus Borretschsamen, schwarzen Johannisbeerkernen und Nachtkerze ist reicht an GLS. Borretschöl enthält 24% GLS, Johannisbeerkernöl 18% und Nachtkerzenöl 10% GLS. Ein Ergänzungspräparat ist zu empfehlen, wenn Sie LS nicht in GLS umwandeln können. Nehmen Sie vier bis sechs Wochen lang zweimal täglich 500 mg Johannisbeerkern- oder Borretschsamenöl oder 1000 mg Nachtkerzenöl, um herauszufinden, ob Sie an dieser Störung leiden.

WARNUNG

Wenn Sie an Epilepsie leiden, dürfen Sie ohne ärztliche Überwachung keine Mittel nehmen, die viel GLS enthalten.

ESSENZIELLE FETTSÄUREN

Die meisten Menschen nehmen zu viele Omega-6-Fettsäuren und zu wenige Omega-3-Fettsäuren zu sich. Essen Sie weniger tierische Fette und Öle (reich an Omega-6-Fettsäuren) und mehr Leinsamen und öligen Fisch (reichlich Omega-3-Fettsäuren).

WARNUNG

Wenn Sie Antikoagulanzien nehmen, sollten Sie auf EPS-Ergänzungspräparate verzichten, weil sie das Blut ebenfalls verdünnen.

Unten: *Schon 2 Tassen Kaffee können die Gesundheit gefährden. Koffein verengt die Blutgefäße, verringert die Durchblutung und erhöht den Blutdruck.*

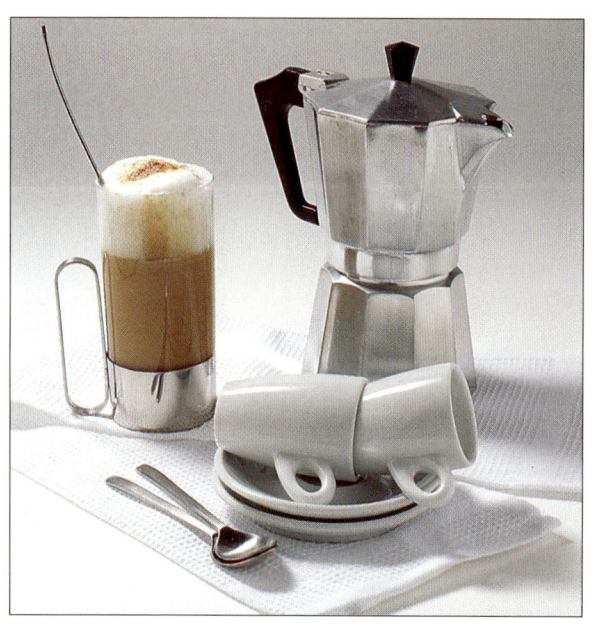

Fisch, vor allem Salzwasserfische wie Makrele, Lachs, Thunfisch, Stör, Hering, Sardelle und Sardine, aber auch Forelle enthalten die gesunden Omega-3-Fettsäuren in großen Mengen (das gilt jedoch nicht für gezüchtete Fische). Ein bis zwei Fischmahlzeiten in der Woche halbieren das Risiko, herzkrank zu werden.

Lebertran-Kapseln sind eine einfache Methode, mehr EPS aufzunehmen. Lebertran ist ein aus der Leber von bestimmten Fischen gewonnenes Öl, mit einem hohen Anteil an ungesättigten Fettsäuren. Fischöl kann allerdings Schadstoffe und freie Radikale enthalten, sodass es langfristig bedenklich ist. Meist werden 2 g am Tag empfohlen. Lebertran enthält zwar viel Vitamin A und D (beide können im Übermaß schädlich sein), aber nur wenig EPS.

KAFFEE UND TEE – GESUND ODER NICHT?

Eine Tasse starker Tee enthält etwa 50 mg Koffein, eine Tasse Kaffee rund 100 mg. (Kleinere, aber nicht unerhebliche Mengen sind in Schokolade und koffeinhaltigen Getränken enthalten.) Pharmakologische Wirkungen treten bei Dosen über 200 mg ein. Koffein kann folgende Störungen hervorrufen: Angst, Schlaflosigkeit, Unruhe, Reizbarkeit, Panikattacken, Depressionen, Herz- und Gefäßkrankheiten, Herzklopfen, Muskelzittern, Kopfschmerzen, Verdauungsbeschwerden, Durchfall, Blasen- und Nierensymptome (vor allem häufiger Harndrang), prämenstruelles Syndrom (PMS), schmerzhafte Knoten in der Brust und Schweißausbrüche. Außerdem verändert es die Gehirnwellen und verkürzt die Tiefschlafphasen.

Wenn Sie an einer dieser Beschwerden leiden, verzichten Sie am besten ganz auf koffeinhaltige Getränke und Nahrungsmittel und trinken stattdessen koffeinfreien Kaffee (aus Zichorie gewonnen; auch er kann Verdauungsstörungen auslösen) oder Kräutertee (z. B. Rotbusch/Rooibos).

Koffein hat aber auch Vorteile, die erklären, warum Tee und Kaffee so beliebt sind. Es verbessert die geistige Leistungsfähigkeit, die Stimmung und die körperliche Ausdauer (es ist sogar viel wirksamer als viele verbotene Dopingmittel). Zudem erweitert Koffein die Bronchien, was vor allem Asthmatiker zu schätzen wissen. Tee besitzt trotz seines Koffeingehalts viele gesundheitsfördende Eigenschaften, besonders der nicht fermentierte grüne Tee, ist reich an Flavonoiden und hat viele positive Wirkungen (S. 107).

UMWELTBELASTUNGEN: WENN UNSERE UMWELT UNS KRANK MACHT – NAHRUNGSMITTEL UND CHEMIKALIEN

Immer mehr Menschen reagieren empfindlich auf gängige Lebensmittel und Umweltchemikalien. Wer verarbeitete und mit Chemikalien behandelte Nahrung isst und verschmutzte Luft atmet, zahlt einen hohen Preis dafür.

Wenn Sie eines der folgenden Symptome an sich beobachten – mal mehr, mal weniger ausgeprägt –, sind Sie möglicherweise überempfindlich in Bezug auf bestimmte Nahrungsmittel oder Chemikalien: Asthma, Heuschnupfen, Nesselsucht, Ekzem, Sinusitis, häufige Mandelentzündung, Migräne, abnormes Schwitzen, Verdauungsstörungen, Blähbauch nach dem Essen, Kolik, Durchfall und Verstopfung im Wechsel, Ödeme, Blasenschwäche, Muskel- und Gelenkschmerzen, Übergewicht, Depressionen, Erregung mit Herzklopfen, Panikattacken, Reizbarkeit, Konzentrationsschwäche, Verhaltensstörungen, psychische Störungen, Benommenheit, Erschöpfung. Wenn Sie Alkohol nicht vertragen oder Heißhunger auf bestimmte Nahrungsmittel haben, leiden Sie wahrscheinlich an einer Allergie.

Asthma, Ekzeme, Nesselsucht und Heuschnupfen sind typische allergische Reaktionen auf normalerweise harmlose Substanzen (z.B. Pollen), die den Organismus zur Produktion von Antikörpern und Histamin veranlassen. Die Haut rötet sich und schwillt an, die Bronchien der Lungen verengen sich.

Unten: Pestizide und Herbizide sind in der modernen Landwirtschaft üblich und verschmutzen den größten Teil der Nahrung und des Wassers. Sie hemmen nicht nur die Aufnahme von Nährstoffen und lebenswichtige biochemische Vorgänge, sondern erzeugen gefährliche freie Radikale (S. 23). Versuchen Sie, Nahrung aus biologischem Anbau zu bekommen.

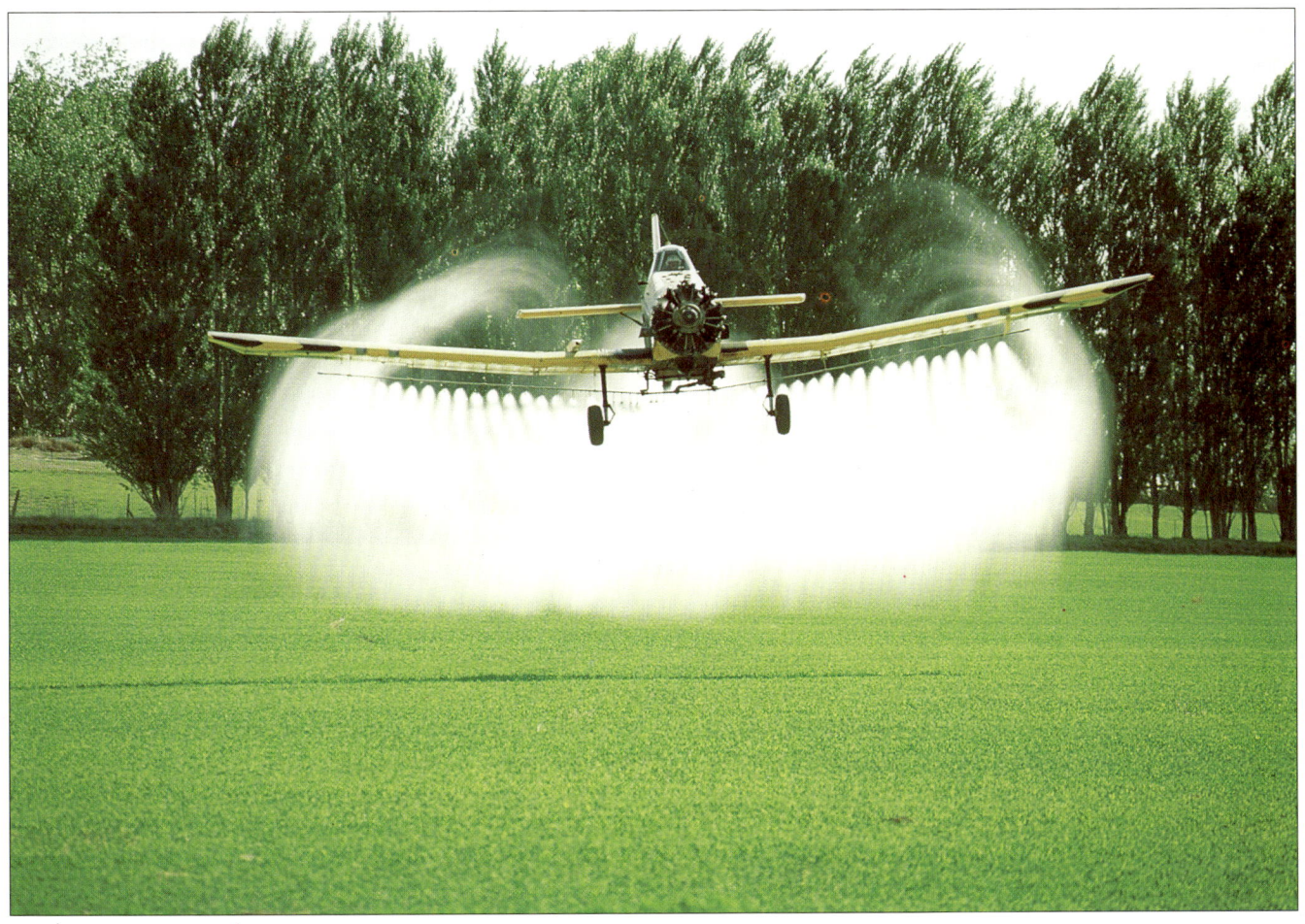

ERGÄNZUNGSMITTEL, DIE ALLERGIEN LINDERN

Multivitamine und -mineralien (S. 31)

Zweimal täglich 200 mg Vitamin C

15 mg Zink auf leeren Magen

1 EL Leinöl

Phytosterine (S. 14)

Lactobacillus acidophilus (z. B. in Joghurt) und Knoblauch, gegen die Vermehrung schädlicher Mikroben

SALZ

Der Salzgehalt unseres Essens ist durchschnittlich zehn- bis zwanzigmal so hoch wie der Bedarf. Das hat für rund 20% der Bevölkerung gefährliche Folgen. Bei diesen Menschen führt das überflüssige Salz zu Ödemen (die Nieren und Herz belasten) und Bluthochdruck. Je mehr Salz wir zu uns nehmen, desto mehr Kalium brauchen wir; darum kann eine übermäßige Salzzufuhr Kaliummangel auslösen. Jeder sollte weniger Salz zu sich nehmen, vor allem kleine Kinder.

ALKOHOL

Alkohol stört den Stoffwechsel der essenziellen Fettsäuren sowie die Aufnahme fast aller Vitamine und vieler Mineralien. Wer viel Alkohol trinkt (mehr als zwei- bis dreimal am Tag ein Glas Bier, ein Glas Wein oder ein Gläschen Spirituosen) ist oft unterernährt. Starker Alkoholkonsum schädigt mit der Zeit die Leber, das Nervensystem, das Herz und das Gehirn und führt zu Übergewicht, Gicht, Missbildungen bei Ungeborenen sowie Leber-, Brust-, Speiseröhren-, Kehlkopf- und Mundkrebs.

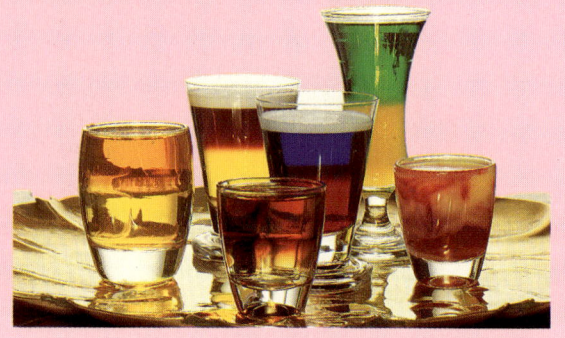

Viele Allergien folgen jedoch nicht dem typischen Schema. Die Reaktionen können verzögert, nur gelegentlich oder ständig auftreten. Wir wissen noch nicht genau, wie Allergien entstehen, aber es gibt Hinweise darauf, dass halbverdaute Nahrung und Chemikalien unmittelbar ins Blut gelangen, weil der Darm immer durchlässiger wird. Sie lösen eine Immunreaktion aus, die dem klassischen Bild nicht entspricht.

Allergien gegen Nahrungsmittel und Chemikalien können sich langsam entwickeln, aber meist werden sie durch Stress ausgelöst – Viruskrankheiten, Operationen, Veränderungen der Darmflora nach einer Behandlung mit Antibiotika, unvollständige Verdauung, Nährstoffmangel oder seelische Belastungen. Auch Enzymmangel (etwa bei Laktoseintoleranz) und abnorme biochemische Reaktionen auf Nahrungsmittelbestandteile (z. B. bei Migräne) können Allergien auslösen.

Viele dieser Symptome können auch eine ernstere Ursache haben. Ein Arzt diagnostiziert deshalb erst dann eine Allergie, wenn alle anderen möglichen Erklärungen ausscheiden. Zahlreiche Allergien sind zudem »maskiert«: Wir fühlen uns vorübergehend besser, wenn wir das Allergen aufgenommen haben, ähnlich wie es einem Alkoholiker eine Weile besser geht, nachdem er getrunken hat.

Provokationstests

Ob eine Allergie oder Unverträglichkeit vorliegt, können Sie auf einfache Weise feststellen, indem Sie mindestens zehn Tage auf die verdächtige Substanz verzichten. Innerhalb dieses Zeitraums sollten die Symptome abklingen (sie können sich anfangs jedoch verschlimmern). Eine Allergie liegt vor, wenn das erneute Essen oder Einatmen der Substanz die Symptome innerhalb einiger Stunden (manchmal kann es einen Tag dauern) wieder auslöst. Wenn Sie mehrere Substanzen gleichzeitig weglassen, dürfen Sie diese nur einzeln und im Abstand von mindestens zwei Tagen testen. Folgende Nahrungsmittel und Chemikalien lösen am häufigsten Allergien aus: Milchprodukte (Kuhmilch, Butter, Sahne, Käse und Joghurt), Gluten (in Weizen, Roggen, Hafer und Gerste), Eier, Zucker, Mais, Kaffee, Tee, Hefe, Schokolade, Zitrusfrüchte, Alkohol, Tartrazin (Lebensmittelfarbstoff E 102), schwefelhaltige Konservierungsmittel, natürliches Gas, Tabakrauch, Aerosole und Formaldehyd.

Wenn Sie schwere Symptome haben, sollte ein Allergologe den Test durchführen, da er heftige Beschwerden auslösen kann. Ärztlichen Rat brauchen Sie auch, wenn Säuglinge keine Milch vertragen. Vor einer strengen Exklusionsdiät müssen Sie sich fachkundig beraten lassen, um eine ausgewogene Ernährung sicherzustellen.

Abgesehen vom totalen Verzicht auf das Allergen können gesunde Kost, geeignete Ergänzungsmittel und Stressabbau die Allergie lindern. Manche Menschen vertragen kleine Mengen des Allergens (einmal in vier bis sieben Tagen), nachdem sie es einige Zeit gemieden haben. Andere können Nahrungsmittel, die normalerweise eine Allergie auslösen, wieder essen, wenn sie aus biologischem Anbau stammen – in diesem Fall ist das Allergen meist eine Chemikalie, nicht das Nahrungsmittel selbst. Manchmal helfen auch spezielle, vom Allergologen hergestellte Verdünnungen des Allergens, vor allem wenn Sie die Substanz nicht vermeiden können. Homöopathische Zubereitungen der Substanz sind ebenfalls nützlich.

Viele Menschen mit Nahrungsmittelallergien produzieren zu wenig Verdauungssäfte. Wenn Verdauungsstörungen (Magenbeschwerden, Blähungen, Völlegefühl und so weiter) das Hauptsymptom sind, lohnt es sich, einen Monat lang ein komplexes Enzympräparat und Salzsäure einzunehmen. Befolgen Sie die Anweisungen des Herstellers und verringern Sie die Dosis der Salzsäure, wenn Sie Wärme oder Brennen im Magen spüren.

EIN ELIMINATIONSPROZESS

Wenn Sie ein bestimmtes Nahrungsmittel weglassen, müssen Sie auch auf versteckte Quellen achten. Wenn Sie zum Beispiel auf Milchprodukte verzichten, dürfen Sie keine Margarine essen, die Molke enthält. Wenn Sie Weizen meiden wollen, müssen Sie alle verarbeiteten Produkte meiden, die Stärke enthalten, es sei denn, Sie sind sicher, dass es keine Weizenstärke ist (lesen Sie die Angaben auf der Packung genau). Achten Sie im Restaurant auf Soßen und Suppen – sie enthalten oft Mehl.

HÄUFIGE NAHRUNGS-MITTEL-ALLERGIEN

Am häufigsten reagieren wir auf jene Nahrungsmittel allergisch, die wir oft – meist jeden Tag und zu jeder Mahlzeit – essen. In diesem Fall sollten Sie abwechslungsreicher essen, vor allem, wenn Sie einen Säugling entwöhnen oder für kleine Kinder die Mahlzeiten zubereiten. Achten Sie besonders auf deren Reaktion. Ein Ernährungstagebuch hilft Ihnen, Allergene zu entlarven, besonders wenn Sie bestimmte Nahrungsmittel abwechselnd essen und über Ihre Symptome genau Buch führen.

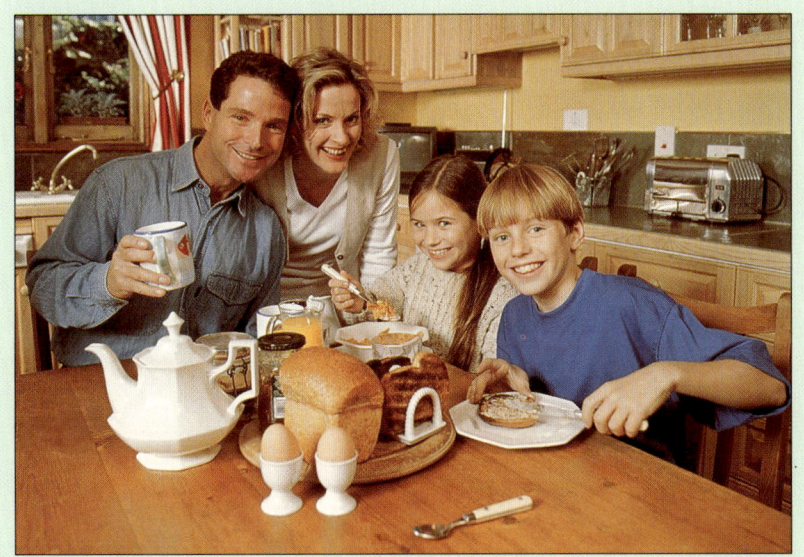

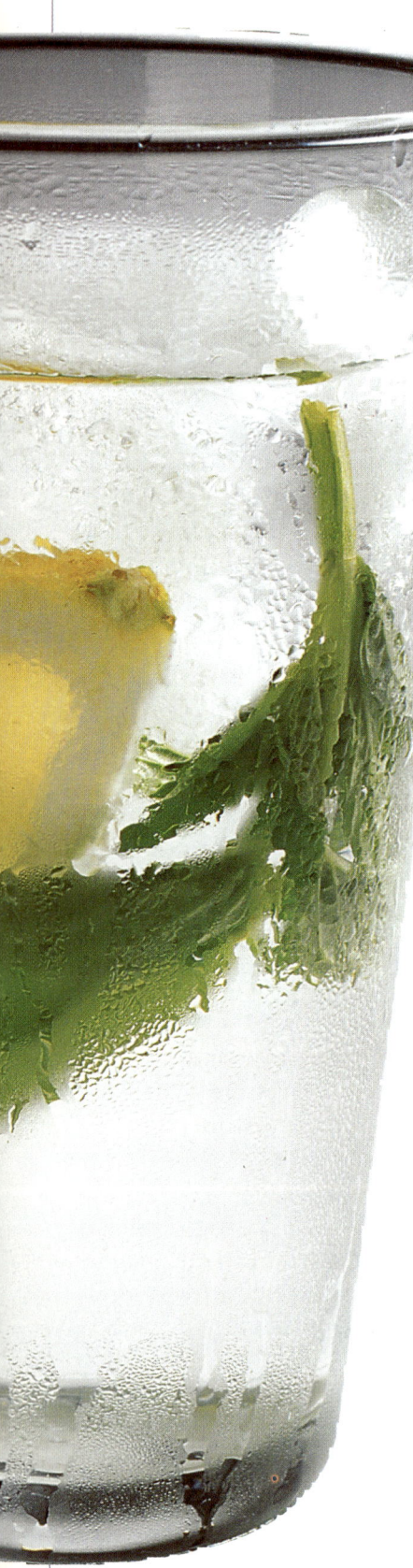

FASTEN

Fasten als Therapie ist uralt. Naturheilkundige haben es schon immer bei Fieber und akuten Verdauungsbeschwerden empfohlen. Viele Menschen verlieren den Appetit, wenn ihnen unwohl ist.

Flüssigkeit – Quellwasser, frische Säfte oder Kräutertee – ist während des Fastens unerlässlich. Kurze Fastenkuren (zwei Tage) sind bei gesunden Erwachsenen unbedenklich. Schwangere, Kinder und alte Menschen sollten jedoch nur unter ärztlicher Aufsicht fasten.

Fasten regt die Selbstheilungsprozesse des Körpers an und gibt der Leber – dem wichtigsten Entgiftungsorgan – Zeit, Gifte unschädlich zu machen, die sich angesammelt haben. Wer fastet, hat oft Kopfschmerzen, Durchfall und schlechten Atem. Diese Symptome verschwinden meist am Ende des zweiten Tages und sind milder, wenn man monatlich kurz fastet. Brechen Sie das Fasten allmählich mit einfachen Speisen, zum Beispiel gedämpftem Gemüse und Salat. Monofasten, etwa eine Traubenkur, ist heute sehr beliebt zur Behandlung chronischer Krankheiten. Auch hier ist ärztliche Aufsicht notwendig.

ANDERE ANTIOXIDANTIEN

MELATONIN

Melatonin, ein starkes Antioxidans im Gehirn, wird von der Zirbeldrüse hergestellt und reguliert unter anderem den Schlaf. Dunkelheit regt die Produktion an, helles Licht in der Nacht hemmt sie und ist möglicherweise mitverantwortlich für Senilität und Gehirnstörungen. Ergänzungsmittel lindern Schlafstörungen und Jetlag (S. 136). Melantonin-Tabletten werden, vor allem in Amerika, zur Überwindung des Jetlags angepriesen. Die Wirkung und die Nebenwirkungen sind jedoch noch nicht völlig ausgetestet. In Deutschland ist Melantonin nicht zugelassen.

COENZYM Q10

Dieses Antioxidans ist in vielen Nahrungsmitteln enthalten (Soja, Vollkornprodukte, Fisch, Nüsse u. a.). Der Körper kann es selbst herstellen, wenn er ausreichend mit Vitamin E versorgt wird. Ergänzungsmittel verbessern die Herzfunktion, lindern Diabetes, AIDS und die Alzheimer-Krankheit und senken den Blutdruck. Am besten wirkt das Coenzym als Emulsion. Nehmen Sie täglich 30–90 mg.

Links: *Regelmäßiges Wassertrinken ist lebenswichtig. Leider wurden schon über 800 Schadstoffe im Trinkwasser festgestellt, darunter Pestizide, Hormone und Metalle wie Blei, Kadmium und Aluminium. Abgefülltes oder gefiltertes Wasser ist empfehlenswerter (am besten sind Filter, die mit Umkehrosmose oder Kohlefiltern arbeiten).*

FREIE RADIKALE, OXIDATIVER STRESS
UND ANTIOXIDANTIEN

Sauerstoff ist lebenswichtig, aber wir müssen einen Preis dafür zahlen. Zu den Nebenprodukten des normalen Stoffwechsels gehören sehr instabile Sauerstoffmoleküle, die »freie Radikale« genannt werden (Peroxid-, Hydroxyl- und Superoxidradikale), sowie Singulett-Sauerstoff. Diese »reaktiven Sauerstofftypen« reagieren rasch mit Substanzen im Körper, zum Beispiel mit Proteinen, Fetten und DNS, beschädigen sie durch Oxidation und bilden neue, unstabile Moleküle, die man ebenfalls als freie Radikale bezeichnen kann. Das führt zu einer Kettenreaktion, bei der ständig neue Radikale entstehen und immer mehr Moleküle verändert und beschädigt werden.

Diese Zerstörung würde bis zur Zerstörung des Körpers weitergehen, wenn die Natur uns nicht mit Waffen gegen freie Radikale versorgt hätte. Einige vom Körper produzierte Enzyme (Glutathionperoxidase und Superoxiddismutase) machen Radikale unschädlich. Für ihre Herstellung benötigt der Organismus jedoch Zink, Kupfer, Mangan und Selen in ausreichender Menge. Die Vitamine A, C und E sowie Zink, Selen, mehrere Carotinoide, Bioflavonoide und das Coenzym Q10 sind ebenfalls wirksame Antioxidantien, die freie Radiale neutralisieren, sodass der Körper sie ausscheiden kann. Darum müssen wir uns diese Stoffe täglich mit der Nahrung zuführen. Da manche Antioxidantien nur bestimmte Radikale bekämpfen, brauchen wir die gesamte Palette, um geschützt zu sein.

Wenn erheblich mehr freie Radikale entstehen, als der Körper mit Antioxidantien unschädlich machen kann, leidet er an »oxidativem Stress«. Dann laufen freie Radikale Amok und beschädigen Zellen. Die Folge sind Entzündungen, Immunschwäche, Infektionen und schließlich Krebs, Herz- und Gefäßkrankheiten, grauer Star, Arthritis und eine Reihe von chronischen Krankheiten, die dem Altern zugeschrieben werden. Stress, Infektionen, Medikamente, Anästhesie, Zigarettenrauch, Umweltgifte, falsche Ernährung, zu viel Eisen oder Kupfer sowie Strahlung (z. B. UV- und Röntgenstrahlen) fördern die Produktion von freien Radikalen. Wegen dieser zusätzlichen Belastung und des verbreiteten Nährstoffmangels sind viele Menschen oxidativem Stress ausgesetzt und altern daher vorzeitig. Die Statistiken über chronische Krankheiten bestätigen diesen Trend, den man mit einfachen Ernährungsumstellungen und Ergänzungsmitteln leicht umkehren könnte.

AMINOSÄUREN

Einzelne Aminosäuren in hohen Dosen sind in der Regel nicht zu empfehlen. Nährstoffmangel und Stoffwechselstörungen können jedoch zu einem Defizit an bestimmten Aminosäuren führen. Glutathion und sein Vorläufer N-Acetylcystein gehören zu den wichtigsten, weil sie vor oxidativen Schäden innerhalb der Zellen schützen und sich an chemische Gifte binden, sodass diese ausgeschieden werden können. Ergänzungsmittel helfen bei Allergien gegen Chemikalien, Alkoholvergiftung (Kater), chronischer Müdigkeit und AIDS, aber auch bei Chemotherapie. Die empfohlene Dosis liegt bei 500 mg zweimal täglich.

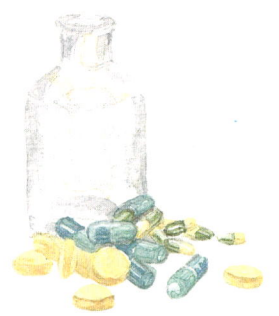

VITALITÄT DURCH VITAMINE UND MINERALIEN

Nachdem Wissenschaftler die lebenswichtigen Vitamine und Mineralien entdeckt hatten, versuchten sie herauszufinden, welche Mindestmengen der Körper benötigt, um Mangelerscheinungen vorzubeugen, zum Beispiel Skorbut (Vitamin-C-Mangel) und Beriberi (Vitamin-B1-Mangel). Diese »empfohlenen Tagesmengen« (ETM) wurden schnell populär und galten bald als Garanten für gute Gesundheit. Heute werden sie aus drei Gründen kritisiert.

Erstens gibt es immer mehr Beweise dafür, dass die Menschen in den Industrieländern heute zwar selten an krassen Mangelzuständen, aber umso häufiger an geringfügigen Defiziten leiden. Da die Zellen nicht ausreichend mit Vitaminen und Mineralien versorgt sind, werden lebenswichtige biochemische Reaktionen gestört. Das hat zahlreiche Folgen, ohne dass sichtbare Zeichen eines Mangelzustandes auftreten müssen. Die Gehirnfunktion ist meist zuerst beeinträchtigt, vor allem bei einem Defizit an Vitamin C und B-Vitaminen. Müdigkeit, Depressionen, Angst und Schlafstörungen sind einige der vielen Symptome des Nährstoffmangels. Geschwächt wird auch das Immunsystem und seine Fähigkeit, sich von Operationen und Krankheiten zu erholen und Gifte (z. B. Medikamente und Umweltschadstoffe) unschädlich zu machen.

Zweitens wird zwar eingeräumt, dass Heranwachsende, Schwangere und stillende Mütter mehr Vitamine und Mineralien brauchen, doch im Übrigen bleiben die enormen individuellen Unterschiede unberücksichtigt. Manche Menschen brauchen erheblich mehr Vitamine und Mineralien, weil sie diese Substanzen nicht so gut resorbieren und verwerten können. Bei körperlichem Stress (Operationen, Infektionen, Medikamente, Hormontherapie, Alkohol, Rauchen, Umweltgifte) und seelischem Stress (Angst, Kummer, Sorgen) steigt der Tagesbedarf an Vitaminen und Mineralien drastisch.

Oben: Wenn Sie gesund sind, fühlen Sie sich vital und dynamisch. Oder wissen Sie nicht mehr, wann Sie dieses Gefühl zuletzt hatten? Geeignete Ergänzungspräparate, gute Ernährung und eine gesunde Lebensweise stellen die Vitalität wieder her.

Drittens belegen umfangreiche Studien über die biochemischen Wirkungen von Vitaminen und Mineralien, dass diese Substanzen nicht nur Mangelkrankheiten verhindern, sondern auch eine aktive Rolle bei der Vorbeugung gegen Krankheiten und Gesundheitsstörungen spielen, jedoch nur, wenn wir davon viel mehr als die empfohlene Tagesmenge aufnehmen. Vitamin E hilft beispielsweise, Herzkrankheiten zu verhindern – **aber die empfohlene Tagesmenge reicht dafür nicht aus.** Vitamin B6 lindert das prämenstruelle Syndrom – aber nur, wenn die Dosis mindestens fünfundzwanzigmal höher ist als die ETM.

GIFTIGE METALLE

Wer Metalle wie Blei, Aluminium und Quecksilber ständig in kleinen Mengen aufnimmt, ist gefährdet. Bleivergiftung verursacht Totgeburten, Entwicklungsstörungen, Schäden am Nervensystem, Lern- und Verhaltensstörungen und viele unspezifische Symptome. Kadmium – im Zigarettenrauch und in vielen raffinierten Lebensmitteln enthalten – schadet dem ganzen Körper, weil es lebenswichtigen Enzymen das Zink raubt, mit dem wir ohnehin oft unterversorgt sind. Aluminium, das für Kochtöpfe, Dosen und Verpackungen verwendet wird und Deodorants, Mehl, Salz und säurebindenden Medikamenten zugesetzt wird, reichert sich im Körper an und schädigt vor allem das Zentralnervensystem. Möglicherweise ist es auch an der Entstehung der Alzheimer-Krankheit und anderer Demenzen beteiligt. Quecksilber ist ebenfalls ein Nervengift und löst geistige und neurologische Störungen aus. (Quecksilberdampf wurde im Mund von Menschen festgestellt, die Amalgamfüllungen haben. Viele berichten, dass chronische Symptome verschwinden, wenn diese Füllungen entfernt werden.)

Die Vitamine C, D und E sowie Kalzium, Magnesium, Zink, Eisen, Chrom und Selen hemmen die Aufnahme giftiger Metalle und Chemikalien und fördern ihre Ausscheidung.

Wir empfehlen, zu den Mahlzeiten ein Algenpräparat (Spezies Fucus und Laminaria) in Tabletten- oder Pulverform einzunehmen. Ein Kohlenhydrat in den Algen, das vom Körper nicht aufgenommen werden

kann, verbindet sich mit schädlichen Metallen wie Blei, Quecksilber, Kadmium, Radium und Strontium, sodass sie ausgeschieden werden können. Es verhindert außerdem, dass gespeicherte und an den Darm abgegebene giftige Metalle erneut resorbiert werden.

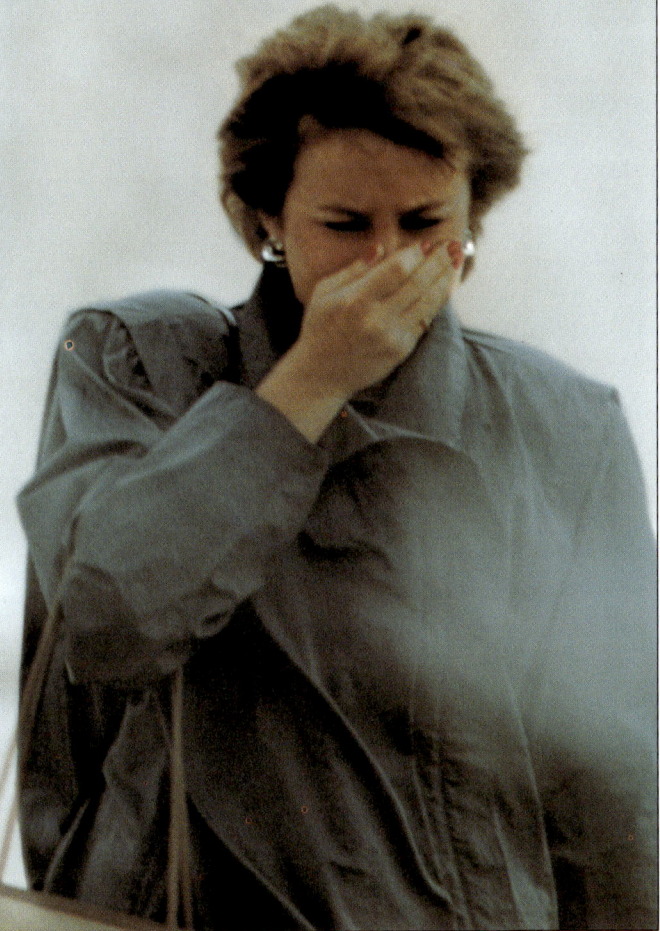

VITAMIN/ MINERAL	EMPFOHLENE TAGESMENGE	THERAPEUTISCHE DOSIS	GESUNDE QUELLEN
VITAMIN A: Antioxidans, fettlöslich WARNUNG: Über 25 000 IE giftig	2500-3300 IE	5000–10 000 IE In der Schwangerschaft: 5000–8000 IE	Milchprodukte, Leber
BETACAROTIN: Antioxidans, fettlöslich, ungiftig, wird bei Bedarf in Vitamin A umgewandelt.	Keine Empfehlung	bis zu 15 mg (= 25 000 IE)	Orangefarbene und rote Früchte und Gemüsesorten, grünes Blattgemüse
VITAMIN-B-KOMPLEX: Wasserlöslich, im Allgemeinen ungiftig. WARNUNG: Die Vitamin-B6-Zufuhr sollte 300 mg nicht überschreiten. Vitamin-B-ähnliche Substanzen	B1 (Thiamin): Männer 1,3 mg, Frauen 1,1 mg B2 (Riboflavin): Männer 1,7 mg, Frauen 1,5 mg B3 (Niacin, Nikotinsäure, Nikotinamid): Männer 18 mg, Frauen 15 mg B5 (Pantothensäure): 6 mg B6 (Pyridoxin): Männer 1,8 mg, Frauen 1,6 mg Folsäure: 300 mg, B12: 3 mg Biotin: 30-100 mg Cholin: Keine Empfehlung Inositol: 1-1,5 g	B1 (Thiamin): 10-50 mg B2 (Riboflavin): 10-50 mg B3 (Niacin, Nikotinsäure, Nikotinamid: 50-150 mg B5 (Pantothensäure): 40-100 mg B6 (Pyridoxin): 15-50 mg Folsäure: 50-100 mg B12: 1-5 mg Biotin: 15-30 mg Cholin: 2-100 mg Inositol: 30-100 mg	Vollkornprodukte (brauner Reis, Weizen, Hirse), Hülsenfrüchte (Sojabohnen, Linsen), Makrelen, Hering. ANMERKUNG: Vitamin B12 kommt nur in tierischen Produkten vor. Algen enthalten kein echtes Vitamin B12.
VITAMIN C: Antioxidans, wasserlöslich WARNUNG: Neuere Studien lassen vermuten, dass viel mehr als 500 mg täglich die Zellchemie stören.	75 mg, Raucher 115 mg	100-500 mg	Die meisten Früchte und Gemüsesorten, Hagebutten und Acerolakirschen sind die besten natürlichen Quellen
VITAMIN D: Fettlöslich WARNUNG: Über 25 000 IE am Tag giftig.	5 mg	2,5-10 mg	Fetter Fisch, Eier, Milchprodukte; wird vom Körper unter Einwirkung der Sonnenstrahlen hergestellt
VITAMIN E: Antioxidans, fettlöslich WARNUNG: Meiden Sie hohe Dosen, wenn Sie Antikoagulanzien einnehmen. Mehr als 600 mg am Tag sind nicht zu empfehlen.	2 mg	100-600 mg	Nüsse (Mandeln, Paranüsse, Haselnüsse), Samenkerne, Hülsenfrüchte, Vollkornprodukte
KALZIUM Vitamin D und Magnesium verbessern die Resorption, viel Fett und Protein verschlechtern sie. WARNUNG: Dolomit und Knochenmehl sind nicht zu empfehlen.	1800 mg	200-1500 mg	Hülsenfrüchte (Soja), Nüsse, Samenkerne (Sesam), grünes Blattgemüse, Algen, Apfelsaft, Melasse, Milchprodukte (diese können jedoch Allergien und Laktoseintoleranz auslösen).

GUTE ERGÄN-ZUNGSMITTEL	MANGELSYMP-TOME	WEITERE INDIKATIONEN
Getrocknete Leber, Lebertran (WARNUNG S. 18)	Häufige Erkältungen und Infektionen, schlechte Nachtsicht, trockene Augen, Müdigkeit, schuppige Haut	Bronchitis, Asthma, Masern, Durchfall, brüchige Nägel, Mundgeschwüre, Pickel, Hautflecke
Gefriergetrocknete Obst- und Gemüseextrakte, gemischte Carotinoide (einschließlich Betacarotin)	Wie oben	Wie oben, außerdem Krebs, Herzkrankheiten, Linsentrübungen des Auges (sogenannter Star)
Vitamin-B-Präparate (retard), Bierhefe, Melasse, Weizenkeime, Lezithin (reich an Cholin und Inositol)	Müdigkeit, Reizbarkeit, Depressionen, Angst, Panikattacken, Persönlichkeitsveränderungen, Konzentrations- und Gedächtnisstörungen, Kopfschmerzen, brennende, empfindliche Augen, fettige rote Haut mit schuppigen, Flecken, Risse in den Mundwinkeln, geschwollene, rissige Zunge, Taubheit und Prickeln, brennende Füße, Wadenkrämpfe, Anämie	Stress, Rauchen, Alkoholismus, Hyperaktivität, Schizophrenie, Infektionen, postoperative Schmerzen, Übelkeit, Akne, seborrhoische Dermatitis, Verdauungsstörungen, Allergien, Schlafstörungen, PMS, Migräne, Asthma, Herz- und Gefäßkrankheiten
Magnesium- und Kalziumascorbat, Ascorbinsäure (nehmen Sie Kautabletten zu den Mahlzeiten, da sie sonst dem Zahnschmelz schaden.)	Depressionen, Hysterie, rote Pickel, geschwollenes Zahnfleisch, Neigung zu Prellungen, Nasenbluten, langsame Wundheilung, häufige Infektionen	Für Kleinkinder, deren Flaschenmilch nicht mit Obst oder Gemüse ergänzt wird; Infektionen, bei Herz- und Gefäßkrankheiten, Krebs, Diabetes, Arthritis, Verbrennungen, Drogensucht, Rauchen, Allergien, Vergiftungen
Kabeljau-Lebertran (WARNUNG S. 18)	Gestörte Zahn- und Knochenbildung, Zahnverfall, Gelenkschmerzen, steife Gelenke, Muskelschwäche	Vegan-Ernährung, Mangel an Sonnenlicht (Menschen in Anstalten, ältere Menschen, Dunkelhäutige), Osteoporose, Arthritis
Weizenkeime, Ergänzungsmittel mit gemischten natürlichen Tocopherolen	Immunschwäche, Fehlgeburten	Herz- und Gefäßkrankheiten, Krebs, Alzheimer-Krankheit, Infektionen, Verbrennungen, Narben, unregelmäßige Menstruation, Mastopathie, PMS, Altersflecken, Unfruchtbarkeit
Chelatiertes Kalzium/Kalziumcitrat als Brause- oder Kautabletten	Erhöhte Neigung zu Nahrungsmittel-Allergien, Asthma, Ekzem, Heuschnupfen, Depressionen, Angst, Panikattacken, nervöse Ticks und Zuckungen, Hyperaktivität, Schlafstörungen	Arthritis, Star, Osteoporose ANMERKUNG: Mangel verstärkt die Resorption der giftigen Metalle Blei und Aluminium (S. 25).

VITAMIN/ MINERAL	EMPFOHLENE TAGESMENGE	THERAPEUTISCHE DOSIS	GESUNDE QUELLEN
KALIUM	2000-5000 mg	Nicht zu empfehlen	Salzersatz mit Magnesium, Obst (Pfirsiche, Backpflaumen, Rosinen, Bananen), Gemüse (Tomaten), Hülsenfrüchte (Limabohnen, Sojabohnen, Kichererbsen)
MAGNESIUM Raffinierte Lebensmittel enthalten zu wenig Magnesium.	300-350 mg	200-1000 mg	Grünes Blattgemüse, Vollkornprodukte (Weizen, Hirse), Nüsse (Paranüsse, Cashews, Mandeln), Samenkerne (Sesam), Hülsenfrüchte (Soja), Meeresfrüchte, Melasse, Algen

SPURENELEMENTE

EISEN Vitamin C verbessert die Eisenresorption (100 mg Vitamin C zum Essen können die Eisenresorption verzehnfachen. Tee und Kaffee verringern sie um bis zu 80% und sollten daher nicht zum Essen getrunken werden, vor allem nicht, wenn die Gefahr eines Eisenmangels besteht).	8,7-10 mg	Nicht zu empfehlen	Hülsenfrüchte (Erbsen, Bohnen, Linsen), grünes Blattgemüse (Petersilie, Spinat), Vollkornprodukte (Reis, Weizen, Hirse), Trockenfrüchte (Aprikosen, Backpflaumen, Rosinen), Schalentiere (Muscheln, Krebse), Eigelb, Innereien
ZINK: Antioxidans WARNUNG: Nehmen Sie nicht mehr als 100 mg täglich.	9,5-15 mg	15-40 mg	Vollkornprodukte (brauner Reis, Weizen), Hülsenfrüchte (Soja), Nüsse (Paranüsse, Cashews), Samenkerne (Sonnenblume, Kürbis), Meeresfrüchte (Austern, Krabben)
SELEN: Antioxidans WARNUNG: Nehmen Sie es nur zusammen mit Vitamin E.	70-75 µg	50-300 µg	Vollkornprodukte, Nüsse, Samenkerne, Meeresfrüchte (Hummer, Austern, Shrimps, Kabeljau)
JOD WARNUNG: Zu viel Jod verschlimmert Akne und Hautflecken und hemmt die Schilddrüsenfunktion.	140-150 µg	25-100 µg	Vollkornprodukte, Meeresfrüchte (Fisch, Muscheln)
CHROM	15-50 µg	50-200 µg	Vollkornprodukte, schwarzer Pfeffer

ANMERKUNG: Andere wichtige Spurenelemente, die in einem Ergänzungspräparat enthalten sein sollten, sind Kupfer, Mangan, Bor und Molybdän. Wir w...
sen wenig über diese und andere Elemente (z. B. Vanadium, Silicium), aber wir brauchen sie in winzigen Mengen. Größere Mengen können schädlich sein...

GUTE ERGÄN-ZUNGSMITTEL	MANGELSYMP-TOME	WEITERE INDIKATIONEN
Keine (Kaliumtabletten können Verdauungsstörungen auslösen)	Muskelschwäche, Krämpfe, unregelmäßiger Herzschlag, Depressionen, Apathie, Müdigkeit, Appetitmangel, Verstopfung	Bluthochdruck, chronischer Durchfall
Chelatiertes Magnesium, Magnesiumcitrat, -aspartat, -orotat, -oxid	Müdigkeit, Angst, Depressionen, Verwirrtheit, Lernschwäche, Gedächtnisstörungen, Schwindel, Hyperaktivität, Schlafstörungen, Muskelkrämpfe, Taubheit, Prickeln, Zittern, Hypoglykämie, Verstopfung, Herzrhythmusstörungen	Osteoporose, Gelenkschmerzen, psychische Störungen, Bluthochdruck, Nierensteine, PMS, Diabetes
Essen Sie mehr eisenhaltige Nahrungsmittel (siehe links) und nehmen Sie 100 mg Vitamin C zu den Mahlzeiten, um die Resorption zu verbessern.	Risikogruppen: Schwangere, Frauen mit starker Menstruation, Kinder, Heranwachsende; Anämie (Lustlosigkeit, Müdigkeit, Herzklopfen, wunde Zunge, Risse in den Mundwinkeln, Schluckbeschwerden, konkave Nägel), Appetitmangel, Wachstums- und Denkstörungen, häufige Infektionen	Verhaltensstörungen bei Kindern, Nahrungsmittelallergien. ANMERKUNG: Bluttests sollten den Mangel bestätigen. Nehmen Sie keine Eisenpräparate auf eigene Faust, da Eisen die Bildung freier Radikaler fördert (S. 23)
Bierhefe, Weizenkeime, chelatiertes Zink, Zinkorotat, Zinkcitrat	ANMERKUNG: Zinkmangel ist häufig. Unfruchtbarkeit, Haarausfall, Schuppen, weiße Flecken auf den Nägeln, häufige Infektionen, langsame Wundheilung, Hautprobleme	Pickel, Flecken, Psoriasis, Verbrennungen, Hautgeschwüre, Schlafstörungen, vor allem bei Kleinkindern, rheumatoide Arthritis, Anorexia nervosa, Bulimie, Alkoholismus
Bierhefe, Meeresfrüchte, Algen, chelatiertes Selen, Natriumselen	Leberkrankheiten, Krebs, Herzkrankheiten, Arthritis	Chronische Krankheiten, Allergien gegen Chemikalien und Nahrungsmittel, Unfruchtbarkeit, wenn Sie in einer Gegend mit selenarmem Boden leben
Meeresfrüchte, Algen	Schilddrüsenunterfunktion (Schwäche, Müdigkeit, Gewichtszunahme, trockene Haut, zu starke Menstruation, Verstopfung)	Multiple Sklerose, Parkinson-Syndrom, Alzheimer-Krankheit, Erkrankungen des Bewegungsapparates
Weizenkeime, Bierhefe, GTF-Chrom	Blutzuckerschwankungen, Störung der Spermaproduktion	Herz- und Gefäßkrankheiten, Diabetes (Typ II), Hypoglykämie, Übergewicht

HÄUFIGE MANGELZUSTÄNDE

Mangelzustände kommen weltweit (selbst bei »gut ernährten« Menschen) am häufigsten vor bei den Vitaminen A, B1, B2, B6, Folsäure, B12, C und E sowie bei Kalzium, Magnesium, Eisen, Selen und Zink. Die Ursachen in der westlichen Welt sind meist der Verzehr von stark raffinierten Nahrungsmitteln, lange Lagerung, zeitraubender Transport und ausgelaugte Böden.

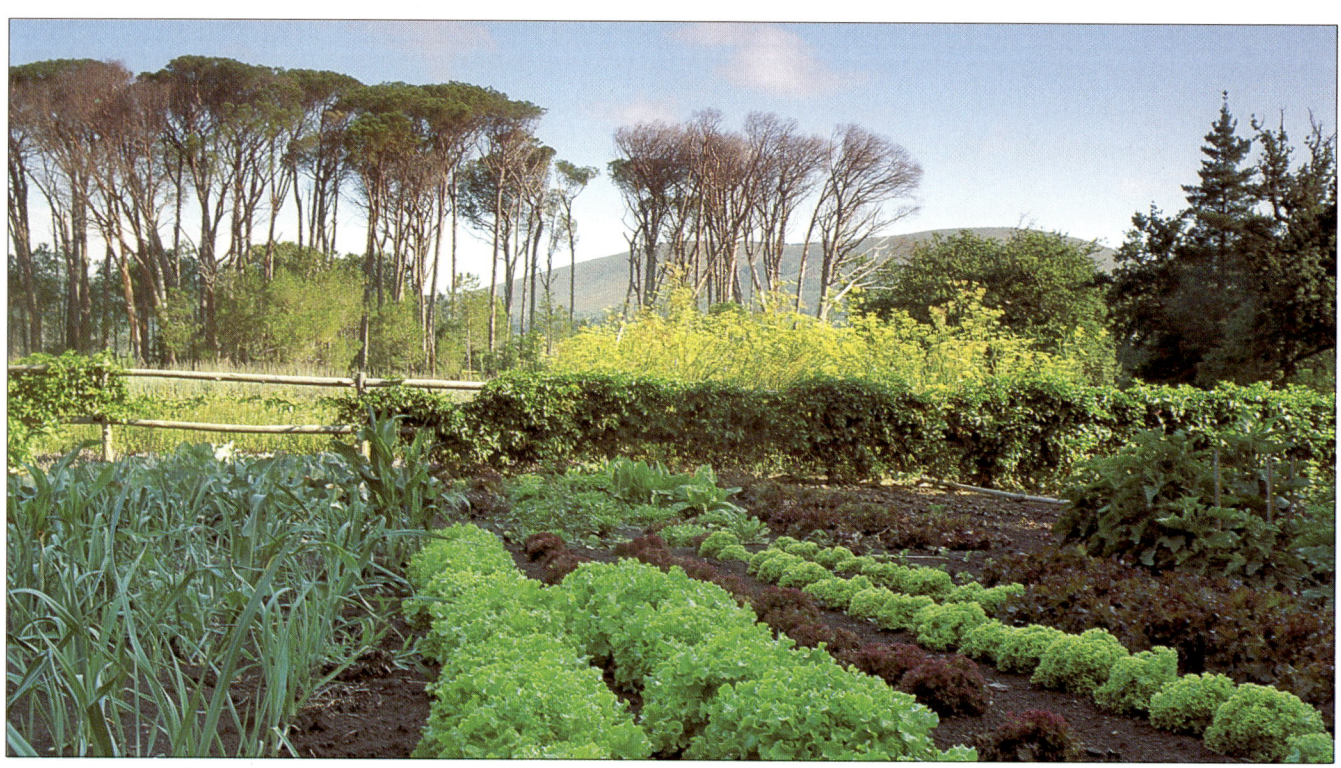

CHELATIERTE MINERALIEN

Der Darm kann Mineralien meist schlecht resorbieren. Chelatierte Mineralien sind an organische Moleküle – z. B. Aminosäuren – gebunden und werden leichter aufgenommen. Die meisten Mineralien in Pflanzen und Tieren sind chelatiert.

ERGÄNZUNGSPRÄPARATE

Multipräparate nimmt man zu den Mahlzeiten. Tee, Kaffee und Kleie stören die Resorption von Mineralien und sollten nicht mit Ergänzungspräparaten genommen werden. Konsultieren Sie einen Arzt, bevor Sie einem Kind unter zwei Jahren ein Ergänzungspräparat geben.

Oben: *Biologisch-dynamisch angebaute Produkte enthalten viel mehr Nährstoffe, vor allem Spurenelemente wie Zink, Eisen, Selen und Mangan, als Feldfrüchte, die Kunstdünger bekommen. Sie sind frei von Pestiziden, die viele pflanzliche und tierische Nahrungsmittel belasten. Schrubben Sie konventionell angebautes Obst und Gemüse sorgfältig, oder schälen Sie es, um Pestizidreste auf der Oberfläche zu entfernen. Leider werden viele moderne Pestizide von der Pflanze aufgenommen und lassen sich nicht entfernen. Diese Produkte sind schädlich, wenn sie verzehrt werden, bevor das Gift abgebaut ist. Wenn Sie keine biologisch-dynamischen Lebensmittel bekommen, sollten Sie dennoch reichlich Obst und Gemüse essen, weil es viele Schutzfaktoren enthält, die wiederum Pestizide und andere Umweltgifte entschärfen.*

MULTIVITAMIN- UND MINERALSTOFFPRÄPARATE ZUR TÄGLICHEN EINNAHME

VITAMIN/MINERAL	KINDER	ERWACHSENE
A	1 000–2 000 IE	2 000–5 000 IE
BETACAROTINE	2 mg	2–5 mg
B_1	2–5 mg	5–10 mg
B_2	2–5 mg	5–10 mg
B_3 (NIACIN, NIKOTINAMID)	10–25 mg	25–50 mg
B_5 (PANTOTHENSÄURE)	5–10 mg	10–20 mg
B_6	2–5 mg	5–10 mg
B_{12}	2–5 µg	5–10 µg
FOLSÄURE	100–200 µg	200–400 µg
BIOTIN	25–50 µg	50–100 µg
CHOLIN	10 mg	25 mg
INOSITOL	10 mg	25 mg
C	50–100 mg	100–150 mg
D	100–200 IE	100–200 IE
E	10–15 IE	15–30 IE
KALCIUM	50–100 mg	50–100 mg
MAGNESIUM	25–50 mg	50–75 mg
ZINK	3–5 mg	5–10 mg
MANGAN	1–2 mg	2–4 mg
EISEN	1–2 mg	3–5 mg
BOR	1 mg	2 mg
KUPFER	200–300 µg	500–1 000 µg
SELEN	25 µg	25–50 µg
CHROM	15–20 µg	20–50 µg
JOD	10–25 µg	20–40 µg
MOLYBDÄN	10–20 µg	20–50 µg

ANMERKUNGEN

- Die Mengenangaben gelten für elementare Mineralien. IE heißt internationale Einheit (engl. IU).
- Die genannten Werte gelten nicht absolut, sondern sind den verfügbaren wissenschaftlichen Quellen entnommen.
- Kalzium und Magnesium sind in Ergänzungspräparaten oft nicht in ausreichender Menge enthalten. Am besten nehmen Sie ein zusätzliches Präparat (Magnesium 100-200 mg, Kalzium 200-400 mg).
- Eisenüberschuss fördert die Entstehung von freien Radikalen (S. 23).
- Wenn eine höhere Dosis eines B-Vitamins notwendig ist, sollte es immer zusammen mit einem Multipräparat (Vitamine und Mineralien) genommen werden. Vitamin-B-Komplex-Präparate müssen enthalten: B1, B2, B3, B5, B6, B12, Folsäure und Biotin. Zusätzl. Zink nehmen Sie am besten auf leeren Magen ein.
- Da viele Nährstoffe zusammenwirken, ist ein ausgewogenes Präparat wichtig.
- Ergänzungspräparate sollten frei von künstlichen Farbstoffen, Aromastoffen, Konservierungsmitteln und anderen Substanzen sein, gegen die Sie allergisch sind (z. B. Gluten, Lactose, Hefe, Zucker).

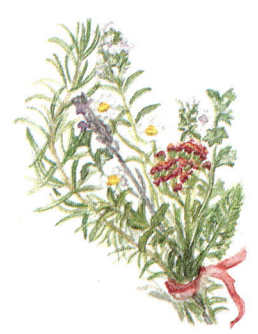

HEILEN MIT KRÄUTERN

Kräuter zur Behandlung von Krankheiten sind wahrscheinlich die ältesten Arzneien, die wir kennen. Schon 3000 v. Chr. besaßen die alten Ägypter und Chinesen ein umfassendes Wissen über Kräuter und deren Wirkungen. Alle Kulturen haben im Laufe ihrer Geschichte Kräuter benutzt, um die Gesundheit zu fördern und Krankheiten zu behandeln. Man schätzt, dass heute noch 75 Prozent der Weltbevölkerung auf Kräutertherapie angewiesen sind.

Im Westen ging der Gebrauch von Kräutern mit der Entwicklung der pharmazeutischen Industrie zurück. Anfangs extrahierte man den sogenannten aktiven Bestandteil des Krautes, zum Beispiel Digitalis aus dem Fingerhut und Morphin aus dem Mohn. Danach wurden diese Substanzen im Labor synthetisiert, oft verändert und mit anderen Stoffen vermischt. Wissenschaftler, Mediziner und Pharma-konzerne glaubten, diese Chemikalien seien dem ursprünglichen Kraut in jeder Hinsicht überlegen und setzten sich sogar für ein Verbot der Kräuterheilkunde ein. Einer der heute noch gültigen Haupteinwände gegen Kräuterarzneien sind deren Qualitätsschwankungen. Aber der wichtigste Aspekt der Kräuterheilkunde – dass jedes Kraut viele pharmakologisch wirksame Substanzen enthält – wurde übersehen, weil man eifrig versuchte, alle Symptome einer Krankheit mit einem einzigen Medikament zu bekämpfen. Die Vielzahl der Bestandteile einer Pflanze verbessert und erweitert jedoch deren Wirkung. Alle Bestandteile machen das Kraut viel wirksamer, als ein synthetisches Medikament es je sein könnte.

Während die Schulmedizin gegen chronischen Krankheiten ankämpft und immer mehr Bakterien gegen Antibiotika resistent werden, findet die zeitlose Naturmedizin wieder mehr Aufmerksamkeit und Anerkennung.

WARNUNG

Es stimmt nicht, dass Kräuter völlig ungefährlich sind. Man denke nur an Arnika, die tödliche Tollkirsche *(Atropa belladonna)* und an das Eisenkraut *(Aconitum napellus)*, die in homöopathischen Dosen unbedenklich, in sonst üblichen Dosen aber giftig sind. Alle in diesem Buch empfohlenen Kräuter (ab S. 89) sind ungefährlich, wenn Sie die genannte Dosis einhalten, die Warnhinweise beachten und das Kraut, falls Sie es selbst sammeln, korrekt identifizieren. Sammeln Sie nie Kräuter neben einer Straße – sie sind mit Blei und anderen Giftstoffen belastet –, und kaufen Sie Kräuter nur von seriösen Händlern.

MARKTÜBLICHE KRÄUTERPRÄPARATE

Art	Dosis
TINKTUR Ein konzentrierter Extrakt mit Alkohol.	Richten Sie sich nach der Empfehlung des Herstellers.
GEFRIERGETROCKNETER/FESTER EXTRAKT Der am stärksten konzentrierte Kräuterextrakt (das Wasser ist vollständig verdampft), erhältlich als Kapseln und Tabletten. Sehr zu empfehlen, weil er preiswert, lange haltbar und leicht einzunehmen ist.	Halten Sie die Empfehlung des Herstellers genau ein.
STANDARDISIERTER EXTRAKT Zwar sind alle Tinkturen, flüssigen und festen Extrakte konzentriert, aber wenn das verwendete Material minderwertig ist, enthalten sie die aktiven Bestandteile in einer zu geringen Menge, um eine physiologische Wirkung zu erzielen. Standardisierte Extrakte lösen das Problem: Sie garantieren, dass der Hauptbestandteil des Krautes in einer Menge enthalten ist, die klinische Wirkungen auslöst. Der Extrakt wird ansonsten nicht verändert und enthält sämtliche Begleitstoffe, welche die Wirkung des Hauptbestandteils verbessern und erweitern. Standardisierte Extrakte sind daher verlässlicher und werden immer beliebter. Wenn möglich, sollten Sie solche Präparate bevorzugen.	Richten Sie sich nach der Empfehlung des Herstellers.

*Eine **Kompresse** erhalten Sie, wenn Sie ein sauberes Tuch in einer Schale mit flüssigem Kräuterextrakt (Tee, Abkochung oder 1:20 verdünnte Tinktur) einweichen und auf die betroffene Stelle legen.*

*Machen Sie einen **Umschlag** (Wickel) mit dem Kraut, aus dem Sie einen Tee bereitet haben. Legen Sie es auf die betroffene Stelle, umwickeln Sie es mit einer Bandage und legen Sie eine Wärmflasche darauf.*

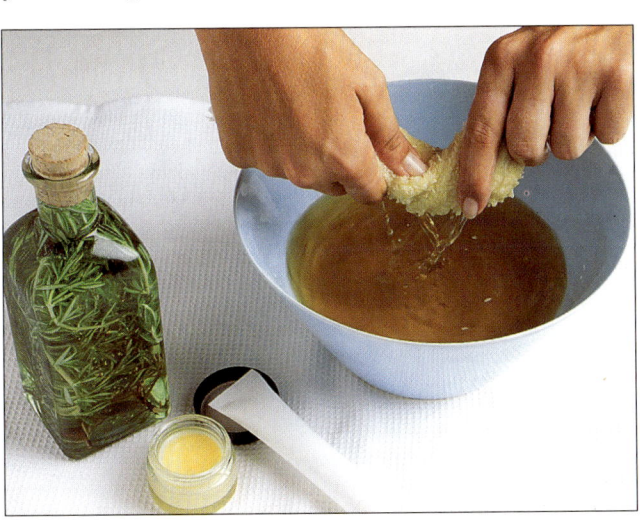

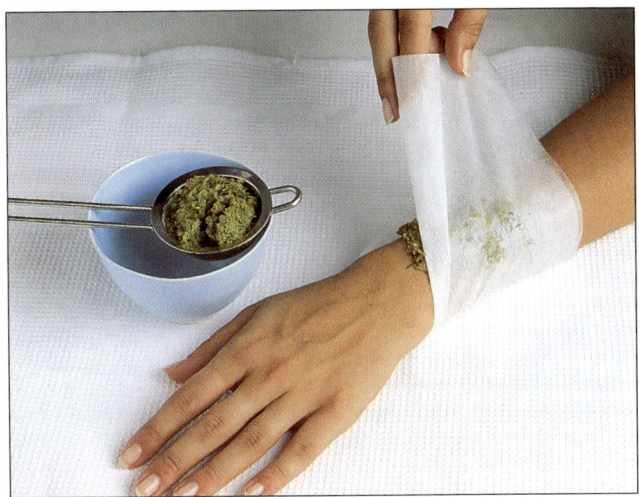

KRÄUTERPRÄPARATE, DIE SIE ZU HAUSE ZUBEREITEN KÖNNEN

Art	Zubereitung	Dosis
TEE Geeignet für Blätter und Blüten.	2 Tassen (500 ml) frisch gekochtes Wasser auf 30 g getrocknete oder 60 g frische Kräuter gießen. Für eine kleinere Dosis genügt 1 Tasse frisch gekochtes Wasser auf 2 EL getrocknete oder 4 EL frische Kräuter. Zudecken und 10 Minuten ziehen lassen, dann abseihen, zudecken und in den Kühlschrank stellen. Bereiten Sie jeden Tag neuen Tee.	**AKUTE BESCHWERDEN** **Erwachsene:** Alle 30 Minuten 25 Tropfen auf der Zunge oder mit etwas Wasser, bis die Symptome abklingen. **Kinder unter 12 Jahren:** Wie oben, aber nur 12 Tropfen. **Kinder unter 2 Jahren:** Wie oben, aber nur 2 Tropfen **CHRONISCHE BESCHWERDEN** **Erwachsene:** Mindestens 4 Wochen dreimal täglich 1 Weinglas. **Kinder unter 12 Jahren:** Eine halbe Dosis. **Kinder unter 2 Jahren:** Eine Vierteldosis.
ABKOCHUNG Geeignet für Rinde, Beeren und Wurzeln.	3 Tassen kaltes Wasser (750 ml) und 30 g getrocknete oder 60 g frische Kräuter in einem Topf (kein Aluminium!) zum Kochen bringen. Ohne Deckel 20-30 Minuten sieden lassen, dann abseihen, zudecken und in den Kühlschrank stellen.	
TINKTUR Geeignet für alle Teile der Pflanze. Da die Tinktur Alkohol als Konservierungsmittel enthält, hält sie bis zu zwei Jahre.	100 g getrocknete oder 200 g frische Kräuter in ein Glas legen. 2 Tassen Wodka (500 ml) darüber gießen, zudecken und 2 Wochen an einem kühlen, dunklen Platz stehen lassen. Gelegentlich schütteln. Dann abseihen und zum Aufbewahren in eindeutig beschriftete, dunkle Glasflaschen füllen. **Anmerkung:** Um den Alkohol zu entfernen, Tinktur tropfenweise in heißes Wasser geben, umrühren und vor dem Trinken abkühlen lassen. Dieses Verfahren ist Schwangeren zu empfehlen.	**AKUTE BESCHWERDEN** **Erwachsene:** Alle 30 Minuten 25 Tropfen auf der Zunge oder mit etwas Wasser. **Kinder unter 12 Jahren:** Wie oben, aber nur 12 Tropfen. **Kinder unter 2 Jahren:** Wie oben, aber nur 2 Tropfen. **CHRONISCHE BESCHWERDEN** **Erwachsene:** Mindestens 4 Wochen dreimal täglich 25 Tropfen in etwas warmem Wasser. **Kinder unter 12 Jahren:** Wie oben, aber nur 12 Tropfen. **Kinder unter 2 Jahren:** Wie oben, aber nur 3 Tropfen.

GESCHMACK

Süßen Sie den heißen Tee bei Bedarf mit Honig (s. Warnung S. 90) oder Zucker.

FERTIGE TINKTUREN

Wenn Sie Tinkturen kaufen, halten Sie sich bei der Dosierung genau an die Empfehlung des Herstellers, da die Stärke unterschiedlich ist. Für die äußere Anwendung verdünnen Sie die Tinktur 1:20 mit Wasser.

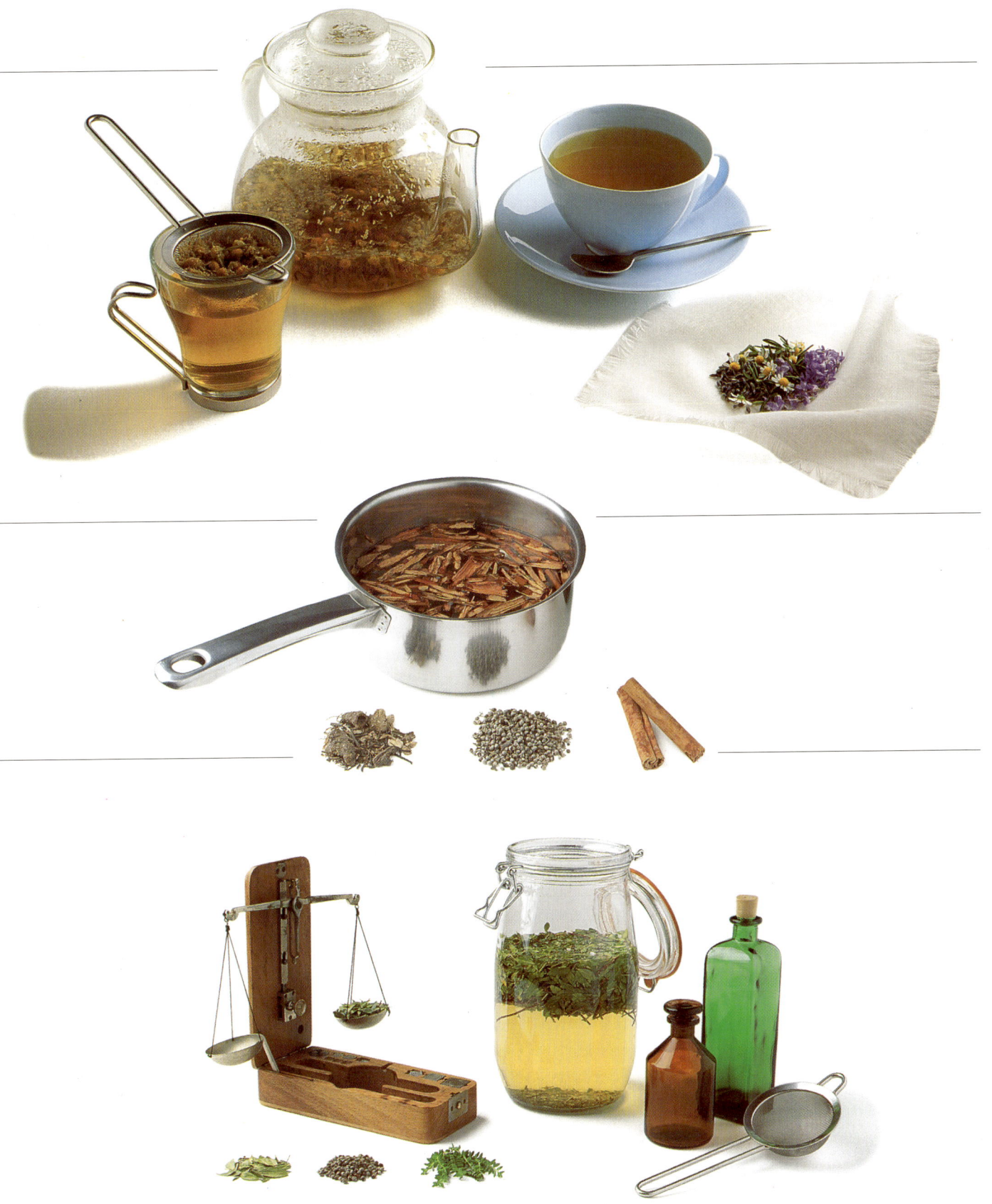

HEILKRÄUTER FÜR DIE HAUSAPOTHEKE

Agothosma betulina BUCCOSTRAUCH

Verwendete Teile: Blätter

Wirkung: Antimikrobiell, entwässernd, krampflösend, beruhigend

Anwendung: Bei Blasen- und Harnröhrenentzündung, Gicht, Kolik

Empfohlene Form: Tinktur, gefriergetrockneter Extrakt

Allium sativum KNOBLAUCH

Verwendete Teile: Knolle

Wirkung: Antioxidativ, antimikrobiell, auswurffördernd, stärkt das Immunsystem, abschwellend, antimutagen, gerinnungshemmend, senkt Blutdruck und Cholesterinspiegel

Anwendung: Bei Infektionen, Herz- und Gefäßkrankheiten, Bluthochdruck

Empfohlene Form: Bei Infektionen dreimal täglich eine frisch gehackte Zehe ins Essen geben oder Knoblauch-Kapseln nehmen. Bei Herz- und Gefäßkrankheiten und Bluthochdruck zweimal täglich frischen oder gekochten Knoblauch oder Kapseln mit 500 mg Knoblauch nehmen.

Aloe vera ALOE VERA

Verwendete Teile: Blätter

Wirkung: Heilend, lindernd

Anwendung: Bei Sonnenbrand, Verbrennungen, Schnittwunden, Hautentzündung, Ekzem, Magen- und Darmentzündungen und -geschwüren

Empfohlene Form: Bei Hautproblemen den klaren Saft des Blattes oder eine 90% reine Creme auftragen. Bei Magen- und Darmbeschwerden 1 EL reinen Saft nach den Mahlzeiten (bei abführender Wirkung weniger).

WARNUNG Nicht während der Schwangerschaft einnehmen.

Angelica sinensis CHINESISCHE ENGELWURZ/ DONG QUAI

Verwendete Teile: Wurzeln

Wirkung: Harmonisiert den Östrogenspiegel, vitaminreich, Aphrodisiakum für Frauen, stimuliert das Immunsystem, antimikrobiell, antibakteriell, antiallergisch

Anwendung: Bei Menstruationsstörungen, in der Menopause, nach der Entbindung, bei Müdigkeit und Anämie

Empfohlene Form: Standardisierter Extrakt, gefriergetrockneter Extrakt

WARNUNG Nicht während der Schwangerschaft einnehmen.

Apium graviolens SELLERIE

Verwendete Teile: Samen

Wirkung: Entwässernd, entzündungshemmend

Anwendung: Bei Gicht, rheumatoider Arthritis, Bluthochdruck

Empfohlene Form: Abkochung, Tabletten

WARNUNG Während der Schwangerschaft hohe Dosen vermeiden. Für medizinische Zwecke nur die Samen verwenden.

Arctostaphylos uva-ursi BÄRENTRAUBE

Verwendete Teile: Blätter

Wirkung: Adstringierend, antimikrobiell

Anwendung: Bei Blasen-, Harnröhren-, Prostataentzündung, starker Menstruation

Empfohlene Form: Tinktur, gefriergetrockneter Extrakt

WARNUNG Nicht während der Schwangerschaft und nicht langfristig anwenden!

Arnica montana ARNIKA

Verwendete Teile: Blüten

Wirkung: Lindert Schmerzen, Schwellungen und Blutergüsse

Anwendung: Bei Bluterguss, Verstauchung, Muskel- und Gelenkschmerzen

Empfohlene Form: Creme, Salbe, Öl, Tinktur

WARNUNG Nicht schlucken (außer in homöopathischen Arzneien) und nicht auf Wunden auftragen.

Aspalathus linearis ROTBUSCH/ROOIBOS

Verwendete Teile: Blätter

Wirkung: Antioxidativ, beruhigend, krampflindernd, entzündungshemmend, antiallergisch

Anwendung: Bei Nervosität, Schlafstörungen, Kolik, Heuschnupfen, Asthma, Ekzem, Akne

Empfohlene Form: Tee

Astragalus membranaceous TRAGANTWURZEL/ HUANG QI

Verwendete Teile: Wurzel

Wirkung: Regt das Immunsystem an, antimutagen

Anwendung: Für erschöpfte Menschen, vor allem Jugendliche, die oft an Infektionen leiden.

Empfohlene Form: Tinktur, gefriergetrockneter Extrakt

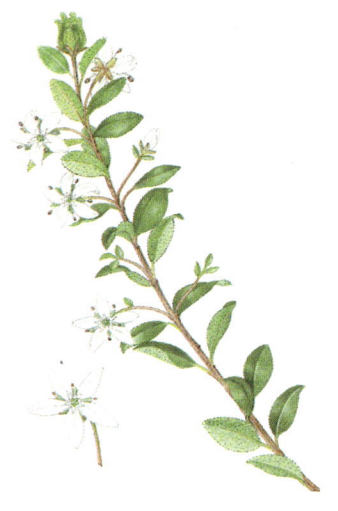

BUCCOSTRAUCH

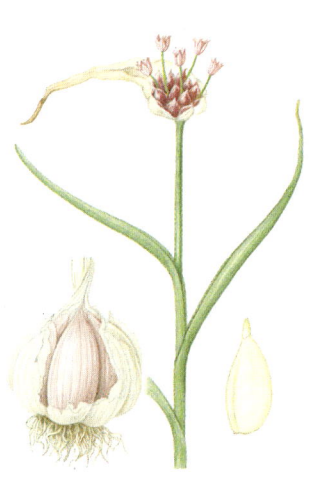

KNOBLAUCH

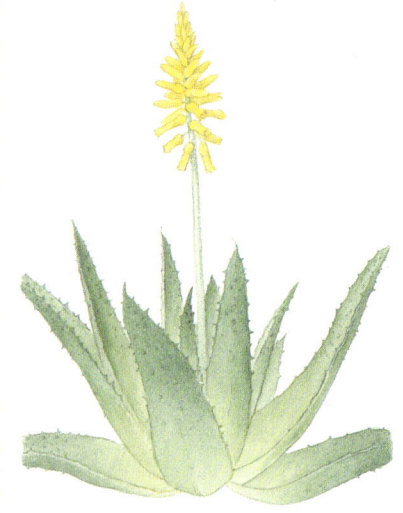

ALOE VERA

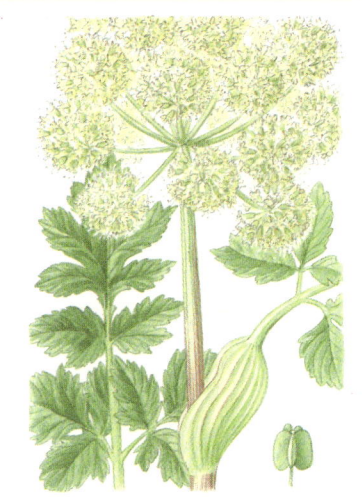

CHINESISCHE ENGELWURZ

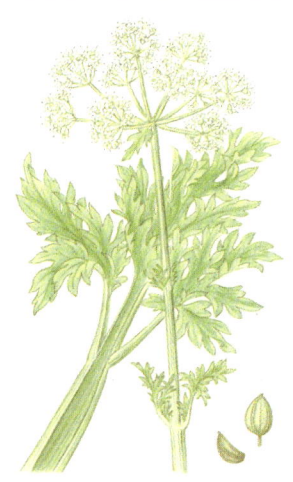

SELLERIE

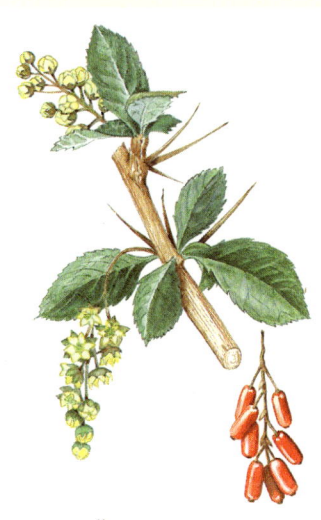

BÄRENTRAUBE

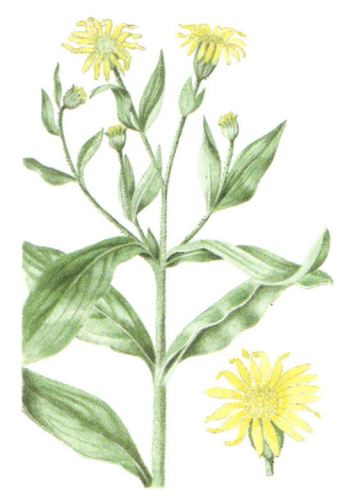

ARNIKA

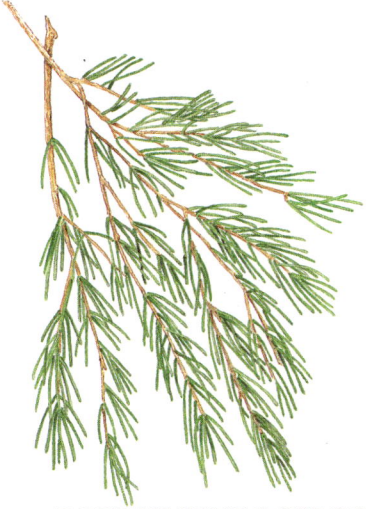

ROTBUSCH/ROOIBOS

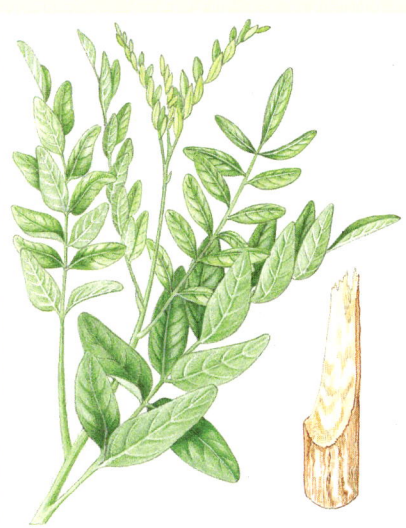

TRAGANTWURZEL

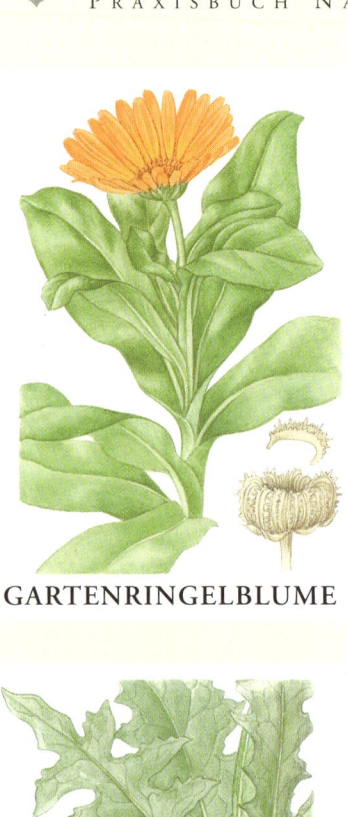

GARTENRINGELBLUME

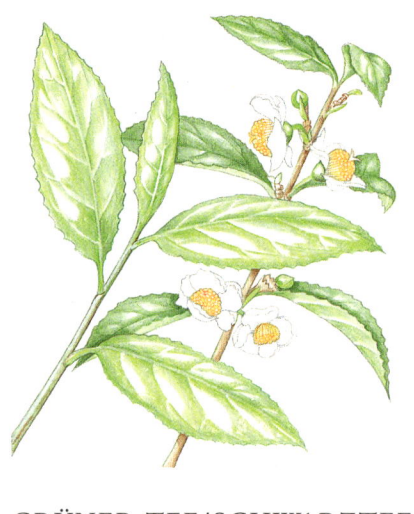

GRÜNER TEE/SCHWARZTEE

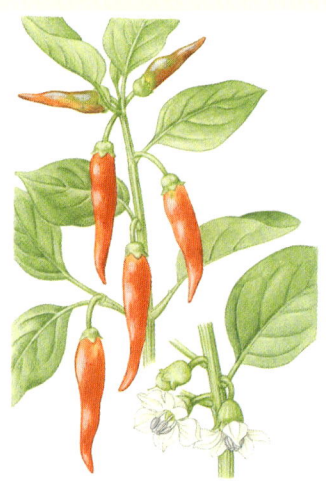

CAYENNEPFEFFER

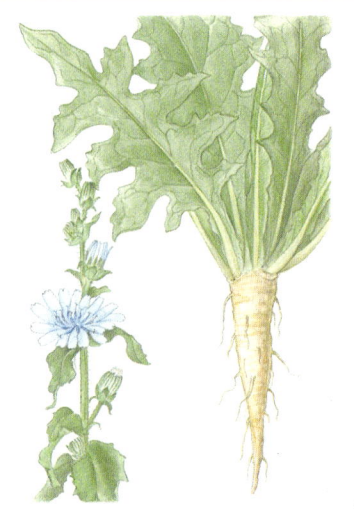
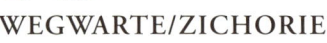

WEGWARTE/ZICHORIE

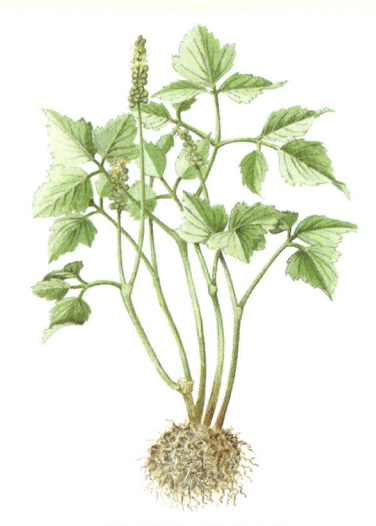

SILBERKERZE

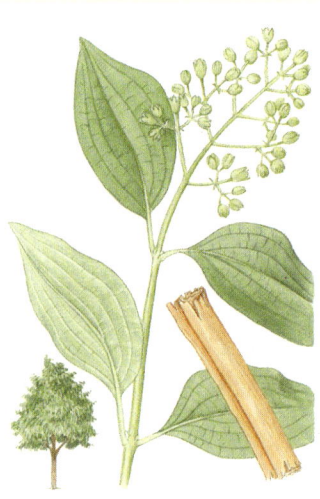

ZIMT

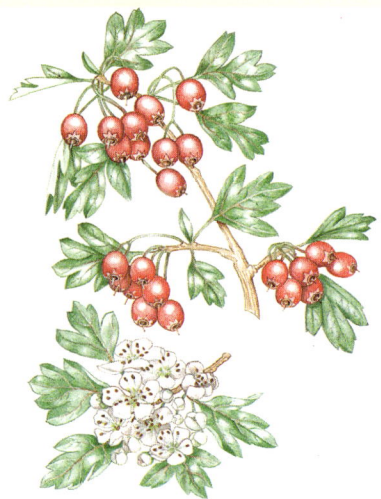

WEISSDORN

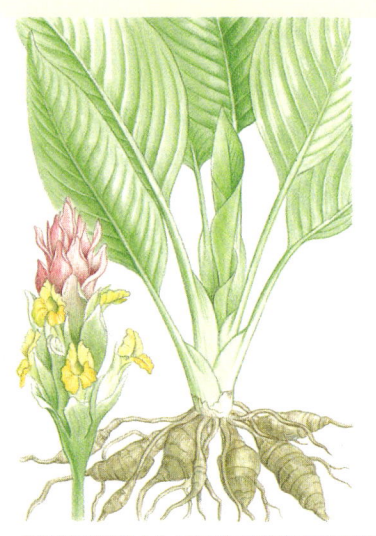

KURKUMA/GELBWURZEL

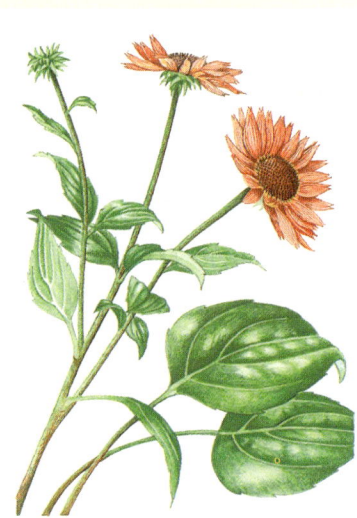

ECHINACEA

Calendula officinalis GARTENRINGELBLUME

Verwendete Teile: Blüten

Wirkung: Heilend, antimikrobiell, harmonisiert den Östrogenspiegel

Anwendung: Schnitt- und Schürfwunden, entzündete Wunden, Pilzinfektionen, Hautentzündungen, trockene Haut, Menstruationsbeschwerden

Empfohlene Form: Creme, Salbe, Tee, Tinktur

Camellia sinensis GRÜNER TEE UND SCHWARZTEE

Verwendete Teile: Blätter

Wirkung: Stark antioxidativ, antimutagen, senkt Blutdruck und Cholesterinspiegel, gerinnungshemmend, stärkt die Kapillaren, antibakteriell, antiviral

Anwendung: Bei Herz- und Gefäßkrankheiten, Bluthochdruck, Zahnverfall, Infektionen, Hautkrebs, Krebs, AIDS

Empfohlene Form: Tee (ohne Milch). Grüner Tee – am besten entkoffeiniert – ist heilkräftiger als der fermentierte Schwarztee.

Capiscum frutescens CAYENNEPFEFFER

Verwendete Teile: Schoten

Wirkung: Auswurffördernd, abschwellend, schmerzlindernd, entzündungs- und gerinnungshemmend, gefäßerweiternd, senkt den Cholesterinspiegel

Anwendung: Bei Kopfschmerzen, chronischer Bronchitis, Empyhsem, Asthma, Erkältung, Sinusitis, Herz- und Gefäßkrankheiten, Colitis ulcerosa, schlechter Durchblutung, Neuralgie, Schmerzen nach Gürtelrose, Muskel- und Gelenkschmerzen, Zahnschmerzen

Empfohlene Form: Frische oder getrocknete Schoten im Essen, täglich 10-20 Tropfen Tabascosoße in 1 Glas Wasser, Tinktur, gefriergetrockneter Extrakt. Äußerlich: bis zu sechsmal täglich eine capsaicinhaltige Creme auftragen.

WARNUNG Äußere Anwendung kann Hautentzündung auslösen. Nicht die Augen berühren, wenn Sie frische Schoten anfassen.

Cichorium intybus WEGWARTE/ZICHORIE

Verwendete Teile: Wurzel

Wirkung: Entwässernd, verdauungsfördernd, abführend

Anwendung: Bei Ödemen, Verstopfung, Darmbeschwerden (Blähungen, Völlegefühl usw.)

Empfohlene Form: Pulver in ein Getränk mischen und sofort trinken.

Cimicifuga racemosa TRAUBENSILBERKERZE

Verwendete Teile: Wurzel

Wirkung: Krampflindernd, harmonisiert den Östrogenspiegel

Anwendung: In der Menopause, bei PMS, Menstruationskrämpfen

Empfohlene Form: Tinktur, standardisierter oder gefriergetrockneter Extrakt

WARNUNG Nicht während der Schwangerschaft einnehmen.

Cinnamomum zeylanicum ZIMT

Verwendete Teile: Rinde und Zweige

Wirkung: Verdauungsfördernd, gefäßerweiternd

Anwendung: Bei Verdauungsstörungen, Blähungen, Kreislaufbeschwerden (z.B. Frostbeulen, Raynaud-Syndrom), Bluthochdruck

Empfohlene Form: Abkochung, Rindenpulver im Essen oder in Getränken

Crataegus oxyacantha WEISSDORN

Verwendete Teile: Beeren und Blüten

Wirkung: Reguliert den Herzschlag, gefäßerweiternd, entwässernd, antioxidativ

Anwendung: Bei Herz- und Gefäßkrankheiten, Bluthochdruck, Ödemen

Empfohlene Form: Tinktur, gefriergetrockneter Extrakt

Curcuma longa KURKUMA/GELBWURZEL

Verwendete Teile: Wurzel

Wirkung: Stark antioxidativ, entzündungshemmend, antimutagen, antiviral

Anwendung: Bei schmerzhaften Entzündungen (z.B. rheumatoider Arthritis), Colitis ulcerosa, Gewebeschäden, Krebs, AIDS

Empfohlene Form: Standardisierter Curcumin-Extrakt, gefriergetrockneter Extrakt

Echinacea purpurea/angustifolia ECHINACEA/ROTSONNENHUT

Verwendete Teile: Wurzel

Wirkung: Stimuliert das Immunsystem, antimikrobiell, entzündungshemmend, heilend

Anwendung: Bei Infektionen, Immunschwäche, Entzündungen, Allergien

Empfohlene Form: Tinktur, gefriergetrockneter Extrakt, äußerlich als Creme

Eleutherococcus senticosus SIBIRISCHER GINSENG

Verwendete Teile: Wurzel

Wirkung: Verbessert die Ausdauer und Widerstandskraft

Anwendung: Bei Stress, nervöser Erschöpfung, Müdigkeit

Empfohlene Form: Standardisierter oder gefriergetrockneter Extrakt

Eschscholzia californica KARLIFORN. MOHN

Verwendete Teile: Oberirdische Teile

Wirkung: Beruhigend

Anwendung: Bei Angst, Kopfschmerzen, Schlafstörungen

Empfohlene Form: Tee, Tinktur

Foeniculum vulgare FENCHEL

Verwendete Teile: Samen

Wirkung: Verdauungsfördernd, krampflindernd, regt die Produktion von Muttermilch an

Anwendung: Bei Verdauungsstörungen, Kolik, Blähungen, Mangel an Muttermilch

Empfohlene Form: Abkochung oder nach den Mahlzeiten $1/2$ TL Samen kauen

Ginkgo biloba GINKGO

Verwendete Teile: Blätter

Wirkung: Stark antioxidativ, stimuliert Herz, Gefäße, Drüsen, Nervensystem und das Immunsystem, antiallergisch

Anwendung: Bei altersbedingten chronischen Krankheiten, Arterienschwäche, Alzheimer-Krankheit, Verlust des Kurzzeitgedächtnisses, nachlassender geistiger Leistungsfähigkeit, Tinnitus, chronischen Augenbeschwerden, Herz- und Gefäßkrankheiten, Asthma

Empfohlene Form: Standardisierter oder gefriergetrockneter Extrakt

Glycyrrhiza glabra SÜSSHOLZ

Verwendete Teile: Wurzel

Wirkung: Lindernd, heilend, auswurffördernd, antiviral, entzündungshemmend, krampflindernd, antioxidativ, stimuliert das Immunsystem

Anwendung: Bei Husten, Bronchitis, Asthma, Magen- und Darmgeschwüren, Kolik

Empfohlene Form: Tinktur, gefriergetrockneter Extrakt, Tabletten für langfristige Behandlung von Geschwüren

> **WARNUNG** Nur kurz anwenden. In der Schwangerschaft meiden. Nicht mit Digoxin (Herzmedikament) nehmen.

Hamamelis virginiana HAMAMELIS/ZAUBERNUSS

Verwendete Teile: Rinde und Blätter

Wirkung: Entzündungshemmend, astringierend, heilend

Anwendung: Bei Sonnenbrand, kleinen Verbrennungen, Insektenstichen, Bluterguss, Krampfadern, Hämorrhoiden, zum Blutstillen

Empfohlene Form: Kalt destilliert (1:1 mit Wasser verdünnen, wenn es brennt)

> **WARNUNG** Nicht einnehmen!

Hydrastis canadensis KANADISCHE GELBWURZEL

Verwendete Teile: Wurzel

Wirkung: Antibakteriell, entzündungshemmend

Anwendung: Verdauungs- und Atembeschwerden, Schuppenflechte, Ekzem, Candidose, Soor, Mandel- und Zahnfleischentzündung, Wunden

Empfohlene Form: Kapseln mit Wurzelpulver (Pulver aus der Kapsel auf die Wunde streuen. 1 TL Pulver in 2 Tassen kochendes Wasser rühren, abseihen und zum Gurgeln oder für eine Spülung verwenden).

> **WARNUNG** Nicht in der Schwangerschaft und nicht bei Bluthochdruck anwenden.

Hypericum perforatum JOHANNISKRAUT

Verwendete Teile: Oberirdische Teile

Wirkung: Antidepressiv, antiviral, entzündungshemmend, krampflindernd

Anwendung: Bei Depression, Angst, Virusinfektionen, Schlafstörungen, Reizkolon, Verbrennungen, Wunden, Gelenkentzündung

Empfohlene Form: Tinktur, standardisierter oder gefriergetrockneter Extrakt; äußerlich: Creme oder Öl

> **WARNUNG** Längere Anwendung kann die Haut lichtempfindlich machen.

Lavandula angustifolia LAVENDEL

Verwendete Teile: Blüten

Wirkung: Beruhigend, entzündungshemmend, schmerzlindernd

Anwendung: Bei Schlafstörungen, Nervosität, Migräne, Kopfschmerzen

Empfohlene Form: Tee, Tinktur

> **WARNUNG** Während der Schwangerschaft hohe Dosen meiden.

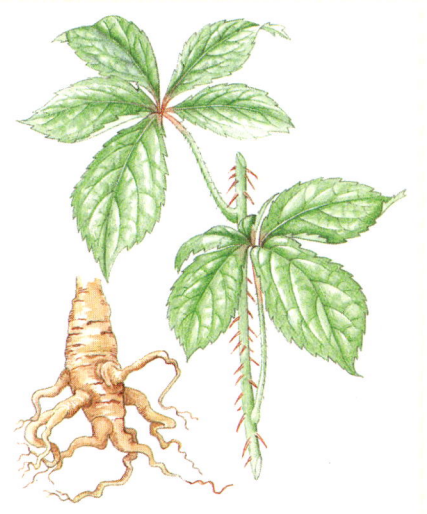

SIBIRISCHER GINSENG

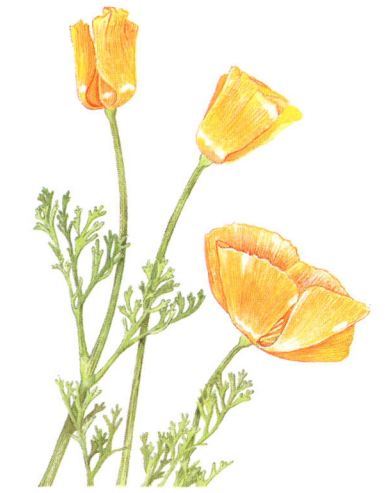

KALIFORNISCHER MOHN

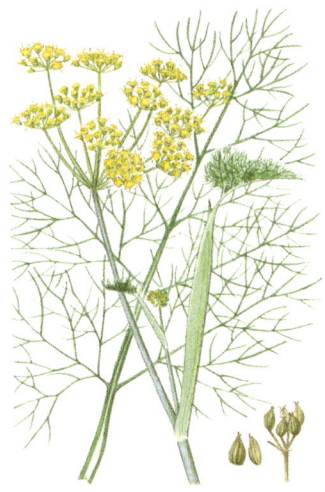

FENCHEL

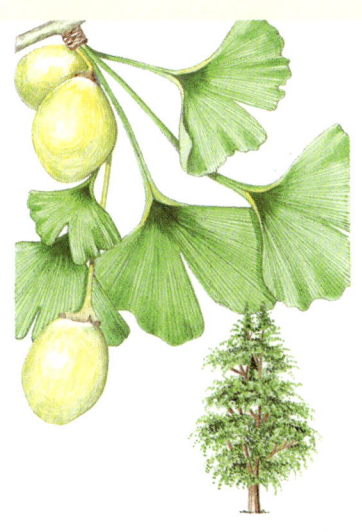

GINKGO

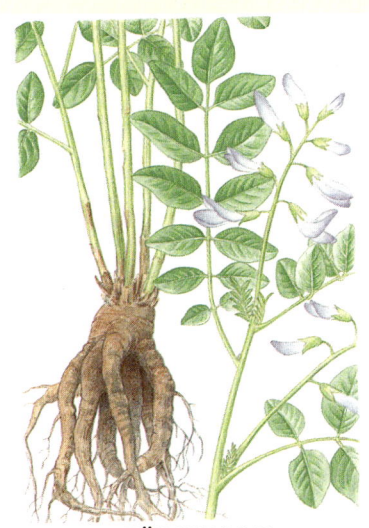

SÜSSHOLZ

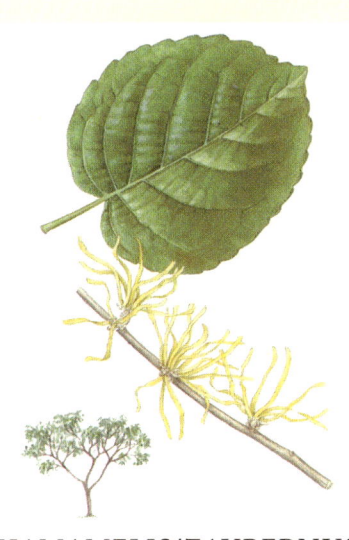

HAMAMELIS/ZAUBERNUSS

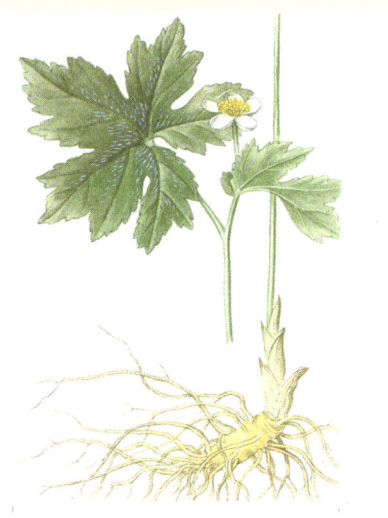

KANADISCHE GELBWURZEL

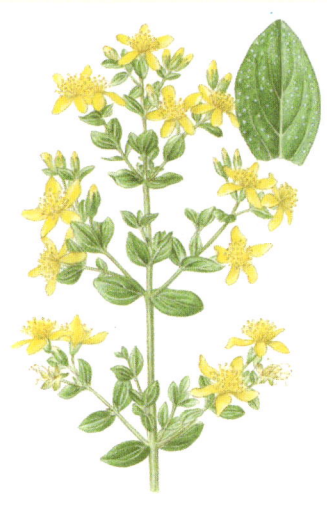

JOHANNISKRAUT

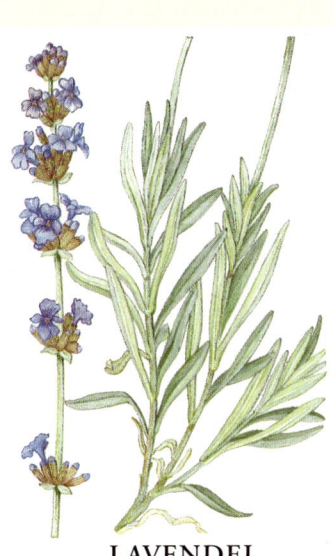

LAVENDEL

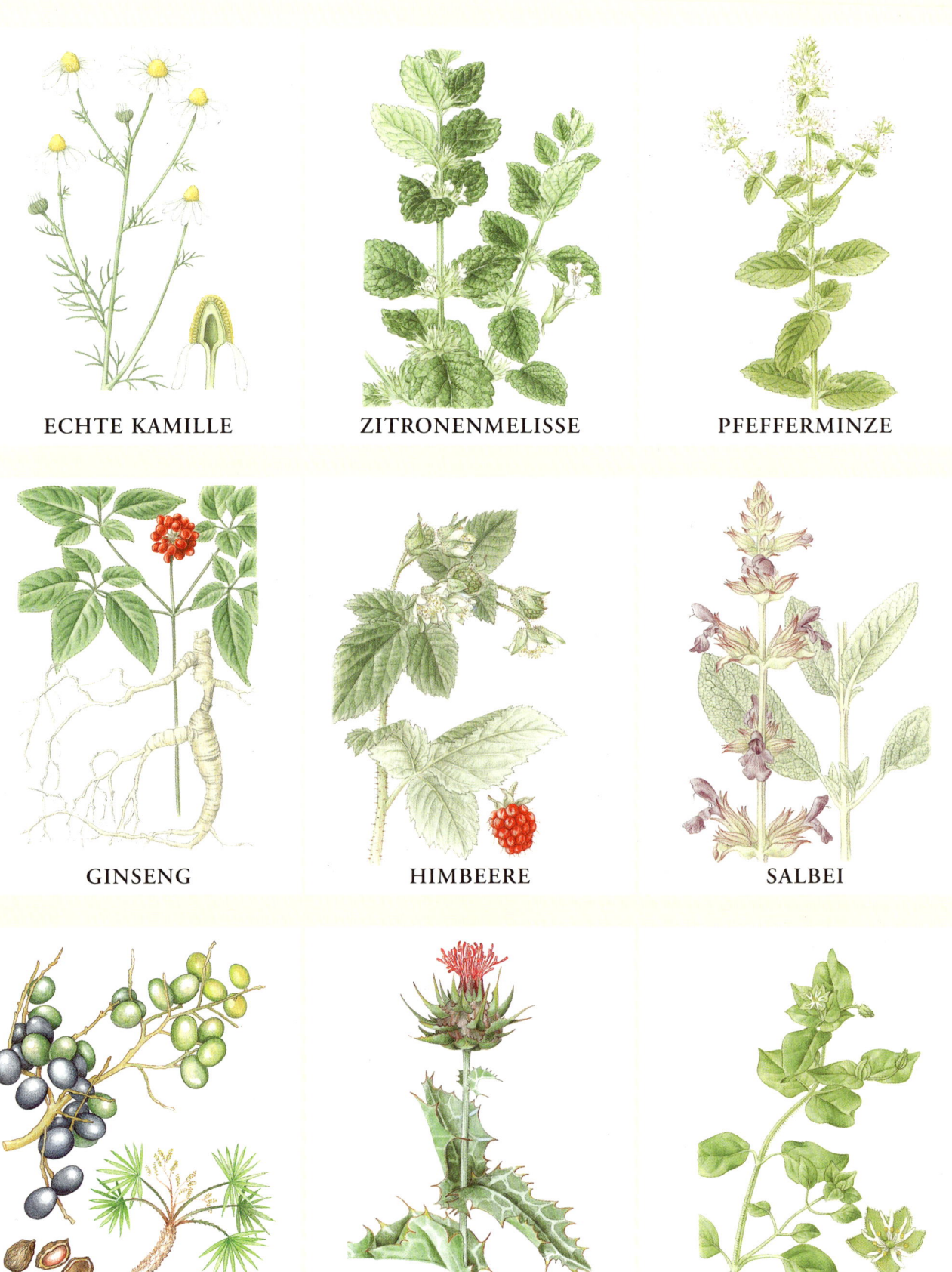

ECHTE KAMILLE

ZITRONENMELISSE

PFEFFERMINZE

GINSENG

HIMBEERE

SALBEI

SÄGEPALME

SILBERDISTEL

VOGELMIERE

Matricaria recutita ECHTE KAMILLE

Verwendete Teile: Blüten

Wirkung: Verdauungsfördernd, beruhigend, krampf-lindernd, stimuliert das Immunsystem

Anwendung: Bei Verdauungsstörungen, Kolik, Durchfall, Zahnen, Ohrenschmerzen, Schlafstörungen, Nervosität

Empfohlene Form: Tee

Anmerkung: Die römische Kamille wirkt ähnlich.

Melissa officinalis ZITRONENMELISSE

Verwendete Teile: Blätter

Wirkung: Beruhigt und lindert Depressionen

Anwendung: Bei Depressionen, Angst, Spannungs-kopfschmerzen, nervösen Verdauungsstörungen

Empfohlene Form: Tee

Mentha piperita PFEFFERMINZE

Verwendete Teile: Blätter

Wirkung: Verdauungsfördernd, krampflindernd, stimuliert das Zentralnervensystem

Anwendung: Bei Übelkeit, Migräne, Verdauungsstörungen, Kolik, Blähungen, Reizkolon, Konzentrationsstörungen

Empfohlene Form: Tee, Tinktur, bei Reizkolon Kapseln mit Pfefferminzöl (vor Magensaft geschützt)

> **WARNUNG** Kann Milchproduktion bei Müttern verringern.

Panax ginseng/P. quinquefolium GINSENG

Verwendete Teile: Wurzel

Wirkung: Stärkend, Aphrodisiakum, verbessert Ausdauer, Stimmung und Widerstand gegen Stress, antioxidativ, senkt den Cholesterinspiegel, reguliert den Blutzucker, adaptogen

Anwendung: Bei geistiger und körperlicher Erschöpfung, Herz- und Gefäßkrankheiten, Diabetes

Empfohlene Form: Nur standardisierter Extrakt

> **WARNUNG** Langfristige Anwendung kann Blutdruck erhöhen. Schwangere mäßig dosieren.

Rubus idaeus HIMBEERE

Verwendete Teile: Blätter

Wirkung: Adstringierend, krampflindernd, Tonikum für die Gebärmutter

Anwendung: Bei Durchfall, Entbindungsschmerzen, Menstruationskrämpfen

Empfohlene Form: Tee

> **WARNUNG** Nicht in den ersten sieben Monaten der Schwangerschaft nehmen.

Salvia officinalis GARTENSALBEI

Verwendete Teile: Oberirdische Teile

Wirkung: Antimikrobiell, harmonisiert den Östrogen-spiegel

Anwendung: Bei Hals- und Zahnfleischentzündung, Mundgeschwüren, Menstruationsbeschwerden, in der Menopause

Empfohlene Form: Tee (zum Gurgeln und als Mundwasser), Tinktur

> **WARNUNG** Nicht während der Schwangerschaft nehmen!

Serenoa repens SÄGEPALME

Verwendete Teile: Beeren

Wirkung: Stimuliert das Immunsystem, entwässernd, Aphrodisiakum für Männer

Anwendung: Bei gutartiger Prostatahypertrophie, Prostata-entzündung, Libidoverlust

Empfohlene Form: Standardisierter oder gefriergetrock-neter Extrakt

Silybum marianum MARIENDISTEL

Verwendete Teile: Oberirdische Teile

Wirkung: Stark antioxidativ, regeneriert und stimuliert die Leber

Anwendung: Bei Hepatitis, Leberzirrhose, Kater

Empfohlene Form: Standardisierter oder gefriergetrock-neter Extrakt, Tinktur

Stachys betonica ZIEST

Verwendete Teile: Oberirdische Teile (nicht abgebildet)

Wirkung: Beruhigend, gefäßerweiternd, schmerzlindernd

Anwendung: Bei Verdauungsstörungen, Schmerzen, Kopfschmerzen, Migräne, Gicht, Krämpfen, Angst, Nervosität

Empfohlene Form: Tee, Tinktur

> **WARNUNG** Schwangere sollten keine hohen Dosen nehmen.

Stellaria media VOGELMIERE

Verwendete Teile: Oberirdische Teile

Wirkung: Heilend, entzündungshemmend, adstringierend

Anwendung: Bei Ekzem, Furunkeln, Karbunkeln, Insekt-enstichen, Splittern

Empfohlene Form: Creme, Tee, Tinktur

Tanacetum parthenium MUTTERKRAUT

Verwendete Teile: Blätter

Wirkung: Schmerzlindernd, entzündungshemmend, gerinnungshemmend

Anwendung: Bei Migräne, rheumatoider Arthritis

Empfohlene Form: Standardisierter oder gefriergetrockneter Extrakt, frische Blätter

> **WARNUNG** Während der Schwangerschaft und der Einnahme von gerinnungshemmenden Medikamenten meiden.

Taraxacum officinale LÖWENZAHN

Verwendete Teile: Blätter, Wurzel

Wirkung: Die Blätter sind entwässernd und eisenreich, die Wurzel stimuliert die Leber

Anwendung: Blätter bei Ödemen, Bluthochdruck, Anämie; Wurzel bei Hautproblemen und Arthritis

Empfohlene Form: Gefriergetrockneter Extrakt, frische Blätter, Wurzelpulver

Tilia europaea LINDE

Verwendete Teile: Blüten (nicht abgebildet)

Wirkung: Beruhigend, blutdrucksenkend, antioxidativ, lindert Atherosklerose

Anwendung: Bei Nervosität, Stress, Spannungskopfschmerzen, Herz- und Gefäßkrankheiten, Bluthochdruck

Empfohlene Form: Tee, Tinktur

Ulmus rubra ROTULME

Verwendete Teile: Innere Rinde

Wirkung: Lindernd, heilend

Anwendung: Bei Halsentzündung, Verdauungsproblemen (auch bei Gastritis, Magen- und Darmgeschwüren), Furunkeln, Abszessen

Empfohlene Form: Tabletten nach Anweisung; oder 1 TL Pulver in 1 Tasse kochendes Wasser (250 ml) rühren, mit Honig* süßen und zweimal täglich schluckweise trinken oder Pulver in heißes Wasser rühren, Umschlag hineintauchen und auf den Abszess oder Furunkel legen.

*Bei Kindern unter 1 Jahr pasteurisierten Honig verwenden.

Urtica dioica BRENNNESSEL

Verwendete Teile: Blätter

Wirkung: Antiallergisch, reich an Mineralien

Anwendung: Bei Heuschnupfen, Asthma, Ekzem, Nesselsucht, Anämie, als Nahrungsergänzung

Empfohlene Form: Gefriergetrockneter Extrakt, Tee

Vaccinium myrtillus HEIDELBEERE

Verwendete Teile: Beeren

Wirkung: Stark antioxidativ, verbessert die Durchblutung der Augen, schützt vor Star und Sehschwäche

Anwendung: Bei Augenbeschwerden

Empfohlene Form: Standardisierter oder gefriergetrockneter Extrakt

Verbena officinalis EISENKRAUT

Verwendete Teile: Oberirdische Teile

Wirkung: Beruhigend, lindert Depressionen

Anwendung: Bei Angst und Depressionen

Empfohlene Form: Tee, Tinktur

> **WARNUNG** Meiden Sie hohe Dosen während der Schwangerschaft.

Viburnum opulus GEMEINER SCHNEEBALL

Verwendete Teile: Rinde

Wirkung: Krampflindernd, entzündungshemmend, beruhigend

Anwendung: Bei Menstruations- und Muskelkrämpfen, Reizdarm

Empfohlene Form: Tinktur, gefriergetrockneter Extrakt

Vitex agnus-castus MÖNCHSPFEFFER

Verwendete Teile: Beeren

Wirkung: Harmonisiert den Östrogenspiegel

Anwendung: Bei Menstruationsbeschwerden, in der Menopause

Empfohlene Form: Tinktur, gefriergetrockneter Extrakt

> **WARNUNG** Während der Schwangerschaft meiden!

Zingiber officinalis INGWER

Verwendete Teile: Wurzel

Wirkung: Antioxidativ, verdauungsfördernd, entzündungshemmend, gefäßerweiternd, gerinnungshemmend, senkt den Blutdruck und den Cholesterinspiegel

Anwendung: Bei Verdauungsstörungen, Übelkeit, Entzündungen (z.B. rheumatoide Arthritis und Colitis ulcerosa), Herz- und Gefäßkrankheiten, Bluthochdruck, Schluckauf

Empfohlene Form: Dreimal täglich 1 TL frische Wurzel im Essen oder in einem Getränk nehmen, Tinktur, Kapseln.

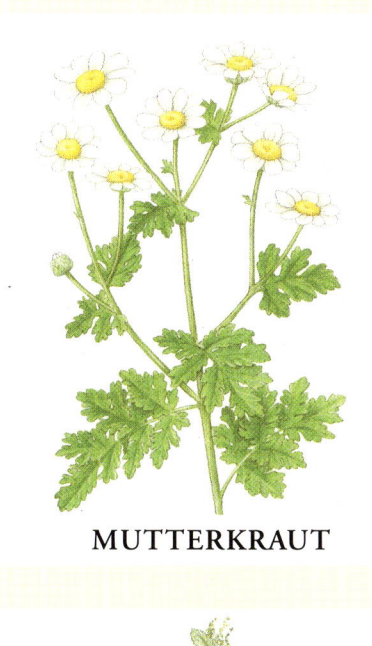

MUTTERKRAUT

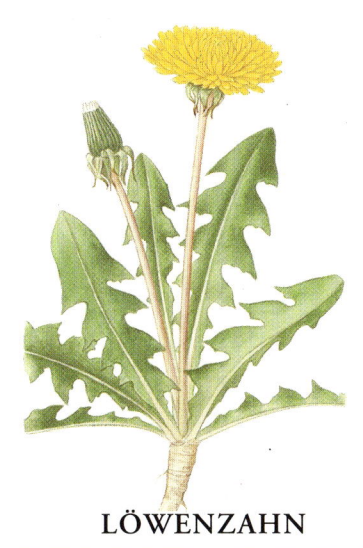

LÖWENZAHN

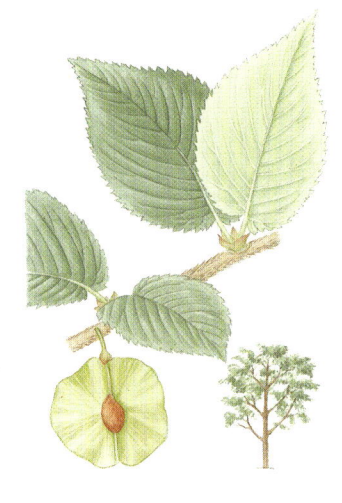

ROTULME

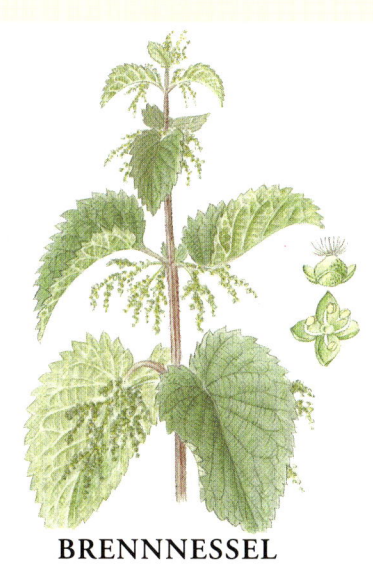

BRENNNESSEL

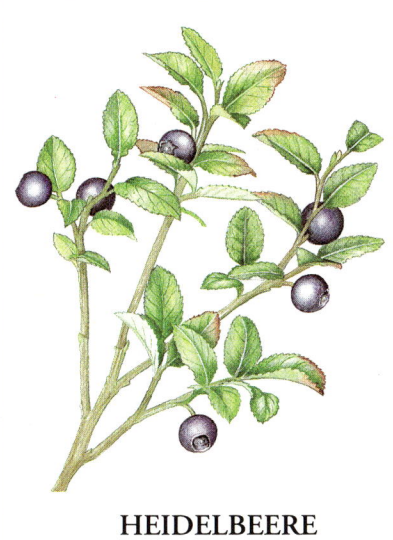

HEIDELBEERE

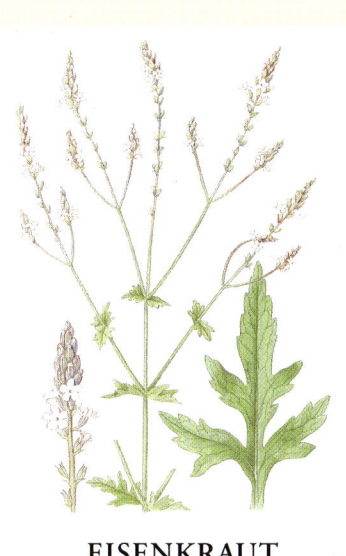

EISENKRAUT

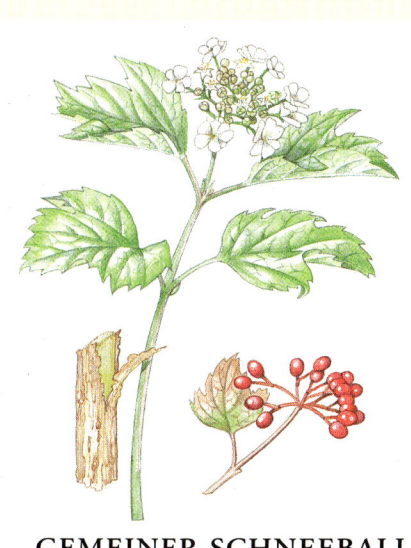

GEMEINER SCHNEEBALL

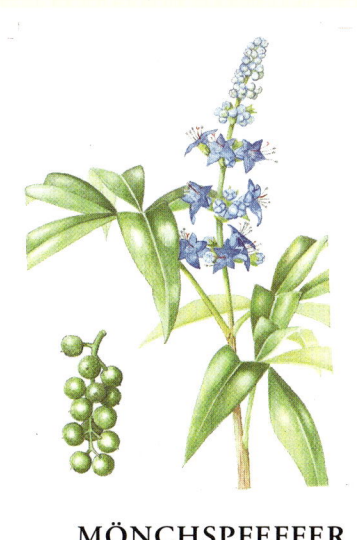

MÖNCHSPFEFFER

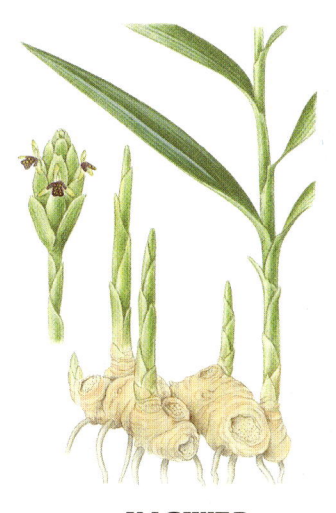

INGWER

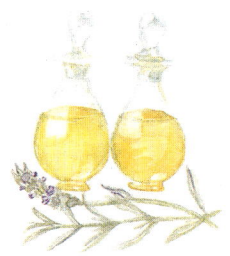

AROMATHERAPIE

Aromatherapie ist die moderne Bezeichnung für eine uralte Methode, mit ätherischen Ölen aus aromatischen Kräutern die Gesundheit und das Wohlbefinden zu fördern. Aromaöle haben sowohl eine physiologische als auch eine psychische Wirkung. Darum sind sie eine angenehme und wirksame Ergänzung der natürlichen Hausapotheke.

WIE AROMAÖLE WIRKEN

Aromaöle werden von Pflanzen produziert, zum Teil als Abwehrstoffe. Es ist daher keine Überraschung, dass einige ihrer Bestandteile Bakterien, Pilze und Viren vernichten können. Studien haben noch viele andere therapeutische Wirkungen festgestellt, zum Beispiel können manche ätherische Öle beruhigen oder Schmerzen, Krämpfe und Entzündungen lindern. Aromaöle beeinflussen auch das Zentralnervensystem, vor allem das Gehirn. Lavendelöl beruhigt

Oben: Man benötigt etwa 70 kg Pflanzen, um 2 Liter Aromaöl herzustellen. Manche Öle sind deshalb sehr teuer. Für 1 Liter Rosenöl werden z. B. 200 kg Rosenblütenblätter benötigt!

beispielsweise, während Rosmarinöl anregt und wach macht.

Die flüchtigen aromatischen Substanzen werden von der Haut oder von den Lungen aufgenommen und gelangen so ins Gewebe und ins Blut, sodass sie auf den ganzen Körper einwirken. Manche dieser Stoffe reizen die Haut und müssen daher immer verdünnt werden.

Die Aromatherapie hat aber noch eine weitere, subtile und viel komplexere Wirkung, nämlich die psychische Reaktion auf den Duft. Duftmoleküle steigen in der Nase zu den Geruchsrezeptoren hinauf und lösen dort Signale aus, die ins limbische System gelangen, das für Gefühle, Stimmungen, Erregung und Gedächtnis zuständig ist. Manche Düfte, etwa der Rosenduft, gelten auf der ganzen Welt als angenehm, andere, zum Beispiel der Geruch faulender Eier, sind abstoßend und lösen Übelkeit aus. Die meisten Düfte haben jedoch eine einzigartige und individuelle Wirkung, je nachdem, mit welcher Erinnerung wir sie verbinden. Ein Parfüm kann eine Flut von

traurigen Erinnerungen an eine ehemalige Freundin auslösen oder es kann uns sexuell erregen, wenn der Partner
es benutzt. Darum ist es wichtig, dass Sie Aromaöle verwenden, die Ihnen gefallen. Dann können Sie mit einer
entspannenden Massage oder einem Bad angenehme
Assoziationen auslösen.

Mit der Zeit ruft allein der Duft die körperlichen und
seelischen Wirkungen hervor, die ursprünglich mit der
Massage oder dem Bad verbunden waren. Man bezeichnet dies als aromabedingten Reflex.

DIE ANWENDUNG DER AROMAÖLE

Sie können Aromaöle für eine Massage benutzen, auf
eine Kompresse, ein Taschentuch oder ins Badewassser
träufeln und als Dampf einatmen.

Verwenden Sie nur Öle, die dem Menschen, für den
sie gedacht sind, wohl riechen. Wählen Sie ätherische Öle,
welche die gewünschten Eigenschaften haben, und verwenden Sie jedes Öl einzeln oder bis zu drei Aromaöle
gemeinsam.

Als Trägeröl eignen sich Mandel-, Sonnenblumen-,
Soja-, Oliven- und Aprikosenkernöl.

DER AROMABEDINGTE REFLEX

Experimente belegen, dass der aromabedingte Reflex
den Appetit zügeln oder anregen, entspannen, schläfrig
machen und das Gedächtnis verbessern kann.
Erinnerungen an Gerüche können stark und dauerhaft
sein. Manchmal löst schon ein schwacher Geruch, mit
dem wir als Kind vertraut waren, heftige Gefühle aus.

*Rechts: Mit verschiedenen Aromaölen im Bad können Sie
Ihre Stimmung und langfristig auch Ihre Gesundheit
beeinflussen. Bergamotte, Geranie, Melisse, Jasmin und Rose
heitern auf, Lavendel, Neroli, Sandelholz und Ylang Ylang
beruhigen, Pfefferminze und Rosmarin lindern geistige
Erschöpfung.*

WARNUNG

• In den ersten drei Monaten der Schwangerschaft meiden Sie am
besten alle Öle, es sei denn, sie werden verordnet.

• Kaufen Sie reine, naturbelassene Aromaöle von seriösen Herstellern.

• Tragen Sie kein unverdünntes Öl auf die Haut auf, es sei denn,
diese Anwendung wurde verordnet.

• Testen Sie zunächst Ihre Empfindlichkeit: Reiben Sie
verdünntes Öl auf die Haut in der Armbeuge, kleben Sie ein
Pflaster darüber und prüfen Sie nach zwei Stunden, ob die Haut
gerötet ist oder juckt. Wenn ja, meiden Sie dieses Öl.

• Nehmen Sie nie ein Öl ein, es sei denn unter fachkundiger
Anleitung.

• Verwenden Sie dasselbe Öl nicht längere Zeit.

• Aromaöle dürfen nicht in die Augen und nicht in Kinderhände
gelangen.

• Beschriften Sie die Flaschen (Name des Öls, Verdünnung, Datum),
und stellen Sie diese an einen kühlen, dunklen Platz.

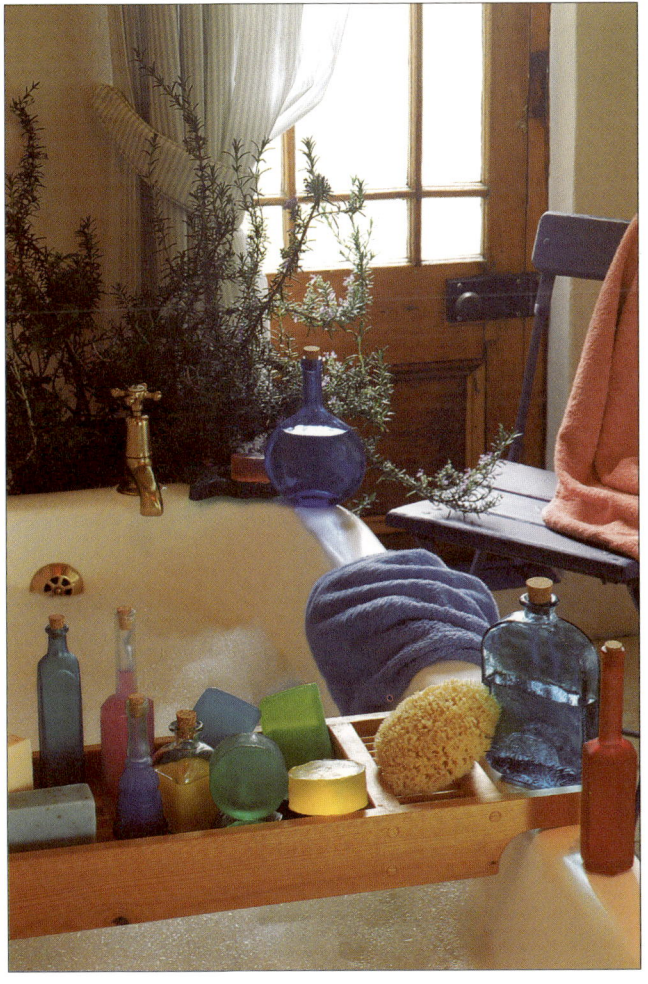

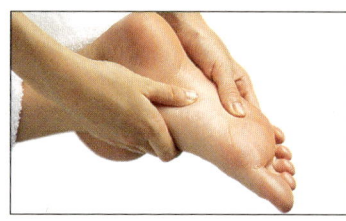

Für eine Massage

Mischen Sie 10 Tropfen Aromaöl mit 2 EL Trägeröl (20 ml). Wenn Sie eine kleinere Menge bevorzugen, nehmen Sie 2-3 Tropfen auf 1 TL Trägeröl (5 ml). Für Kleinkinder und bei empfindlicher Haut genügen 5 Tropfen in 2 EL Trägeröl (20 ml). Wenden Sie die auf S. 74-77 beschriebenen Massagetechniken an.

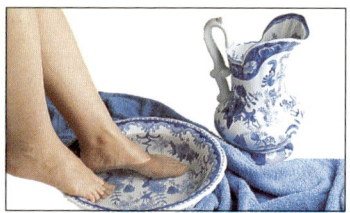

Für ein Bad

Träufeln Sie 5-10 Tropfen Aromaöl in ein warmes Bad, legen Sie sich entspannt zurück und atmen Sie tief ein. Für ein Fußbad genügen 5 Tropfen Öl.

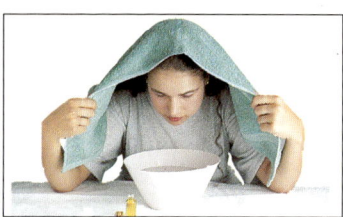

Dampfinhalation

Geben Sie 2-3 Tropfen Aromaöl in eine Schale mit heißem Wasser. Beugen Sie sich über die Schale, decken Sie den Kopf mit einem Handtuch zu und atmen Sie 10 Minuten tief durch die Nase ein. Tun Sie das dreimal täglich bei Erkältung, Husten oder Sinusitis, jedoch nicht bei empfindlicher Haut oder Asthma.

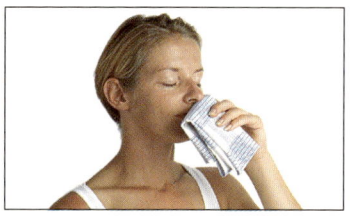

Direktes Inhalieren

Geben Sie 2-3 Tropfen Öl auf ein Taschentuch, halten Sie es an die Nase und atmen Sie tief ein. Nachts können Sie ein Taschentuch mit Aromaöl aufs Kissen in die Nähe der Nase legen. Auch eine Duftlampe ist geeignet.

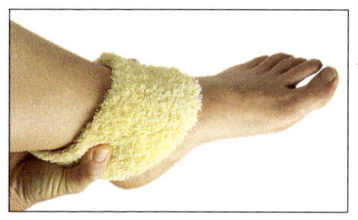

Kompressen

Verwenden Sie warme Kompressen bei Muskelschmerzen, Bauchkrämpfen, Zahnschmerzen, Furunkeln und Abszessen, kalte Kompressen bei Blutergüssen, Verstauchungen, geschwollenen Gelenken, Entzündungen und Kopfschmerzen. Mischen Sie 5 Tropfen Öl in 1 Liter heißem oder kaltem Wasser, weichen Sie ein Tuch darin ein, wringen Sie es aus und legen Sie es auf die betroffene Stelle, bis es körperwarm ist. Wiederholen Sie die Prozedur bis zu 20 Minuten lang.

NÜTZLICHE AROMAÖLE FÜR DIE HAUSAPOTHEKE

ZYPRESSE (*Cupressus sempervirens*)
Verwendete Teile: Nadeln und Zweige
Wirkung: Entzündungshemmend, krampflindernd, astringierend
Anwendung: Bei Bronchitis, Husten, Asthma, rheumatischen Beschwerden, Hämorrhoiden, verletzten Kapillaren, Bluterguss, Krampfadern, fettiger Haut, Schweißfüßen

SANDELHOLZ (*Santalum album*)
Verwendete Teile: Holz
Wirkung: Beruhigend, antibakteriell, entzündungshemmend
Anwendung: Bei Stress und seinen Folgen (Angst, Depression, Schlafstörungen usw.), Bronchitis, Halsentzündung, Laryngitis, Akne, Ekzem, trockener und empfindlicher Haut

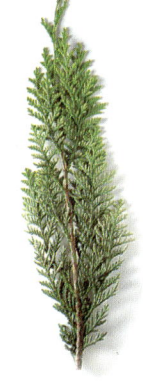

KAMILLE (römische oder echte Kamille, *Chamaemelum nobile* und *Matricaria recutita*, haben eine ähnliche Wirkung. Die römische wirkt jedoch stärker beruhigend, die echte entzündungshemmend und schmerzlindernd).

Verwendete Teile: Blüten

Wirkung: Beruhigend, schmerz- und krampflindernd, entzündungshemmend, verdauungsfördernd

Anwendung: Bei Stress und seinen Folgen (Angst, Depression, Schlafstörungen, Reizbarkeit, Nervosität), schmerzhaftem Zahnen, Spannungskopfschmerzen, Muskelschmerzen, Gelenkschwellungen, Kolik, Verdauungsstörungen, Blähungen, Reizdarm, Ekzem, trockener, schuppender Haut, Schuppenflechte, Nesselsucht, Dermatitis

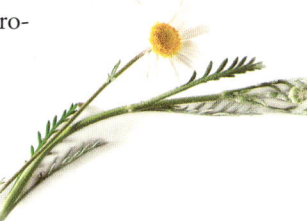

LAVENDEL *(Lavandula angustifolia/officinalis)*

Verwendete Teile: Blütenstände

Wirkung: Beruhigend, schmerz- und krampflindernd, antibakteriell, wehrt Insekten ab

Anwendung: Bei Stress und seinen Folgen (Angst, Depression, Kummer, Schlaflosigkeit usw.), Kopfschmerzen, Migräne, rheumatischen Beschwerden, Verdauungsstörungen, Kolik, Blähungen, Pickeln, Hautflecken, Wunden, Verbrennungen, Blutergüssen, Insektenstichen, Läusen, Flöhen, Milben

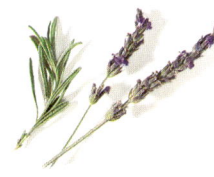

TEEBAUM *(Melaleuca alternifolia)*

Verwendete Teile: Blätter

Wirkung: Abschwellend, tötet Bakterien, Pilze und Viren, wehrt Insekten ab

Anwendung: Bei Bronchitis, Husten, Halsentzündung, Sinusitis, Akne, Soor, Fußpilz, Hautpilzen, Schuppen, Herpes, Wunden, Insektenstichen, Läusen, Milben

GERANIUM *(Pelargonium graveolens)*

Verwendete Teile: Ganze Pflanze

Wirkung: Adstringierend, antibakteriell, tötet Pilze, hellt die Stimmung auf, wehrt Insekten ab (ähnliche Wirkung wie Rosenöl, aber viel billiger)

Anwendung: Stress, Soor, Wunden (blutstillend), Hautprobleme (u. a. Hämorrhoiden, verletzte Kapillaren, Bluterguss, Krampfadern), Hauttonikum, Insektizid

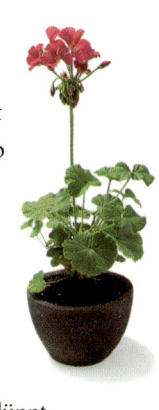

WARNUNG Kann die Haut reizen, nur stark verdünnt benutzen: 5 Tropfen in 2 EL Trägeröl (20 ml)

ROSMARIN *(Rosmarinus officinalis)*

Verwendete Teile: Blütenstände

Wirkung: Stimuliert Gehirn und Kreislauf, schmerzlindernd, adstringierend, entzündungshemmend

Anwendung: Bei geistiger und körperlicher Erschöpfung, Gedächtnisschwäche, Kopfschmerzen, Arthritis, Rheuma, Schuppen, Hauttonikum, Haarpflegemittel

MUSKATELLERSALBEI *(Salvia sclarea)*

Verwendete Teile: Blütenstände

Wirkung: Beruhigend, schmerz- und krampflindernd, entzündungshemmend, harmonisiert den Östrogen- und Hormonspiegel

Anwendung: Bei Stress und seinen Folgen (Angst, Depression, Schlafstörungen usw.), Halsentzündung, Menstruationsbeschwerden, PMS

WARNUNG Während der Schwangerschaft meiden!

EUKALYPTUS *(Eucalyptus globulus)*

Verwendete Teile: Blätter

Wirkung: Schmerzlindernd, antibakteriell, antiviral, entzündungshemmend, auswurffördernd

Anwendung: Bei Erkältung, Grippe, Bronchitis, Sinusitis, Asthma, rheumatischen Beschwerden, Wunden, Hautgeschwüren, Herpes

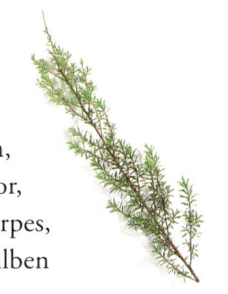

WARNUNG Kann die Haut reizen, nur stark verdünnt anwenden: 5 Tropfen in 2 EL Trägeröl (20 ml).

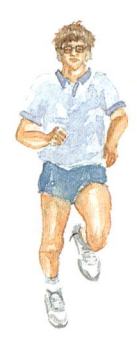

BEWEGUNG UND SPORT

Bewegung ist ein grundlegender Aspekt des Lebens. Darum ist es nicht verwunderlich, dass Aktivität sehr nützlich ist und Inaktivität der Gesundheit schadet. Kinder und Erwachsene sitzen heutzutage immer länger und bewegen sich immer weniger, weil sie über moderne Transportmittel verfügen und sich lieber unterhalten lassen, als aktiv etwas zu tun. Bewegungsmangel ist in den Industrieländern eine der Ursachen vieler chronischer, degenerativer und geistiger Krankheiten. Wir dürfen Bewegung daher nicht länger als Grundvoraussetzung für gute Gesundheit ignorieren. Bewegung ist so gesehen eine der ersten Therapien, die man angehen sollte.

Oben: *Aerobes Training regt die Produktion des Wachstumshormons an, die mit zunehmendem Alter rasch nachlässt. Dieses Hormon gilt als »Altersbremse«. Es steigert die Energie und die sexuelle Leistung, stärkt das Immunsystem und die Muskulatur und macht Knochen dichter. Außerdem verbessert es die Stimmung, schärft das Sehvermögen, regt das Wachstum der Haare an und strafft die Haut.*

EMPFEHLENSWERTE SPORTARTEN

Es gibt aerobe und anaerobe Sportarten. Aerober Sport, Ausdauersport wie schnelles Laufen über geringe Strecken, ist nützlicher; denn er steigert die Puls- und Atemfrequenz und stärkt mit der Zeit das Herz und die Gefäße. Sport darf nicht Unbehagen, Schmerzen oder Atemnot auslösen (beim aeroben Sport sollte man sich unterhalten können). Anaerobe Sportarten, zum Beispiel Gewichtheben oder Yoga, erhöhen die Puls- und Atemfrequenz kaum, sind aber dennoch zu empfehlen, weil sie die Flexibilität der Gelenke steigern und die Muskeln stärken. Training bringt körperliches Wohlbehagen. Es ist dabei unwesentlich, für welche Art der Bewegung man sich entscheidet.

AEROBE SPORTARTEN

Die folgenden Tipps helfen Ihnen, ein für Sie geeignetes Bewegungsprogramm zusammenzustellen. Abwechslung ist wichtig, und auch Hausarbeit, Gärtnern und Treppensteigen sind ein aerobes Training, wenn Sie sich dabei anstrengen.

GEHEN	Eine der besten Bewegungsformen. Oft ist es aber nicht forsch genug, um als aerobes Training zu gelten. Halten Sie auf der Ebene mindestens 30 Minuten ein Tempo von 6-8 km/h durch.
LAUFEN	Damit können Sie Kraft, Ausdauer und Fitness erwerben. Leider ist die Verletzungsgefahr groß, vor allem für Rücken, Hüfte, Knie und Knöchel. Meiden Sie Beton- und Asphaltstraßen.
TANZEN	wird oft unterschätzt, was die Trainingswirkung betrifft. Alle Tänze, von der Klassik bis zum Volkstanz, sind aerobe Sportarten und machen obendrein noch Spaß.
SEILSPRINGEN	ist eine hervorragende aerobe Übung, die Sie überall durchführen können, wenn Sie ein Seil bei sich haben.
AEROBICS	Gehen Sie in einen Aerobics-Kurs, wenn es Ihnen schwer fällt, allein zu trainieren. Anfänger sollten sich aber zurückhalten, weil manche Übungen zu Gelenkschäden führen können.
SCHWIMMEN	ist für alle geeignet, die Probleme mit Muskeln und Gelenken haben, zum Beispiel Arthritis. Das Wasser trägt den Körper und erlaubt freiere Bewegungen. Wenn Sie nicht gerne Bahnen schwimmen, machen Sie Wassergymnastik. Die Knochendichte wird durch Schwimmen nicht erhöht.
RADFAHREN	Fahren Sie auf der Ebene mindestens mit 15 km/h. Natürlich können Sie auch einen Heimtrainer benutzen.

Es gibt noch viele andere anaerobe Sportarten. Am nützlichsten sind Ausdauersportarten wie Kanufahren oder Skilanglauf, nicht Spiele, bei denen Sie ständig »stehen und spurten« wie zum Beispiel Tennis.

Hinweise für Anfänger

Zunächst müssen Sie wissen, wie fit Sie sind, damit Sie Ihre Grenzen kennen und Ihren Fortschritt messen können. Die Ruhepulsfrequenz (die Anzahl der Herzschläge, wenn der Körper sich in Ruhe befindet) ist ein gutes Indiz für die körperliche Fitness. Wenn Sie regelmäßig zu trainieren beginnen, geschieht zweierlei:

1 Das Blut enthält mehr Sauerstoff, weil der Gasaustausch in den Lungen beschleunigt wird.

2 Die Muskeln nutzen den Sauerstoff besser aus.

Diese zunehmende Effektivität hat zur Folge, dass die Pulsfrequenz sinkt, weil das Herz eines trainierten Körpers für die gleiche Arbeit weniger Blut braucht. Das sollte Ihr erstrebenswertes Ziel sein.

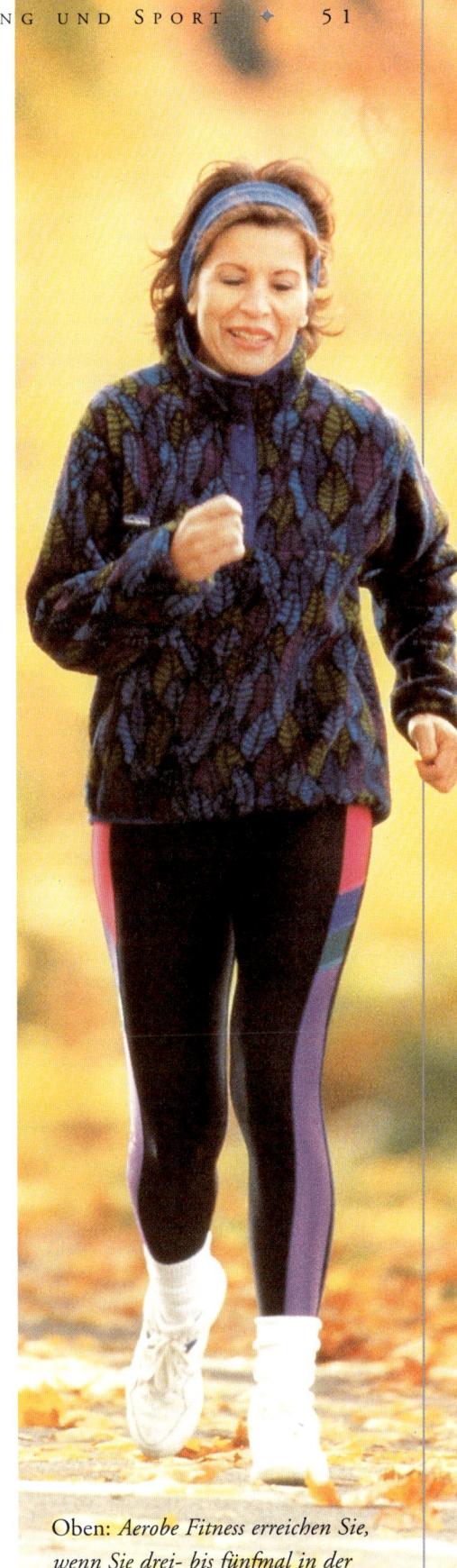

Oben: *Aerobe Fitness erreichen Sie, wenn Sie drei- bis fünfmal in der Woche 30 Minuten oder länger stramm gehen.*

DIE VORTEILE DES AEROBEN TRAININGS

- Verbessert das Denkvermögen und die Stimmung und ist bei leichten und mittleren Depressionen ebenso wirksam wie Psychotherapie.
- Erhöht die Energie und hebt das Wohlbefinden.
- Verbessert den Schlaf.
- Baut Spannungen ab.
- Senkt den Gehalt an schädlichem LDL-Cholesterin im Blut und erhöht den Gehalt an nützlichem HDL-Cholesterin (S. 15).
- Senkt den Blutdruck.
- Verbessert die Durchblutung und die Bewegung der Lymphe, sodass die Zellen mehr Nährstoffe bekommen und von Schlacken befreit werden.
- Vergrößert die Muskelkraft und verbessert den Muskeltonus. Auch das Herz ist ein Muskel!
- Macht Gelenke geschmeidiger und stärker, verbessert den Gleichgewichtssinn. Das ist wichtig für Ältere, die häufiger stürzen.
- Stärkt die Lungen.
- Fördert die Verdauung und beschleunigt die Darmpassage. Dadurch wird das Darmkrebsrisiko erheblich verringert.
- Stärkt das Immunsystem.
- Baut Körperfett ab und beschleunigt den Stoffwechsel. Übergewicht wird dadurch verhindert oder reduziert.

- Macht die Haut gesünder.
- Bremst den Kalziumabbau in den Knochen und verringert dadurch das Risiko von Knochenbrüchen und Osteoporose.
- Stabilisiert den Blutzuckerspiegel und reduziert das Risiko, an Diabetes oder Hypoglykämie zu erkranken.
- Normalisiert die Östrogenproduktion und verringert die Häufigkeit von Menstruationsstörungen und Gebärmutter-, Gebärmutterhals- und Brustkrebs.
- Erhöht die Lebenserwartung und reduziert das Risiko, an Herz- und Gefäßkrankheiten zu sterben.

ANMERKUNG

Ein hartes, schweißtreibendes Trainingsprogramm ist nicht Voraussetzung, um in den Genuss dieser Vorteile zu kommen. Es reicht völlig aus, wenn Sie drei- bis fünfmal in der Woche 20-30 Minuten trainieren.

Tun Sie nicht zu viel des Guten! Regelmäßiges moderates Training stärkt das Immunsystem, aber zu hartes Training schwächt es. Ein exzessives Training, das die körpereigenen Grenzen außer Acht lässt, verkehrt die positiven Aspekte eines aeroben Trainings in ihr Gegenteil: Die Muskeln werden schlaff und degenerieren, die Gelenke versteifen, Sehnen und Bänder ziehen sich zusammen. Bei Sportlerinnen, die zu hart trainieren, sinkt der Östrogenspiegel so stark, dass die Menstruation aufhört. Das kann mit der Zeit zu Kalziumverlust der Knochen und in späteren Jahren zu Osteoporose führen.

Ein Fitness-Test

Messen Sie Ihre Pulsfrequenz morgens vor dem Aufstehen. Legen Sie zwei Finger der linken Hand auf das rechte Handgelenk knapp unterhalb der Daumenwurzel. Drücken Sie nicht zu fest. Wenn Sie den Puls spüren, zählen Sie die Zahl der Schläge in der Minute. Wenn Sie mit dem Pulsmessen vertraut sind, genügt es, die Zahl der Schläge in 10 Sekunden mit 6 zu multiplizieren. Machen Sie während des Trainings gelegentlich eine Pause und messen Sie sofort den Puls. Er sollte 80% des Maximalpulses für Ihr Alter (siehe nächste Seite) nicht überschreiten, andernfalls müssen Sie sich zügeln und öfter Pausen einlegen.

TRAININGSZONEN IN HERZSCHLÄGEN PRO MINUTE

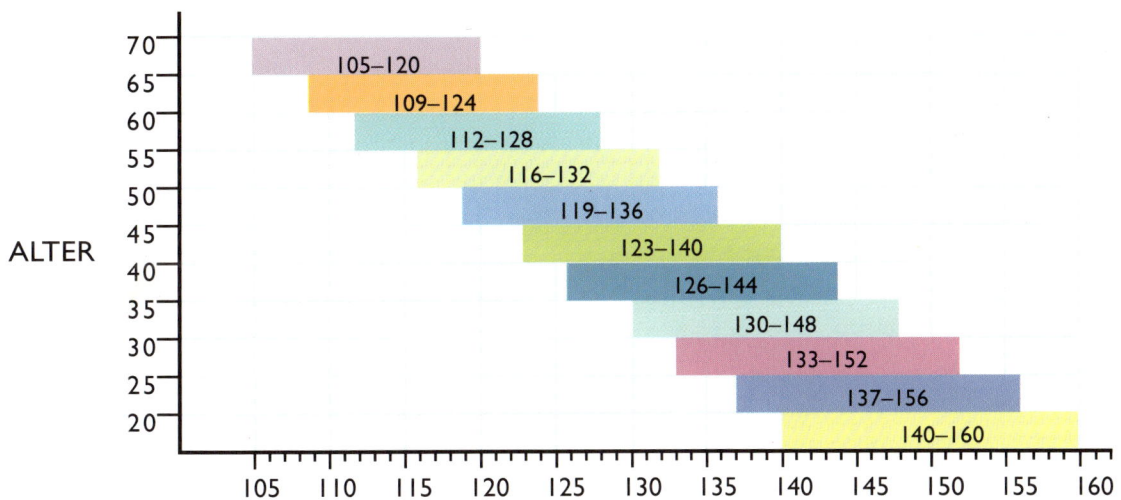

Die Trainingswirkung

Woher wissen Sie, dass Ihr Training eine Wirkung hat? Die Pulsfrequenz muss genügend ansteigen und 70-80% der maximalen Pulsfrequenz (MPF) für Ihr Alter erreichen. Um diesen Wert zu bestimmen, ziehen Sie Ihr Alter von 220 ab und multiplizieren das Ergebnis mit 70 oder 80%.
Beispiel
220-40 Jahre = 180 MPF
180 x 70% = 126 Schläge pro Minute
180 x 80% = 144 Schläge pro Minute
Die Trainingswirkung setzt hier also zwischen 126 und 144 Schlägen pro Minute ein.

Die Erholung

Die Zeit, in der Ihr Puls sich normalisiert, ist ein sehr guter Maßstab für die Fitness. Messen Sie 1, 5 und 10 Minuten nach dem Training den Puls. Wenn er nach 10 Minuten noch erhöht ist, haben Sie sich zu sehr angestrengt und sollten moderater trainieren.

Nach zehnwöchigem regelmäßigem Training ist Ihr Puls langsamer und kräftiger geworden. Dann müssen Sie härter trainieren, um eine Wirkung zu erzielen. Das dürfte Ihnen aber nicht schwer fallen, weil Sie inzwischen wissen, wie gut der Sport Ihnen tut.

DAS FITNESS-NIVEAU (HERZSCHLÄGE PRO MINUTE)

ALTER	SEHR FIT	FIT	MÄSSIG	NICHT FIT
Männer				
20–29	unter 60	60–69	70–85	über 85
30–39	unter 64	64–71	72–85	über 85
40–49	unter 65	65–73	74–90	über 90
50+	unter 68	68–75	76–90	über 90
Frauen				
20–29	unter 72	72–77	78–95	über 95
30–39	unter 72	72–79	80–97	über 97
40–49	unter 75	75–79	80–98	über 98
50+	unter 75	76–85	85–102	über 102

Anmerkung: Diese Zahlen sind nur Anhaltspunkte. Die Pulsfrequenz hängt auch von Erbfaktoren ab. Wenn Sie aber nicht fit oder über 40 Jahre alt sind, sollten Sie sich medizinisch untersuchen lassen, bevor Sie zu trainieren beginnen.

Empfehlenswerte Trainingsprogramme

Wählen Sie eine Sportart, die Ihnen Spaß macht und zu Ihrem Alter, Ihrer Gesundheit und Ihrem Temperament passt. Versuchen Sie, mindestens dreimal in der Woche 30 Minuten zu trainieren. Meiden Sie Wettkampfsport, wenn Sie an Stress und Spannungen leiden. Anfänger nehmen am besten an Kursen teil oder tun sich mit anderen zusammen. Wer alleine trainiert, gibt eher auf oder findet Ausreden, um nicht trainieren zu müssen. Verletzungsgefahr besteht bei jeder Sportart in unterschiedlichem Ausmaß. Besonders gefährdet sind Hüfte, Knie und Knöchel sowie Muskeln, Sehnen und Bänder. Die Gefahr, sich zu verletzen oder zu erkranken, ist geringer, wenn Sie die folgenden Ratschläge beachten:

1 Steigern Sie Ihre Fitness allmählich. Unregelmäßiges oder zu hartes Training bringt keine Vorteile und kann ernste Folgen haben. Wenn Sie nicht 30 Minuten am Stück aerob trainieren können, teilen Sie das Training in vernünftige Abschnitte ein.

2 Wärmen Sie sich vor anstrengendem Training gut auf (S. 55).

3 Hören Sie auf und ruhen Sie sich aus, wenn Sie Schmerzen, Unbehagen oder Atemnot verspüren.

4 Gönnen Sie sich eine gute Ausrüstung, z. B. gute Sportschuhe. Tragen Sie lockere Baumwollkleidung und ziehen Sie sich nach dem Sport warm an.

5 Trainieren Sie nicht, wenn Sie sehr müde oder krank sind oder Fieber haben.

6 Trainieren Sie nicht mit vollem Magen.

7 Entspannungsübungen verstärken die Trainingswirkung (S. 83-84).

Übung	Ausdauer	Kraft	Flexibilität	Koordination	Haltung
AEROB					
Gehen	***	*	*	*	*
Laufen	***	**	*	*	*
Tanz	***	**	**	***	**
Radfahren	***	**	*	*	–
Schwimmen	***	**	**	**	*
ANAEROB					
Yoga	*	*	***	**	***
Gewichte	*	***	–	**	*

BEWERTUNG: recht gut* gut** ausgezeichnet***

ANAEROBES TRAINING

Anaerobes Training bietet einige der Vorteile des aeroben Trainings (es baut z. B. Stress ab und verbessert die Flexibilität der Gelenke und den Muskeltonus), ist diesem sogar teilweise überlegen.

YOGA — Diese ausgewogenen Dehnungsübungen machen die Wirbelsäule und den ganzen Körper geschmeidiger und verbessern die Haltung und den Muskeltonus. Yoga lindert Stress, fördert die Entspannung und eignet sich für jedes Alter.

GEWICHTHEBEN — Diese Übungen vergrößern die Muskelkraft und das Muskelvolumen, verbessern den Muskeltonus und machen die Knochen dichter.

ALLGEMEINE FITNESS

Verschiedene Sportarten fördern verschiedene Arten der Fitness. Sie können zum Beispiel Kraft und Stehvermögen ohne Geschmeidigkeit erwerben. Wenn Sie mit gestreckten Beinen auf dem Boden sitzen und mit den Fingern die Zehen nicht erreichen, müssen Sie gelenkiger werden. Wir empfehlen ein abwechslungsreiches Programm aus aerobem Training und den folgenden Yogaübungen, die Sie täglich je dreimal praktizieren sollten, um die Wirbelsäule geschmeidiger und kräftiger zu machen (S. 129) und um sich vor einem Training aufzuwärmen. Versuchen Sie, richtig zu atmen und sich möglichst fließend und entspannt zu bewegen.

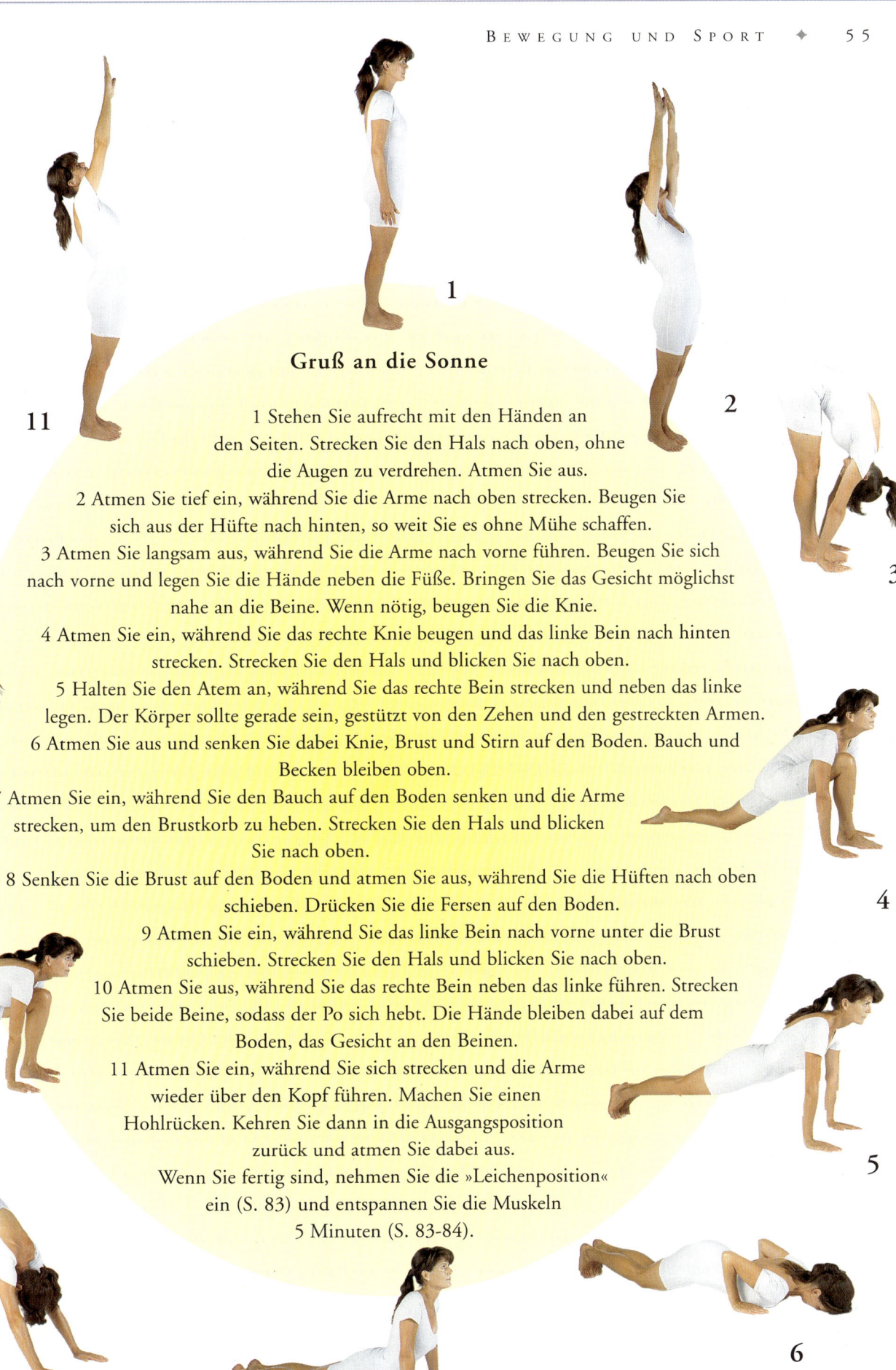

Gruß an die Sonne

1 Stehen Sie aufrecht mit den Händen an den Seiten. Strecken Sie den Hals nach oben, ohne die Augen zu verdrehen. Atmen Sie aus.

2 Atmen Sie tief ein, während Sie die Arme nach oben strecken. Beugen Sie sich aus der Hüfte nach hinten, so weit Sie es ohne Mühe schaffen.

3 Atmen Sie langsam aus, während Sie die Arme nach vorne führen. Beugen Sie sich nach vorne und legen Sie die Hände neben die Füße. Bringen Sie das Gesicht möglichst nahe an die Beine. Wenn nötig, beugen Sie die Knie.

4 Atmen Sie ein, während Sie das rechte Knie beugen und das linke Bein nach hinten strecken. Strecken Sie den Hals und blicken Sie nach oben.

5 Halten Sie den Atem an, während Sie das rechte Bein strecken und neben das linke legen. Der Körper sollte gerade sein, gestützt von den Zehen und den gestreckten Armen.

6 Atmen Sie aus und senken Sie dabei Knie, Brust und Stirn auf den Boden. Bauch und Becken bleiben oben.

7 Atmen Sie ein, während Sie den Bauch auf den Boden senken und die Arme strecken, um den Brustkorb zu heben. Strecken Sie den Hals und blicken Sie nach oben.

8 Senken Sie die Brust auf den Boden und atmen Sie aus, während Sie die Hüften nach oben schieben. Drücken Sie die Fersen auf den Boden.

9 Atmen Sie ein, während Sie das linke Bein nach vorne unter die Brust schieben. Strecken Sie den Hals und blicken Sie nach oben.

10 Atmen Sie aus, während Sie das rechte Bein neben das linke führen. Strecken Sie beide Beine, sodass der Po sich hebt. Die Hände bleiben dabei auf dem Boden, das Gesicht an den Beinen.

11 Atmen Sie ein, während Sie sich strecken und die Arme wieder über den Kopf führen. Machen Sie einen Hohlrücken. Kehren Sie dann in die Ausgangsposition zurück und atmen Sie dabei aus.

Wenn Sie fertig sind, nehmen Sie die »Leichenposition« ein (S. 83) und entspannen Sie die Muskeln 5 Minuten (S. 83-84).

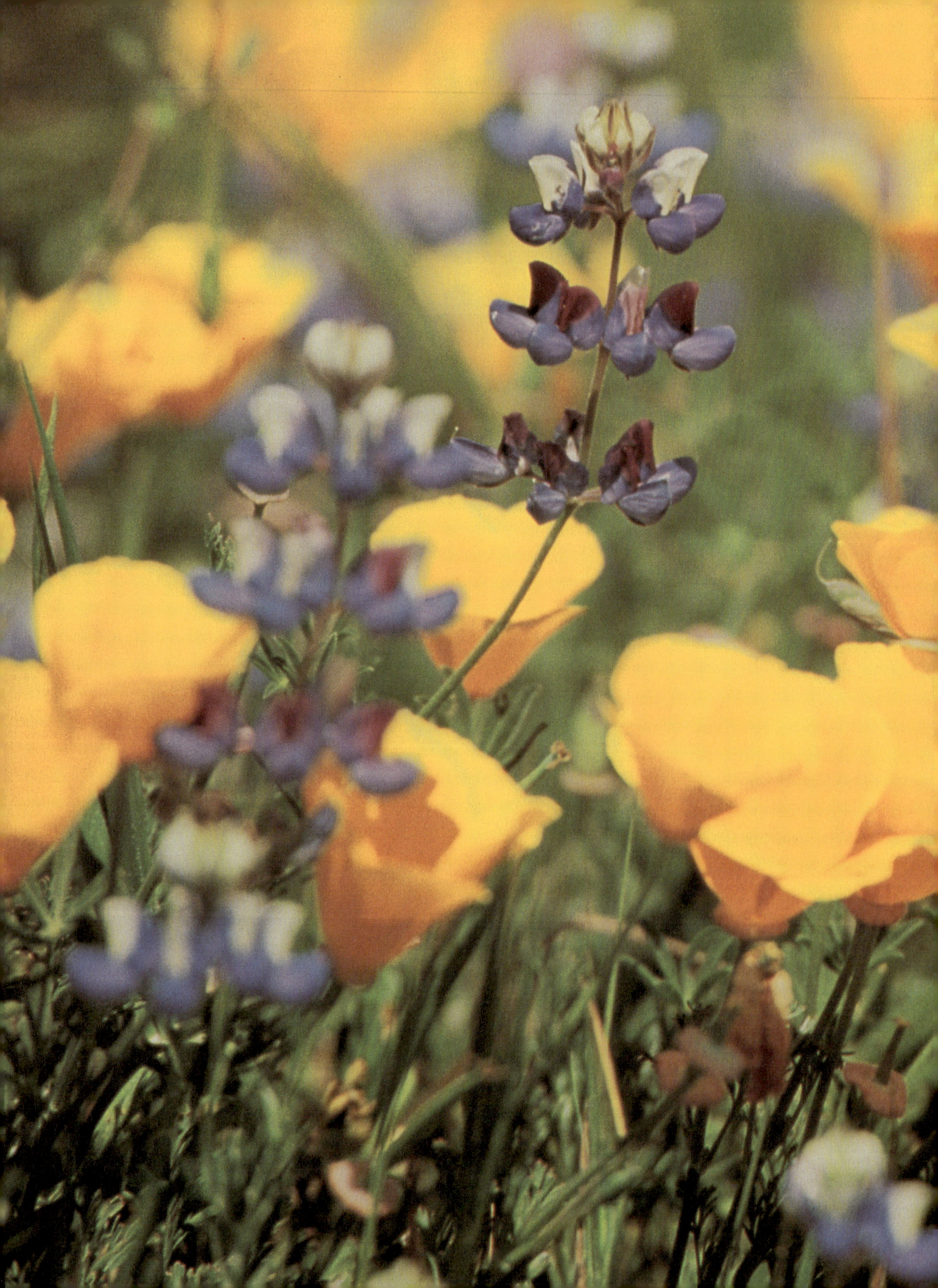

HEILENDE ENERGIE

Die moderne Physik hat nachgewiesen, dass Materie in Wirklichkeit Energie ist, die mit unterschiedlichen Frequenzen schwingt. Das Leben ist ein komplexes Geflecht aus ineinander übergehenden Energiefeldern. Mit dem scheinbar dichten materiellen Körper sind wir vertraut, nicht aber mit den subtilen, unsichtbaren Energiefeldern, die ihn durchdringen und mit Leben erfüllen. Diese Felder werden oft Lebenskraft oder Ätherkörper genannt. Die chinesische Medizin nennt sie Chi, das Ayurveda spricht von Prana.

Obwohl homöopathische Präparate und Blütenarzneien nach verschiedenen Verfahren hergestellt werden, nutzen sie beide die subtile Energie einer Substanz oder einer Blüte, um unser eigenes Energiefeld zu harmonisieren. Sie regen den Zellstoffwechsel an und heilen auf der seelischen und körperlichen Ebene. Wir wissen noch nicht genau, wie das vor sich geht, aber zahlreiche Experimente belegen, dass Wasser Energieschwingungen speichern kann, die unser subtiles Energiefeld beeinflussen. Dieses Kapitel erläutert, wie Sie homöopathische Heilmittel und Blütenarzneien auswählen und anwenden, um Krankheiten und seelische Störungen zu behandeln.

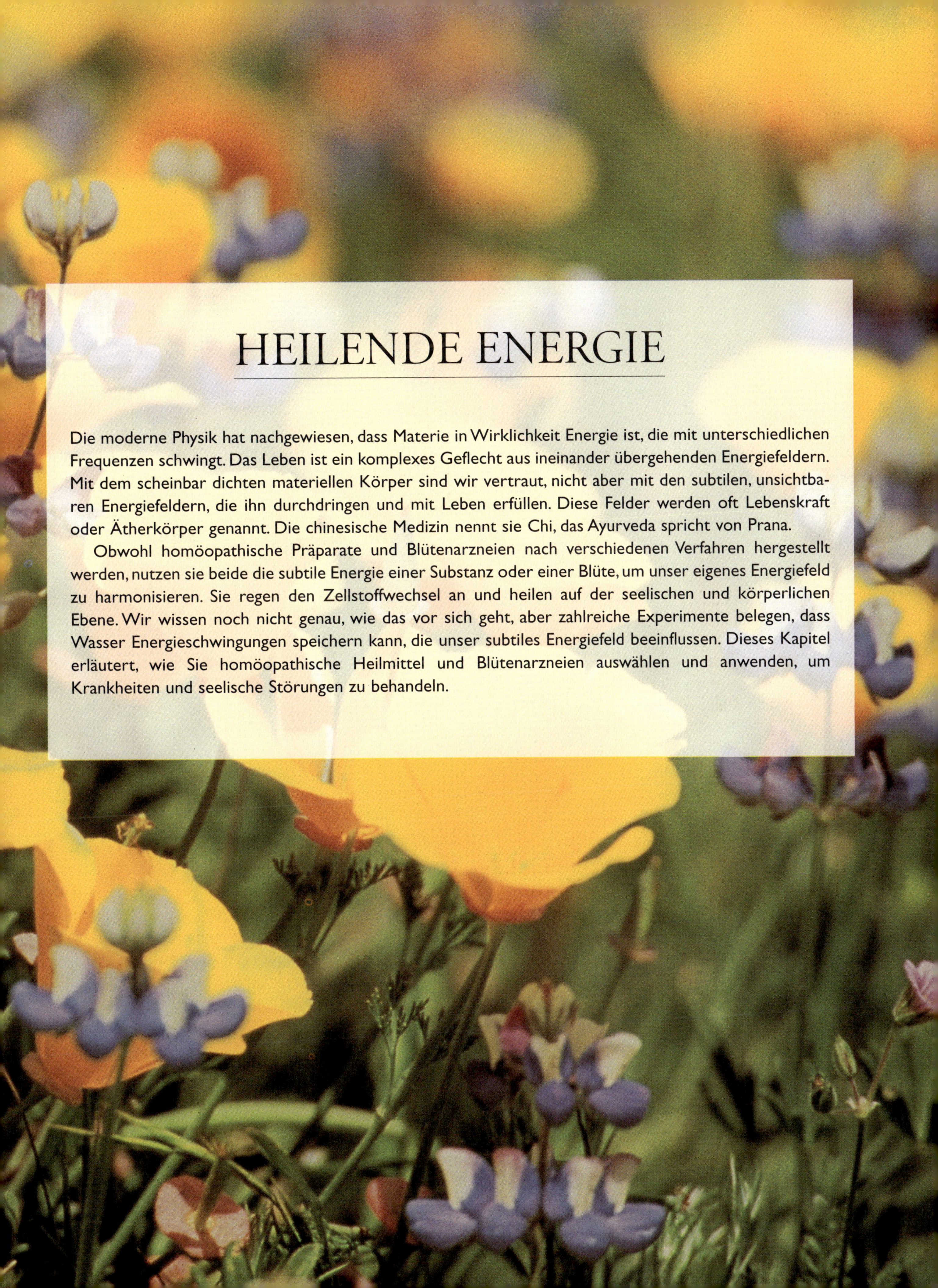

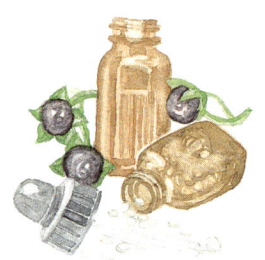

HOMÖOPATHIE

Die Homöopathie ist eine gefahrlose und doch wirksame Methode, Krankheiten mit verdünnten Arzneien zu behandeln. Krankheitssymptome gelten als Zeichen dafür, dass der Körper versucht, sich selbst zu heilen. Diesen Prozess sollten wir unterstützen, nicht hemmen. Homöopathische Arzneien können die Symptome der Krankheit in abgeschwächter Form auslösen, sie behandeln also »Ähnliches mit Ähnlichem«. Zwiebelsaft bringt beispielsweise die Nase zum Laufen und die Augen zum Tränen. Das sind die typischen Symptome des Heuschnupfens, und darum ist ein homöopathisches Präparat aus Zwiebeln, Allium capa, ein wirksames Mittel gegen Heuschnupfen.

Obwohl homöopathische Arzneien extrem stark verdünnt sind, belegen klinische Studien ihre Wirksamkeit. Sie können kranke und vergiftete Zellen heilen und die Enzymaktivität fördern. Die Homöopathie wird weiter erforscht. Dabei hat sich herausgestellt, dass auch Tiere mit homöopathischen Mitteln geheilt werden können.

SO WENDEN SIE HOMÖOPATHISCHE ARZNEIEN AN

Für homöopathische Mittel gibt es keine Gegenanzeigen. Sie sind völlig ungefährlich und für die Hausapotheke vorzüglich geeignet. Wenn Sie die falsche Arznei nehmen, schadet sie Ihnen in der Regel nicht, sie ist meist nur unwirksam. Ein Kind könnte, je nach gesundheitlicher Verfassung, ohne Schaden sämtliche Tabletten in einer Flasche schlucken. Alle Mittel werden zwischen den Mahlzeiten, also ohne Essen und Getränke, auf die dann saubere Zunge gelegt. Homöopathische Arzneien gibt es in zwei Potenzreihen: als Hundertstel- (C) und als Zehntelpotenzen (D). Es sind viele verschiedene Verdünnungen oder Potenzen erhältlich, vor allem D6, C6, C30, C200 und M1 (C1000). Die höheren Potenzen sind nicht unbedingt wirksamer als die niedrigeren. In manchen Präparaten sind mehrere Potenzen der gleichen Arznei gemischt.

Es gibt zwar keine festen Regeln, wohl aber einige Anhaltspunkte:

Oben: *Samuel Hahnemann (1755-1843), schuf die Homöopathie als gefahrlose Alternative zu schädlichen Medikamenten.*

- ◆ C30 hilft bei zahlreichen Beschwerden. C6 wird meist bei chronischen Krankheiten verwendet. Sie können auch mehrere Potenzen zugleich benutzen.
- ◆ Kinder, Kleinkinder, Erwachsene und Ältere bekommen die gleiche Dosis. **Die Wirkung hängt nicht von der Dosis ab.** Eine doppelte Dosis ist also nicht doppelt so wirksam. Wichtiger ist, wie oft Sie das Mittel anwenden.
- ◆ Lassen Sie eine Tablette oder kleine Pille (Kügelchen) unter der Zunge zergehen; dort wird sie rasch absorbiert. Für ein Baby zerdrücken Sie die Tablette zwischen zwei Löffeln und geben ihm das Pulver in den Mund.
- ◆ Bei Laktoseintoleranz (die Tabletten enthalten Laktose) nehmen Sie ein Flüssigpräparat und träufeln einige Tropfen unter die Zunge.
- ◆ Manchmal verschlimmern sich die Symptome vorübergehend – die sogenannte Erstverschlimmerung. Halten Sie trotzdem durch.

DIE DOSIS

Bei akuten Symptomen und in Notfällen nehmen Sie alle 10 Minuten eine Dosis des Mittels, bis es Ihnen besser geht. Dann nehmen Sie das Mittel nur noch alle 2 Stunden und hören auf, wenn Sie sich wieder wohl fühlen. Bei weniger starken akuten Beschwerden nehmen Sie alle 2-4 Stunden eine Dosis. Homöopathische Arzneien wirken schnell. Wenn es Ihnen nach 2-3 Stunden nicht besser geht, wechseln Sie das Mittel.

Bei chronischen Beschwerden nehmen Sie dreimal täglich eine Dosis, bis eine Besserung eintritt. Ist das nach 2-3 Wochen nicht der Fall, nehmen Sie ein anderes Mittel.

SO FINDEN SIE DIE RICHTIGE ARZNEI

Die Homöopathie ist eine ganzheitliche Heilweise; darum werden bei der Wahl der Arznei sowohl die körperlichen als auch die seelischen Symptome berücksichtigt.

Auf den folgenden Seiten haben wir die Beschwerden aufgezählt, die Sie behandeln können. Jede Krankheit, die durch bestimmte »Schlüsselsymptome« gekennzeichnet ist, sollte auf die Arznei ansprechen. Die Schlüsselsymptome sind oft wichtiger als die Krankheitssymptome. Belladonna hilft zum Beispiel bei vielen Infektionen und bei Fieber, aber das Gleiche gilt für Aconitum, Bryonia und Hepar sulph. Identifizieren Sie bei der Wahl des Mittels mindestens ein Schlüsselsymptom. Ein Fieber mit **pochenden** Kopfschmerzen und **gerötetem** Gesicht lässt auf Belladonna schließen, ein Fieber mit **Unruhe** und **Angst** auf Aconitum.

Homöopathische Arzneien eigenen sich gut als erste Behandlung. Wenn die Symptome jedoch nicht abklingen, sollten Sie einen Fachmann konsultieren. Die genannten Arzneien haben ein so breites Wirkungsspektrum, dass sie in jede Hausapotheke gehören.

BIOCHEMISCHE GEWEBESALZE

Diese 12 homöopathischen Arzneien (D6) aus Mineralsalzen wurden von Dr. W. Schüssler, einem deutschen homöopathischen Arzt, sorgfältig ausgewählt, weil sie wichtig für die Gesundheit sind und bei vielen häufigen Beschwerden wirken. Man verwendet sie einzeln oder in bestimmten Kombinationen. Biochemische Gewebesalze sind rezeptfrei und mit Anwendungshinweisen erhältlich.

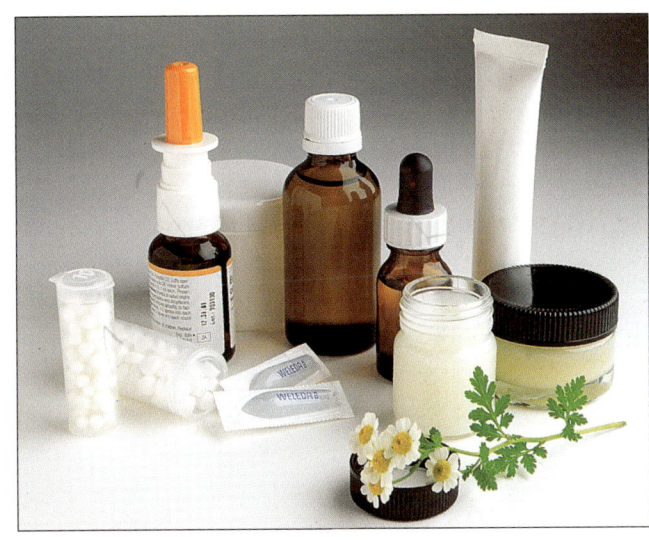

Oben: *Homöopathische Arzneien gibt es als Pulver, Tabletten, kleine Pillen und Tropfen, oft auch als Creme, Salbe, Nasenspray und Zäpfchen. Gute Cremes und Salben enthalten Arnica, Hamamelis, Hypericum, Graphites und Urtica urens.*

EMPFEHLENSWERTE ARZNEIEN FÜR DIE HAUSAPOTHEKE

ACONITUM
Anwendung: Bei Fieber, Erkältung, Halsentzündung, Krupp, Husten, Panikattacken, Asthma, Schock, Furcht
Schlüsselsymptome:
◆ Symptome treten plötzlich auf, oft bei kaltem, trockenem Wind
◆ Furcht, Panik, Angst
◆ Extreme Unruhe und starker Durst
◆ Trockener, würgender Husten

ARNICA
Anwendung: Bei Verletzungen, Unfällen, Operationen, Zahnbehandlungen, Bluterguss, Verstauchungen, Gehirnerschütterung, Entbindung, körperlicher Erschöpfung, Schlafstörungen
Schlüsselsymptome:
◆ Körperliche und seelische Schocks und Traumen
◆ Bett wird als zu hart empfunden

ARSENICUM ALBUM
Anwendung: Bei Verdauungsbeschwerden, z. B. Erbrechen, Durchfall; Lebensmittelvergiftung, Asthma, Heuschnupfen, Erkältung, Grippe, Angst, Schuppenflechte, Furunkel
Schlüsselsymptome:
◆ Frösteln
◆ Übertriebene Reizbarkeit und Unruhe

◆ Furcht, vor allem wegen der Beschwerden
◆ Brennendes Gefühl im ganzen Körper
◆ Verschlimmerung gegen Mitternacht
◆ Besserung durch Wärme

BELLADONNA
Anwendung: Bei Fieber, Windpocken, Masern, Mumps, Halsentzündung, Zahnschmerzen, Entzündung, Ohrenschmerzen, Furunkel, Kopfschmerzen, Hitzschlag
Schlüsselsymptome:
◆ Plötzliche, starke Beschwerden
◆ Pochende Schmerzen
◆ Gerötetes Gesicht, heiße, trockene Haut
◆ Erweiterte Pupillen
◆ Verwirrung bis zum Delirium
◆ Verschlimmerung bei Lärm oder Berührung und im Liegen
◆ Im Stehen besser

BRYONIA
Anwendung: Bei Husten, Erkältung, Grippe, Laryngitis, Bronchitis, Kopfschmerzen, Gelenkschmerzen, Rheuma
Schlüsselsymptome:
◆ Schlimmer bei Bewegung
◆ Trockene Schleimhäute (Nase, Mund, Lungen)
◆ Starker Durst
◆ Besserung durch kalte

Umschläge und bei starkem Druck
◆ Schlimmer bei Hitze und im warmen Zimmer

CHAMOMILLA
Anwendung: Bei Kolik, Zahnen, Ohren- und Zahnschmerzen, Asthma; sehr gut für Kinder
Schlüsselsymptome:
◆ Reizbarkeit, schlechte Laune
◆ Überempfindlichkeit gegen Schmerzen
◆ Ungeduld, Weinerlichkeit
◆ Kind will ständig getragen werden
◆ Durst
Anmerkung: Nicht anwenden, wenn der Patient ruhig ist.

FERRUM PHOS
Anwendung: Im Anfangsstadium von Fieber und Infektionen
Schlüsselsymptome:
◆ Müdigkeit und Krankheitsgefühl
◆ Vage Symptome
◆ Verschlimmerung in der Nacht

GELSEMIUM
Anwendung: Bei Angst, Lampenfieber, Erkältung, Grippe, Kopfschmerzen, Masern
Schlüsselsymptome:
◆ Zittern
◆ Benommenheit

◆ Verstopfte Nase,
◆ Muskelschwäche und -schmerzen
◆ Schwere Augenlider

NUX VOMICA
Anwendung: Bei Verdauungsbeschwerden wegen Völlerei, Übelkeit, Erbrechen, Verstopfung, Blähungen und Schmerzen 2-3 Stunden nach dem Essen, Kater, Erkältung, Kopfschmerzen, Migräne, Asthma, Masern
Schlüsselsymptome:
◆ Reizbarkeit, Ungeduld
◆ Nörgelei
◆ Überempfindlichkeit gegen Lärm, Gerüche und Licht

PULSATILLA
Anwendung: Bei Zahnen, Augen- und Ohrenbeschwerden, Mumps, Windpocken, Asthma, Menstruationsbeschwerden, Bronchitis, Husten, Sinusitis; ideal für einige Kinderkrankheiten
Schlüsselsymptome:
◆ Symptome und Stimmung ändern sich ständig
◆ Weinerlichkeit, Anklammern
◆ Sanfter Charakter
◆ Viel gelbgrüner Auswurf
◆ Verschlimmerung nach fettem Essen
◆ Verbesserung in kühler Luft und in Gesellschaft
◆ Wenig oder kein Durst

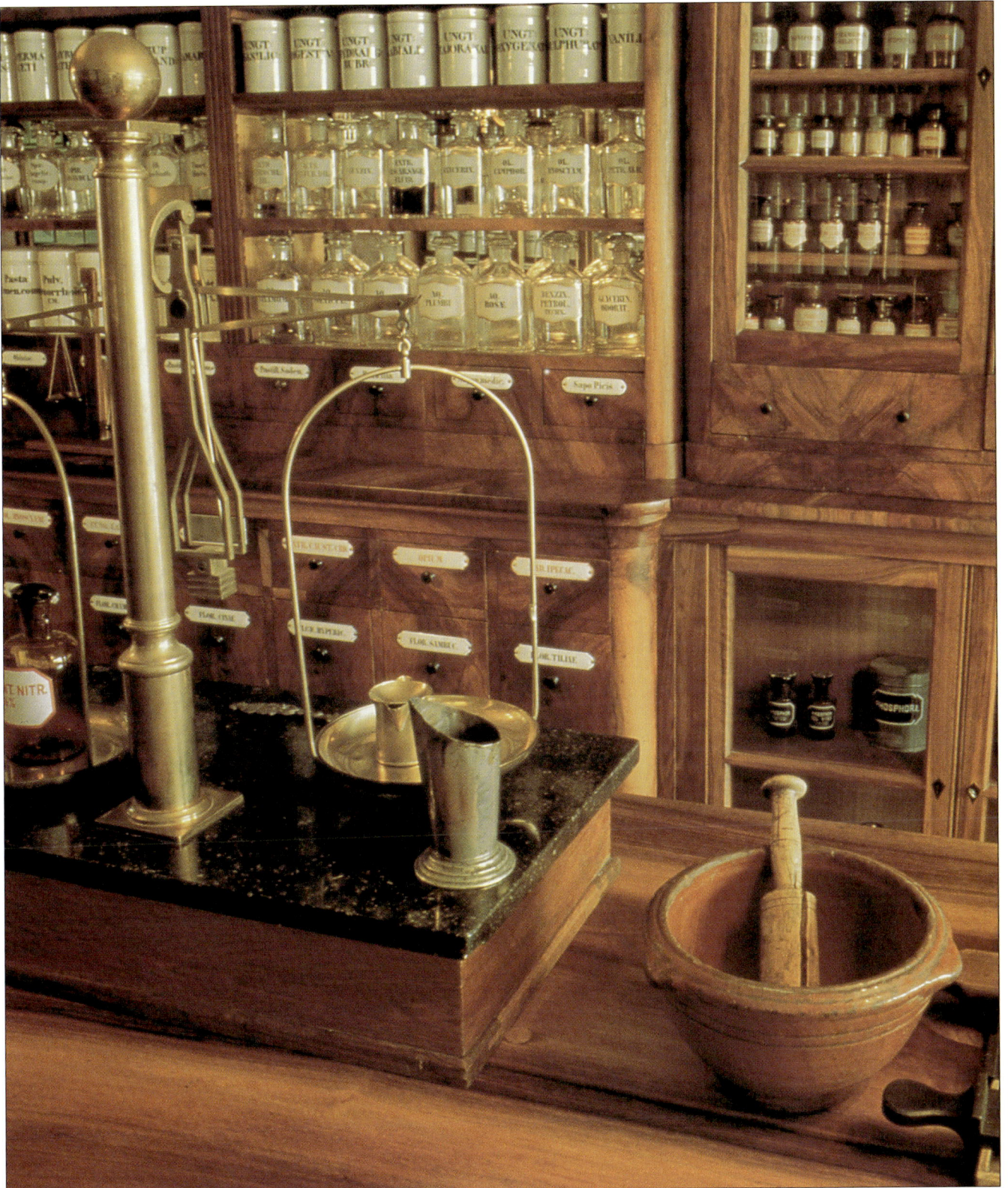

Oben: *Homöopathische Arzneien können tierischer, pflanzlicher oder mineralischer Herkunft sein. Viele Heilmittel werden aus Drogen hergestellt, die schon zu Hahnemanns Zeiten (1755-1843) angewandt wurden, z.B. Arsen, Quecksilber, Belladonna und Aconitum. Diese Drogen, die in hoher Dosis tödlich sein können, lösen in winzigen Mengen nachweislich Heilreaktionen aus.*

WEITERE NÜTZLICHE ARZNEIEN VON A-Z

Viele Präparate sind Mischungen aus mehreren Arzneien. Diese Liste hilft Ihnen, die richtige Anwendung für die homöopathischen Mittel zu finden.

ARZNEI	ANWENDUNG	SCHLÜSSELSYMPTOME
ALLIUM CEPA	Heuschnupfen, Bindehautentzündung	heftiges Niesen, brennender Auswurf
APIS	Mandel- und Blasenentzündung, Insektenstich	Brennen, Stechen, Schwellung
ARGENTUM NITRICUM (ARG. NIT.)	Nervöse Erschöpfung, Lampenfieber, Durchfall, Blähungen	Nervosität, Unvernunft, Furcht, Naschsucht, Zittern
BAPTISIA	Fieber, Infektionen	Muskelbeschwerden, viel Sekret
CALC FLUOR	Hämorrhoiden, Krampfadern, Narbengewebe, Verwachsungen	besser bei Wärme
CANTHARIS	Verbrennungen, Verbrühungen, Sonnenbrand, Blasenentzündung	heiße, brennende Schmerzen
COCCULUS	Übelkeit, Reiseübelkeit, Kopfschmerzen, Kreuzschmerzen, Taubheit	extreme Müdigkeit, Schwäche, Benommenheit
COFFEA	Schlafstörungen wegen geistiger Unruhe und Anspannung	Unruhe, Nervosität, Überempfindlichkeit
COLOCYNTHIS	Übelkeit, Erbrechen, Kolik, Durchfall, Menstruationsbeschwerden	Reizbarkeit, starke, krampfartige Schmerzen, Besserung bei Druck und Vorbeugen
CUPRUM	Krämpfe, Keuchhusten	heftige Symptome
DIOSCOREA	Bauchschmerzen und -krämpfe, Kolik bei Kindern	stechende Schmerzen, schlimmer beim Beugen nach vorne, besser beim Strecken
DROSERA	Keuchhusten, trockener Husten	Würgen, rauer Hals
ECHINACEA	Fieber, Blutvergiftung	Müdigkeit, Gliederschmerzen
EUPATORIUM	Erkältung, Grippe	starke Gliederschmerzen
EUPHRASIA	Bindehautentzündung, müde Augen, Erkältung, Heuschnupfen	große Verbrennungen, wässrige Absonderung
GRAPHITES	Hautausschlag, Wulstnarben	juckende, nässende Absonderungen
HAMAMELIS	Hämorrhoiden, Krampfadern, Bluterguss, Gewebeschaden	Schwellung
HEPAR SULPHURUS (HEPAR SULPH.)	Husten, Krupp, Hals- und Mandelentzündung, Ohrenschmerzen, Bronchitis, Furunkel, Abszess	Reizbarkeit, Überempfindlichkeit
HYPERICUM	Bluterguss, Nervenschäden (bei Quetschungen und Stichwunden), Operationsschmerzen	starke Schmerzen
IGNATIA	seelischer Schock, Verstörtheit, Kummer, Hysterie, Verzweiflung	Sprunghaftigkeit

ARZNEI	ANWENDUNG	SCHLÜSSELSYMPTOME
IPECACUANA	Übelkeit, Erbrechen, Asthma, Husten, Keuchhusten, Kopfschmerzen	Übelkeit, Brechneigung, Elendigkeitsgefühl
LEDUM	Stich- und Bisswunden, Insektenstiche, blaues Auge	verfärbte, kalte Wunden
LYCOPODIUM	Verdauungsstörungen, Sodbrennen, Blähungen, Verstopfung, Halsentzündung	Symptome sind auf der rechten Seite schlimmer; Mangel an Selbstvertrauen
MAGNESIA PHOSPHORICA . . (MAG. PHOS.)	Kolik, Krämpfe, Menstruationsbeschwerden,	krampfartige, stechende Schmerzen, besser bei Wärme
MERCURIUS	Infektionen, Mandelentzündung, Ohren- und Zahnschmerzen, Mundgeschwüre	übelriechende Sekrete, metallischer. Geschmack im Mund
NAT. MUR.	Erkältung, Herpes, Kummer	Schwäche, Müdigkeit, Reizbarkeit
NATRUM SULPHURICUM . . (NAT. SULPH.)	Asthma, Rheuma, Kopfverletzungen, Warzen, Übelkeit am Morgen, Verdauungsbeschwerden	Katarrh mit dickem gelbem Schleim, besser bei trockenem Wetter
PETROLEUM	Schuppenflechte, Hautausschlag	tiefe, schmerzhafte Hautrisse, gelbe Absonderung
PHOSPHORUS	Nasen- und Zahnfleischbluten, Übelkeit, Erbrechen, Durchfall, Atembeschwerden, Kehlkopfschmerzen	Neigung zu Blutungen und Bluterguss
RHUS TOXICODENDRON . . (RHUS. TOX.)	Gürtelrose, Windpocken, Nesselsucht, Mumps, Verstauchung, Zerrung, Hexenschuss, Rheuma	extreme Unruhe, schlimmer nach Ruhe, besser nach Bewegung
RUTA	Verstauchung, Zerrung, Bluterguss, Knochenbruch, Verrenkung	Mattigkeit
SABADILLA	Heuschnupfen	heftiges, krampfhaftes Niesen
SEPIA	Menstruationsbeschwerden, in der Menopause, Übelkeit am Morgen, Abszess, Wunden, Splitter	Debilität, Gleichgültigkeit
SILICA	Zahn-, Ohren-, Kopfschmerzen, Sinusitis, Gerstenkorn	langsame Heilung, geringe Vitalität
STAPHYSAGRIA	Blasen- und Augenentzündung, Ekzem, Kummer, Gerstenkorn	Groll, unterdrückte Wut, schlimmer bei Berührung
SULPHUR	Hautkrankheiten, z. B. Ekzem, Akne, Furunkel, Schuppenflechte	Brennen, Rötung, Juckreiz, schlimmer bei Wärme im Bett und nach dem Waschen; Eigenbrötelei
SYMPHYTUM	Knochenbruch, Augenverletzungen	stechende Schmerzen
THUJA	Infektionen, Warzen, Gerstenkorn, Impfschäden	Erschöpfung
URTICA URENS	Nesselsucht, Verbrennung, Verbrühung, Windpocken, Neuritis	Brennen, Juckreiz

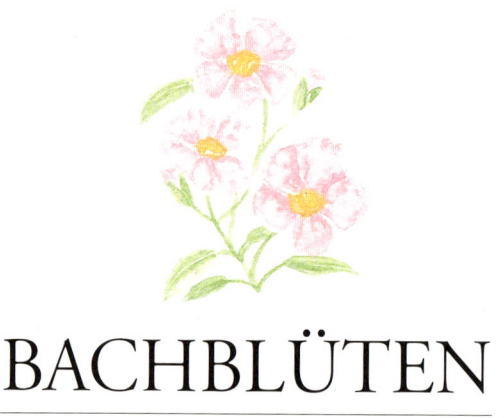

BACHBLÜTEN

Bachblüten-Arzneien werden aus den Blüten wilder Pflanzen, Büsche und Bäume hergestellt. Bei der Anwendung sind seelische Symptome wichtiger als körperliche. Edward Bach, ein Arzt und Homöopath, glaubte, dass negative Gefühle physische Krankheiten auslösen (die moderne Medizin hat das erst vor kurzem bestätigt).

Darum war er der Meinung, dass seelische Symptome mehr über die Ursache einer Krankheit verraten und die Behandlung sich nur auf sie stützen darf. Durch eine Mischung aus Intuition und Experiment gelang es ihm genau die Pflanzen zu finden, die positiv auf das Energiesystem des Menschen einwirken. Er entdeckte 36 Arzneien, mit denen sich alle negativen Gefühle behandeln lassen, von Angst bis Apathie. Inzwischen wurden in der ganzen Welt neue Blüten- und Baumessenzen gefunden. Die Flower Essence Society in Kalifornien erforscht diese neuen Essenzen und informiert über ihre Ergebnisse.

Oben: Edward Bach (1886-1936) entdeckte die antike Heilkunst wieder, negative Gemütszustände mit Blütenessenzen zu kurieren. Seine ausgezeichnete Beobachtungsgabe ließen ihn die entsprechenden Blüten-Konzentrate finden.

SO FINDEN SIE DIE RICHTIGE ESSENZ

Dr. Bach wollte, dass alle seine Essenzen verwenden. Sie haben keine Nebenwirkungen und können daher auch Kleinkindern, Älteren, Kranken und Tieren gegeben werden. Wenn Sie sich selbst behandeln, müssen Sie Ihre vorherrschenden emotionalen Züge aufrichtig analysieren, ehe Sie eine Arznei wählen, die am besten zu Ihrem Temperament und den derzeitigen seelischen Problemen passt. Es ist wichtig, dass die Kombination Ihre »Typ-Essenz« enthält: die Essenz, die Ihre Persönlichkeit am genauesten widerspiegelt. Meist geben Ihre Reaktionen unter Stress – z. B. bei Erschöpfung oder in Notfällen – die besten Hinweise. Wenn Sie unter Stress zu Selbstmitleid neigen, ist die Chicory Ihre Typ-Essenz. Wenn Sie jedermann um seine Meinung fragen, bevor Sie handeln, sollten Sie Cerato, die Arznei gegen Selbstzweifel, nehmen. Oft liegt eine Typ-Essenz auf der Hand, und eine oder zwei weitere eignen sich für vorübergehende Probleme (wie White Chestnut, wenn die Gedanken unaufhörlich um ein Thema kreisen). Nehmen Sie nicht mehr als fünf Essenzen gleichzeitig.

Alle folgenden Arzneien haben ihr positives Gegenstück. Der positive Aspekt der egozentrischen Heather ist beispielsweise die Fähigkeit, eigene Probleme beiseite zu schieben und anderen zu helfen. Die Bachblüten-Essenzen behandeln negative Aspekte als Folge von Stress und Anspannung, sodass die positiven Aspekte sich entfalten und die Oberhand gewinnen können.

ESSENZEN FÜR KINDER UND BABYS

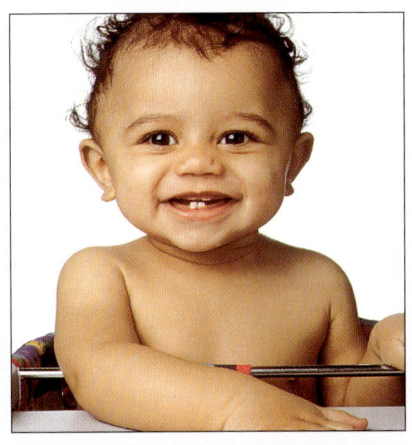

Das Verhalten eines Babys spiegelt seine Gefühle wider. »Chicory-Babys« lassen sich nur beruhigen, wenn sie gestillt werden. »Clematis-Babys« leben in ihrer eigenen Welt und schlafen viel. »Agrimony-Babys« weinen nur, wenn etwas nicht stimmt. Kinder kämpfen oft mit Angst, Groll und Eifersucht und ihre Reaktion auf Krankheiten verrät ihren Typ. Das »Water-Violet-Kind« möchte allein sein, das »Impatiens-Kind« ist reizbar und ungeduldig. Bach hielt es für wichtig, diese negativen Emotionen so bald wie möglich zu behandeln, damit die guten Seiten des Kindes sich entwickeln können.

DIE BEHANDLUNG

Bachblüten-Essenzen sind in konzentrierter Form als Fertigpräparate erhältlich. An einem kühlen, dunklen Ort sind die Original-Vorratsflaschen unbegrenzt haltbar. Ihre eigene Mischung können Sie herstellen, indem Sie 2 Tropfen der ausgewählten Essenzen in eine 20- bis 30-ml-Flasche mit Tropfer geben, die $2/3$ Wasser und $1/3$ Alkohol (als Konservierungsmittel) enthält. Mischen Sie gut. Nehmen Sie einige Tropfen dieser Mischung viermal am Tag in Wasser, in einem Saft, mit dem Essen oder direkt auf der Zunge (berühren Sie die Zunge nicht mit dem Tropfer) ein. Mit einer Besserung – vor allem der Stimmung – dürfen Sie innerhalb von zwei Wochen rechnen. Nehmen Sie die Mischung, bis Sie sich wohl fühlen. Wenn sie nicht wirkt oder Ihre Seelenlage sich während der Behandlung ändert, stellen Sie eine neue Kombination zusammen.

Unten: *Dr. Bach ließ frische Blüten auf Quellwasser treiben und stellte sie mehrere Stunden in die Sonne. Das Wasser nahm die Schwingungen der Blüten auf und diese subtile Energie harmonisierte die Gefühle und heilte den materiellen Körper.*

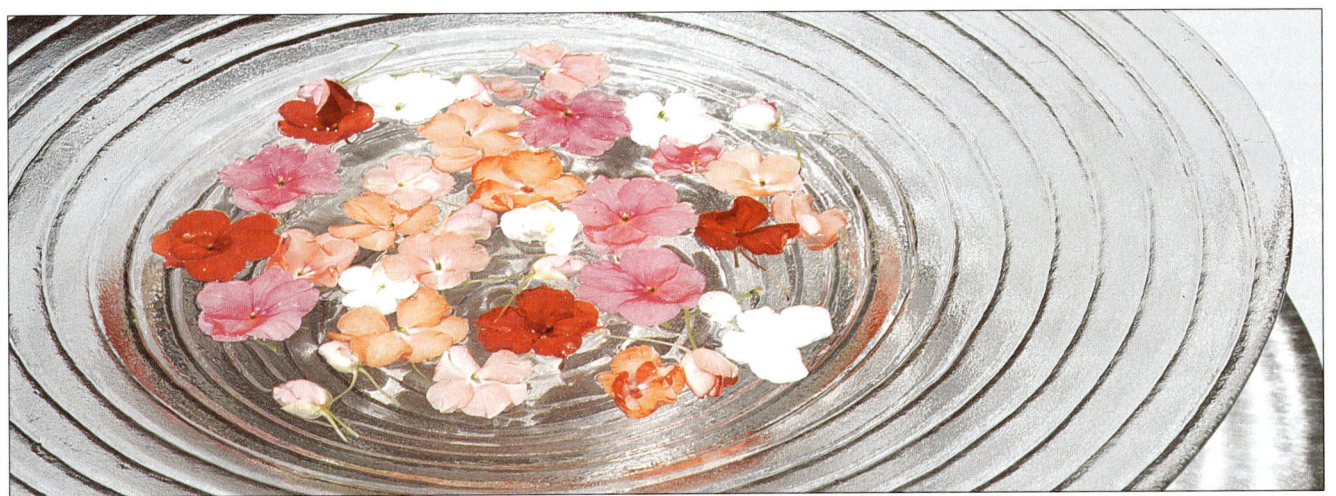

ESSENZEN UND IHRE WIRKUNG

AGRIMONY . . . . .für friedliebende Menschen, die Streit scheuen und ihre Sorgen unter einer fröhlichen, sorgenfreien Maske verbergen.

ASPEN . . . . .bei unerklärlicher, grundloser Angst, die um so belastender ist, weil sie kein Ziel hat. Vage Ängstlichkeit vor einem ominösen Unheil.

BEECH . . . . .für intolerante Menschen, die andere kritisieren und schnell verurteilen.

CENTAURY . . . . .für freundliche, sanfte Menschen, die anderen unbedingt gefällig sein wollen und oft ausgenutzt werden.

CERATO . . . . .für Menschen, die an ihrem Urteil zweifeln und dauernd andere um Rat fragen und daher oft fehlgeleitet werden.

CHERRY PLUM . . . . . . .für gestresste Menschen, die dem Nervenzusammenbruch nahe sind und fürchten, den Verstand zu verlieren und etwas Schreckliches zu tun.

CHESTNUT BUD . . . . . .für Menschen, die aus Erfahrung nichts lernen und immer wieder die gleichen Fehler machen.

CHICORY . . . . .für besitzergreifende Menschen, die andere ständig beschützen wollen und sich überall einmischen und andere manipulieren. Sie sind egozentrisch, herrschsüchtig und fühlen sich ungerecht behandelt.

CLEMATIS . . . . .für Tagträumer, die wenig auf ihre Umwelt achten und sich nicht bemühen, gesund zu werden.

CRAB APPLE . . . . .für Menschen, die mit ihrem Körper oder Charakter unzufrieden sind. Eine reinigende Essenz, die auch bei Hautproblemen hilft.

ELM . . . . .für tüchtige Menschen, die zu viel Verantwortung tragen und zu Minderwertigkeitsgefühlen neigen.

GENTIAN . . . . .für Menschen, die zu Depressionen neigen, von Zweifeln geplagt und pessimistisch sind und sich von Rückschlägen entmutigen lassen.

GORSE . . . . .für Menschen, die den Mut völlig verloren haben und nur noch hoffnungslos und verzweifelt sind.

HEATHER . . . . .für gesprächige, egozentrische Menschen, die immer in Gesellschaft sein wollen, um ihren Kummer loszuwerden. Sie zehren von der Vitalität anderer.

HOLLY . . . . .für Menschen, die Neid, Eifersucht, Groll, Misstrauen und Hass empfinden. Sie sind Gefühlsmäßig irritiert.

HONEYSUCKLE . . . . . . .für Menschen, die in der Vergangenheit leben und sie verklären. Eine Essenz gegen Heimweh und Sehnsucht nach Vergangenem.

HORNBEAM . . . . .für Menschen, die seelisch erschöpft sind und morgens kaum aufstehen können. Sie glauben die täglichen Pflichten nicht zu bewältigen und schaffen es dann doch.

IMPATIENS . . . . .für flinke, aktive, nervöse Menschen, die leicht ungeduldig und gereizt werden. Sie neigen zur Überreaktion.

LARCH . . . . .für Menschen, die selten etwas versuchen, weil sie keinerlei Selbstvertrauen, Minderwertig- keitskomplexe haben.

MIMULUS . . . . .für schüchterne Menschen, die sich vor Einsamkeit, Unfällen, Krankheit, dem Tod und allem Möglichem fürchten.

MUSTARD . . . . .für Menschen, die zu depressiven Phasen neigen, welche ohne erkennbaren Grund kommen und gehen.

OAK . . . . .für mutige Menschen, die nie die Hoffnung aufgeben, selbst wenn etwas schief geht. Sie machen trotzdem tapfer weiter.

OLIVE . . . . .für Menschen, die nach langer Krankheit oder wegen großer Sorgen völlig erschöpft und geistig ausgelaugt sind.

PINE . . . . .für Menschen, die sich immer entschuldigen und zu Selbstvorwürfen neigen. Sie sind nie mit sich zufrieden und haben Schuldgefühle.

RED CHESTNUT . . . . . .für Menschen, die sich zu viele Sorgen um andere machen und immer das Schlimmste erwarten.

ROCK ROSE . . . . .für Menschen, die an Panik oder Angst leiden.

ROCK WATER . . . . .für unflexible Menschen, die sich selbst verleugnen, ihre Bedürfnisse unterdrücken und streng zu sich selbst sind.

SCLERANTHUS . . . . . .für Menschen, die sich nur schwer entscheiden können. Sie leiden still darunter wie der Cerato-Typ und leiden an Konzentrationsstörungen und Stimmungsschwankungen.

STAR OF BETHLEHEM bei seelischem oder körperlichem Schock: Unfall, Missbrauch, schlechte Neuigkeiten, Furcht, schwere Enttäuschung usw.

SWEET CHESTNUT . . . .für Menschen, die einsam und verzweifelt sind. Sie haben meist einen starken Charakter und tragen ihre Last stumm.

VERVAIN . . . . .für gestresste, aktive Menschen mit starken Überzeugungen, die sie anderen ständig aufzwingen wollen. Sie sind Perfektionisten und Fanatiker.

VINE . . . . .für autoritäre, tüchtige, ehrgeizige Menschen, die machthungrig sind und von anderen Gehorsam erwarten und hart und grausam sein können.

WALNUT . . . . .hilft durch unterschiedliche Stadien des Lebens und während entscheidender Neubeginn-Phasen: Zahnen, Pubertät, Menopause. Auch für Menschen, die eine Veränderung brauchen (Scheidung, neuer Beruf, Umzug).

WATER VIOLET . . . . . .für Menschen, die in Krankheit und Gesundheit gerne allein sind. Sie sind meist ruhig, sanft, selbstgenügsam und sehr tüchtig. Oft machen sie einen überlegenen, stolzen, unnahbaren Eindruck.

WHITE CHESTNUT . . . .für Menschen, die von unerwünschten Gedanken gequält werden. Oft geht es um ein bestimmtes Problem oder Ereignis.

WILD OAT . . . . .für talentierte, ehrgeizige Menschen, die unzufrieden sind, weil sie keine erfüllende Arbeit finden.

WILD ROSE . . . . .für Menschen, die sich mit allem abfinden und sich nicht um eine Veränderung bemühen. Sie sind langweilig und haben kein Interesse am Leben.

WILLOW . . . . .für Menschen, die Pech hatten und verbittert sind. Sie sind neidisch auf andere und fühlen sich vom Leben benachteiligt. Nur selten suchen sie die Schuld bei sich selbst.

RESCUE REMEDY . . . . .eine Mischung aus fünf Blütenessenzen. Star of Bethlehem, Rock Rose, Impatiens, Cherry Plum und Clematis. Von Dr. Bach zusammengestellt und in allen Notsituationen (seelischer Schock, Kummer, akuter Stress) angewandt.

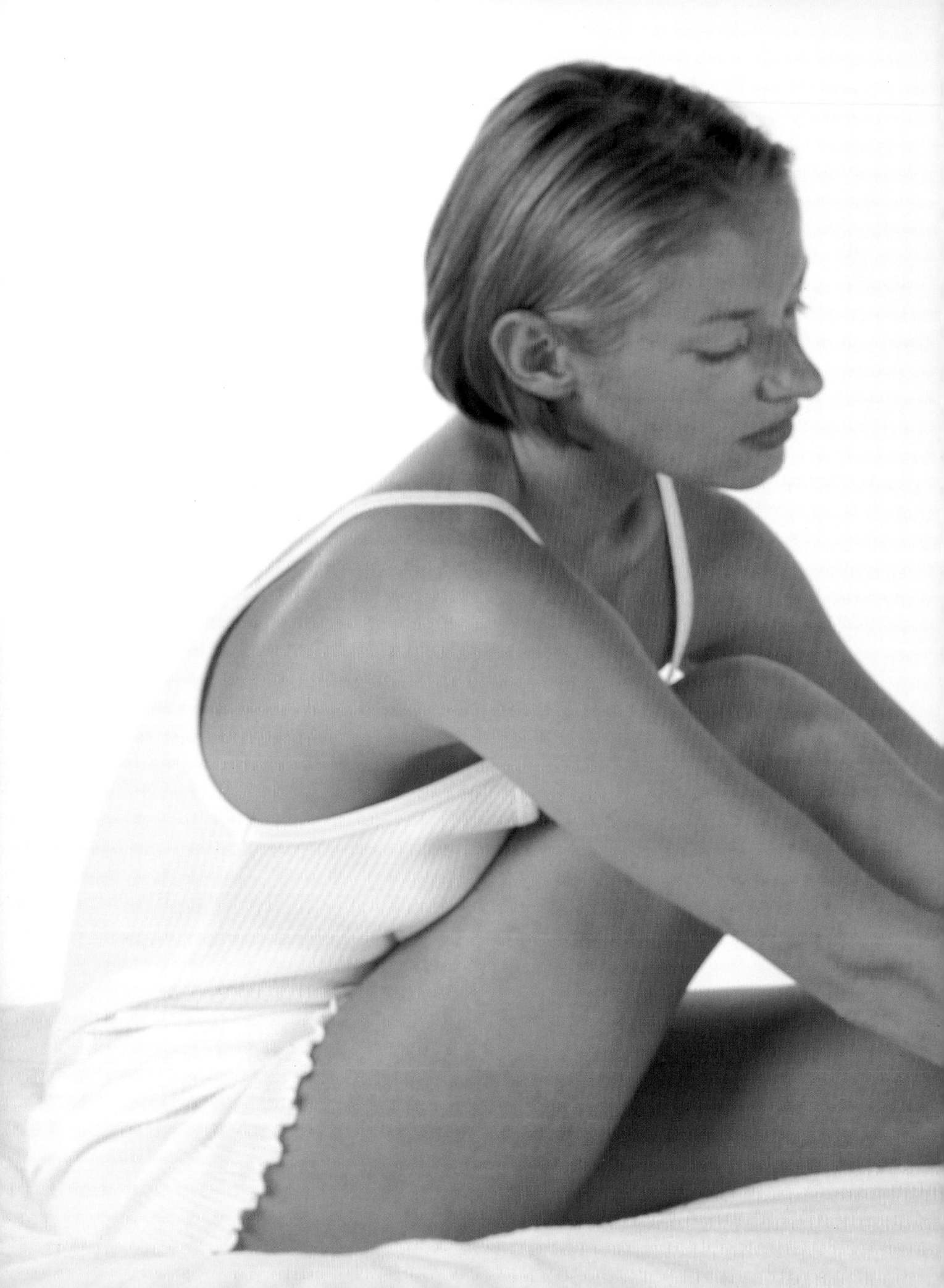

MANUELLE THERAPIEN

Mit den Händen können wir kommunizieren, trösten und heilen. Eine liebevolle Berührung, die heilen will, löst eine tiefe Entspannung aus und verbessert die Stimmung und das Selbstwertgefühl. Außerdem verringert sie die Stresshormone im Körper und stärkt das Immunsystem.

Selbst ein einfacher Klaps oder eine schlichte Umarmung kann eine Heilwirkung haben, die noch lange nach dem physischen Kontakt spürbar ist. In diesem Kapitel erfahren Sie, wie Sie mit Massage sich selbst und andere heilen können. Die wundervolle Wirkung der Massage wird durch Akupressur verstärkt, eine uralte Heilweise aus dem Fernen Osten. Dabei üben Sie mit den Fingern kräftigen Druck auf bestimmte Punkte des Körpers aus, um zu heilen und Schmerzen zu lindern.

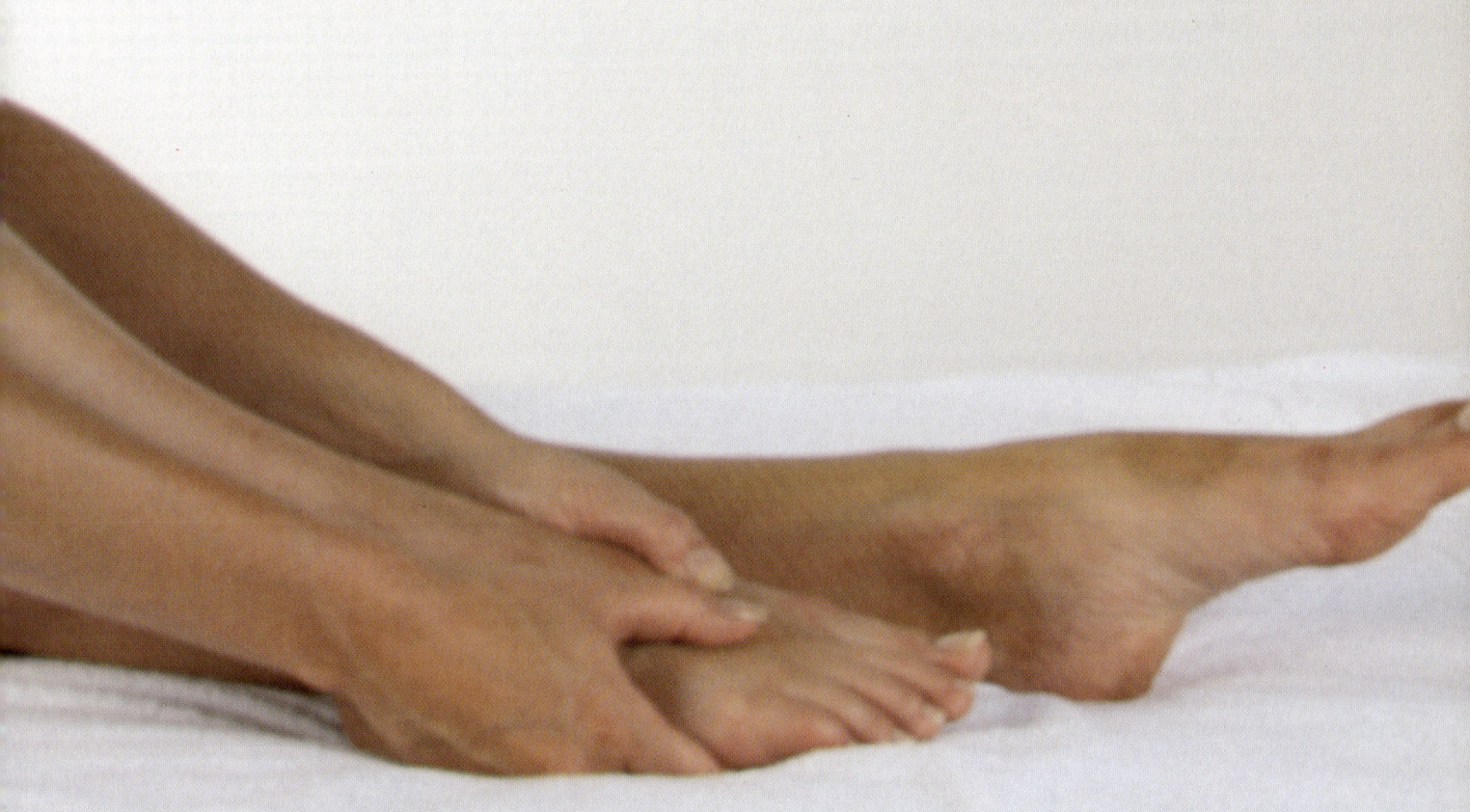

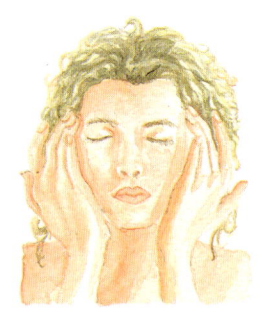

AKUPRESSUR

Die Akupressur ist eine sehr alte Heilkunst, die Krankheiten durch Druck mit den Fingern auf spezifische Punkte des Körpers verhindert oder heilt. Sie war vor 3000 Jahren weit verbreitet, zuerst in China, dann in Japan. Viele Menschen drücken instinktiv mit den Fingern auf den Scheitel, die Schläfen oder den Nacken, wenn sie Kopfschmerzen haben, Diese Akupressur kann mit etwas mehr Wissen eine sehr wirksame Therapie werden, eine Selbsthilfemethode, die jeder anwenden kann.

DIE NAMEN DER MERIDIANE

L	Leber	M	Magen
DW	dreifacher	N	Niere
	Erwärmer	GE	Konzeptionsgefäß
H	Herz	R	Gouverneurs-
GB	Gallenblase		gefäß
Mi	Milz-Pankreas	Di	Dickdarm
Dü	Dünndarm	P	Herzbeutel
Lu	Lunge	B	Blase

Konzeptions-
gefäß

Magen

Lungen

Milz-Pankreas

Die eingezeichneten Linien deuten vier unsichtbare Meridiane an, die die Energie durch den Körper leiten.

WIE WIRKT DIE AKUPRESSUR?

Die chinesische Auffassung

Vor Jahrhunderten fiel chinesischen Heilern auf, dass intensiver Fingerdruck auf schmerzende empfindliche Stellen auch anderen Körperteilen nutzt. Sie entdeckten »Druckpunkte«, die auf ihre unmittelbare Umgebung, aber auch auf die Funktion bestimmter Organe wohltuend einwirken. Diese »Druckpunkte« liegen alle auf unsichtbaren Energiebahnen, die man Meridiane nennt und die den Namen des ihnen zugeordneten Organs tragen. Es gibt insgesamt 14 Meridiane, von denen 12 an beiden Seiten des Körpers verlaufen. Sie befördern das Chi, die subtile Lebenskraft, durch den Organismus. Krankheiten und Schmerzen gelten als Folge eines blockierten oder unregelmäßigen Chi-Flusses und Akupunktur sorgen dafür, dass das Chi wieder normal durch die Meridiane fließt und die Gesundheit wieder herstellt.

Die westliche Auffassung

Westliche Ärzte wissen seit langem, dass eine Massage oder Wärmebehandlung empfindlicher Körperstellen auch Schmerzen an anderen Stellen lindern kann. Über 70% dieser »Auslöser« fallen mit Akupressur- und Akupunkturpunkten zusammen. Studien belegen, dass ein Schmerzsignal gestoppt werden kann, ehe es das Gehirn erreicht. Möglicherweise geschieht das auch, wenn man diese Akupressurpunkte stimuliert. Die »Pforten-theorie des Schmerzes« nimmt an, dass die Stimulation einer Gruppe von Nervenfasern den Schmerzimpulsen in einer anderen Fasergruppe »die Tür versperren« kann. Man hat außer-dem herausgefunden, dass das Gehirn mehr Endorphine pro-duziert, wenn diese Auslöser stimuliert werden. Endorphine sind natürliche, körpereigene Schmerzmittel und möglicherweise verantwortlich für die langfristige Wirkung der Akupressur.

Experimente bestätigen die Wirkung der Akupressur bei Schmerzen und vielen Krankheiten, einschließlich Übelkeit aller Art und Asthma.

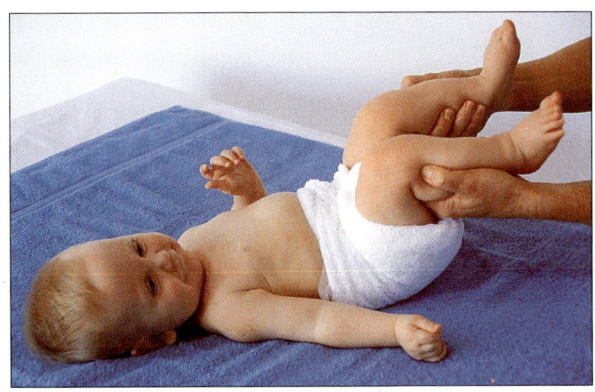

Oben: *Akupressur ist ein wirksames, auch für Babys geeignetes Hausmittel. Hier wird der Punkt M 36 stimu-liert, um eine Kolik zu lindern und das Immunsystem zu stärken. Da es schwierig ist, die Punkte bei einem Baby genau zu lokalisieren, reiben Sie am besten die ganze Stelle kräftig mit den Daumenkuppen.*

AKUPRESSUR ZU HAUSE

Bei vielen häufigen Beschwerden bestehen keine Bedenken, Akupressur zu Hause anzuwenden. Wenn die Symptome aber nicht abklingen, müssen Sie einen Arzt auf-suchen. Manchmal verschlimmern sich die Beschwerden vorübergehend, doch danach sollte es Ihnen besser gehen. Es ist wichtig, dass Sie und die Person, die Sie behandeln, ruhig und entspannt bleiben und eine bequeme Haltung einnehmen. Tragen Sie lockere Kleidung und schneiden Sie die Fingernägel kurz.

Suchen Sie die Akupressurpunkte, die für Ihre Beschwerden empfohlen werden, mit Hilfe der Abbildungen auf den beiden folgenden Seiten. Die meisten Druckpunkte liegen auf einem großen Muskelband oder in einer Mulde neben einem Knochen. Wenn Sie den Punkt nicht gleich finden, suchen Sie einfach behutsam weiter, bis Sie den empfindlichsten Punkt der angegebenen Region erwischen.

Üben Sie dann allmählich mit der Kuppe des Daumens oder Mittelfingers Druck aus. Dabei bleibt der Finger möglichst senkrecht. Verstärken Sie den Druck, bis er unangenehm, aber nicht schmerzhaft wird. Die einzelnen Körperpartien erfordern eine unterschiedliche Druckstärke. Drücken Sie gleichmäßig 1-2 Minuten lang. Nach etwa einer Minute hört das Unbehagen oft auf. Drücken Sie abschließend noch ein-mal leicht. Wenn es Ihnen schwer fällt, mit den Fingerspitzen zu drücken, nehmen Sie die Fingerknöchel oder sogar den Handballen und reiben Sie den Punkt kräftig.

Akupressurpunkte werden entweder mit dem Namen ihres Meridians und einer Zahl bezeichnet (z.B. Leber 3 oder Magen 36, S. 70, 72-73) oder mit ihren reiz-volleren chinesischen Namen. »Größere Eile« lindert Verstopfungen und befreit den Körper von Schlacken, während »Drei Meilen« berühmt dafür ist, dass er Müdig-keit vertreibt, sodass wir ein paar Meilen mehr gehen können. Wenn Sie auf einen Punkt drücken, atmen Sie am besten langsam und tief und visualisieren die heilende Wirkung.

> **SHIATSU**
> (»Fingerdruck«) basiert auf den gleichen Grundsätzen wie Akupressur und Akupunktur. Im Laufe der Jahrhunderte nahm Shiatsu jedoch in Japan eine eigene Form an und arbeitet heute nicht nur mit Fingerdruck, sondern auch mit anderen Massagemethoden.

BESONDERS WIRKSAME DRUCKPUNKTE

Einige Druckpunkte heilen und verjüngen den Körper und den Geist nachhaltig. Stimulieren Sie diese Punkte regelmäßig, um Gesundheit und Wohlbefinden zu fördern.

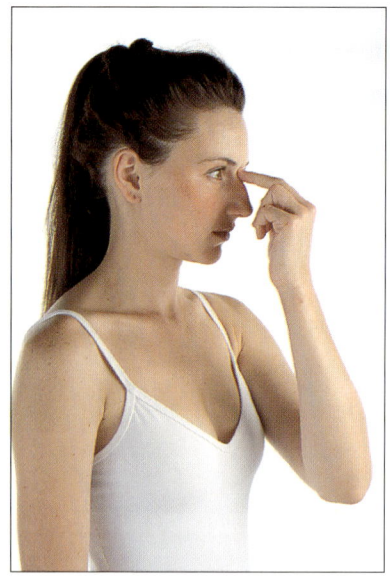

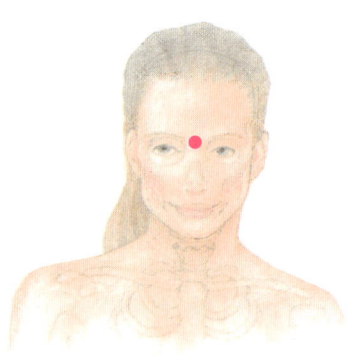

Drittes Auge (R 24.5). Ein Punkt, der beruhigt, die Drüsenfunktion harmonisiert und Angst, Reizbarkeit und Depressionen lindert. Er liegt zwischen den Augen, dort wo die Nase endet und die Stirn beginnt.

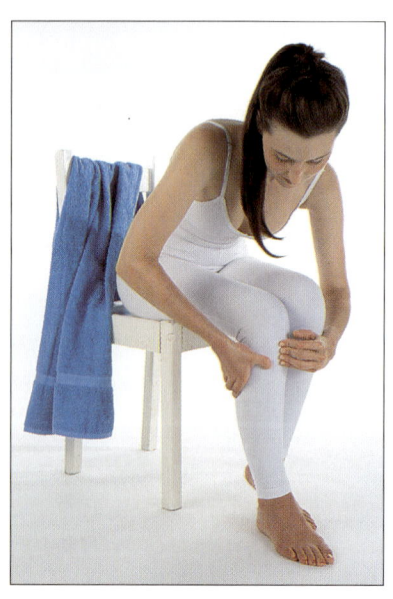

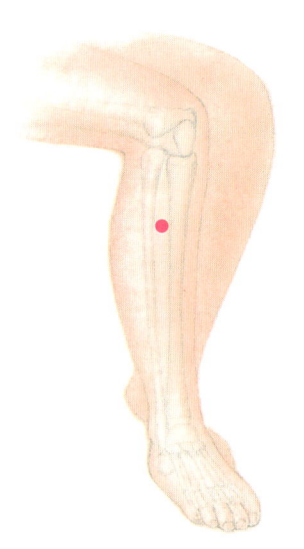

Drei Meilen (M 36). Dieser Punkt lindert Müdigkeit, fördert die Verdauung und stärkt das Immunsystem. Sie finden ihn vier Fingerbreiten unter der Kniescheibe und eine Fingerbreite Richtung Außenseite des Schienbeins.

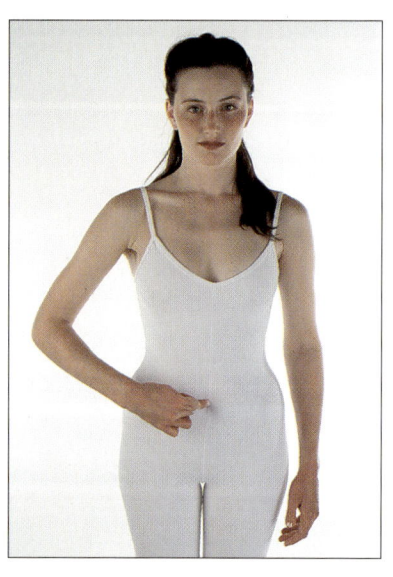

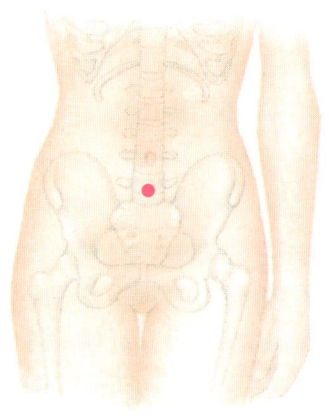

Meer der Energie (GE 6). Mit diesem Punkt beleben Sie den Körper und stärken das Kreuz. Er liegt drei Fingerbreiten unterhalb des Nabels.

SO STIMULIEREN SIE AKUPRESSURPUNKTE

Bei akuten Beschwerden drücken Sie stündlich mehrere Male 1 Minute oder länger auf die empfohlenen Punkte. Chronische Beschwerden benötigen bis zu 20 Behandlungen. Die besten Ergebnisse erzielen Sie, wenn Sie mindestens zweimal täglich behandeln. Stimulieren Sie die Punkte regelmäßig (zwei- bis dreimal in der Woche), auch wenn der Zustand sich gebessert hat.

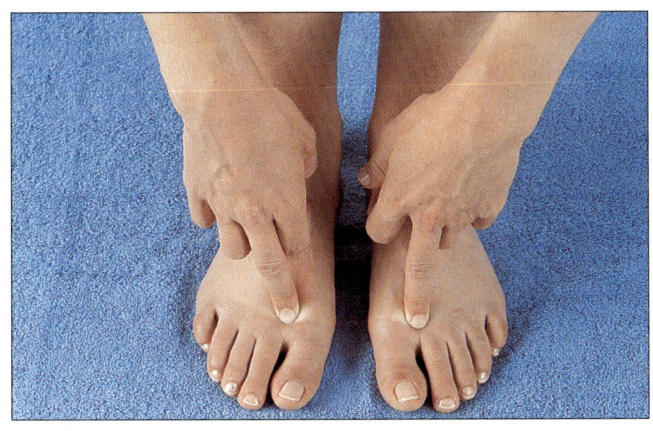

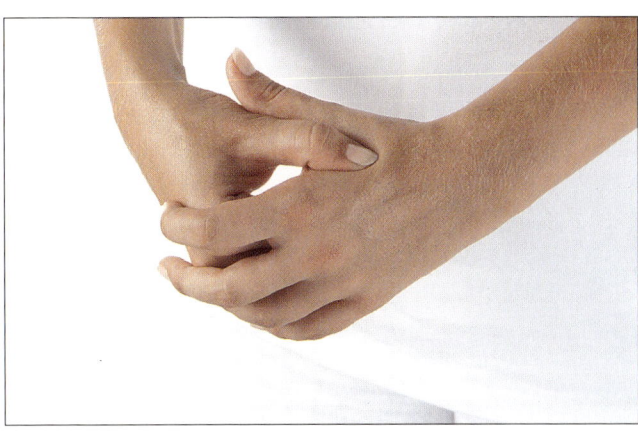

Größere Eile (L 3). Dieser Punkt lindert Stauungen und Schmerzen. Sie finden ihn in der Mulde zwischen der großen und der zweiten Zehe.

Vereinte Täler (Di 4). Ein Punkt, der Verstopfung, Kopf- und Zahnschmerzen und Menstruationskrämpfe lindert. Er liegt auf der Haut zwischen Daumen und Zeigefinger beider Hände.

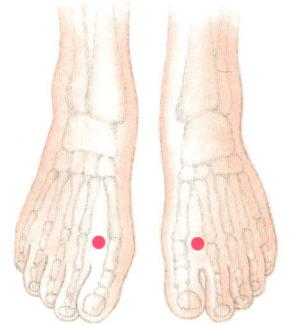

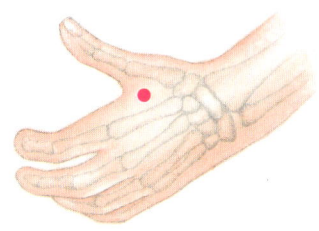

WARNUNG

• Akupressur ist eine ungefährliche, natürliche Heilweise bei zahlreichen Beschwerden, vorausgesetzt, Sie beachten die folgenden Hinweise:

• Stimulieren Sie die Druckpunkte, vor allem wenn sie sehr empfindlich sind, bei Schwerkranken und Schwangeren behutsam und weniger als 30 Sekunden.

• Meiden Sie »Vereinte Täler« (Di 4) während der Schwangerschaft.

• Meiden Sie Punkte auf entzündeten oder infizierten Hautpartien.

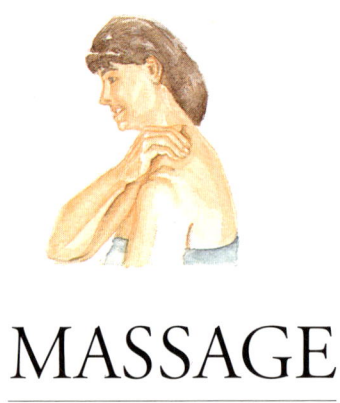

MASSAGE

Der Impuls, mit den Händen zu trösten und zu heilen, ist derart stark, dass die Massage so alt sein dürfte wie die Menschheit. In China wurde schon vor 5000 Jahren systematisch massiert. Im Westen konnte diese Heilkunst sich nie wirklich durchsetzen, weil sie als »sündhaft« galt. Das erste System entwickelte Per Henrik Ling Anfang des 19. Jahrhunderts in Schweden und Mitte dieses Jahrhunderts war die Massage zusammen mit der Wassertherapie Bestandteil der europäischen Gesundheitspflege. Es dauerte weitere 100 Jahre, bis Briten und Amerikaner die Heilkraft der Massage erkannten. Heute ist die Massage weit verbreitet und basiert meist auf der ursprünglichen schwedischen Technik. Es ist einfach, sich selbst oder andere zu massieren, und da regelmäßige Massage die körperliche und seelische Gesundheit, aber auch die Beziehungen zwischen Menschen fördert, sollte sie jeder anwenden.

Dolores Krieger, Pflegelehrerin in einem New Yorker Krankenhaus, war fasziniert von der Idee, dass jeder Mensch lernen kann, durch Berühren zu heilen. Sie wies nach, dass bekannte Heiler messbare Veränderungen auslösen können; zum Beispiel steigt der Hämoglobingehalt des Blutes. Der starke Wunsch zu helfen, Übung und gute Gesundheit sind die einzigen Voraussetzungen für das Heilen. Ihre Methode, »heilende Berührung« genannt, lernen heute Tausende von Krankenschwestern und -pflegern in aller Welt.

WIE WIRKT DIE MASSAGE?

Die Berührung ist die Grundlage der Massage. Streicheln, Tätscheln, Drücken und Umarmen sowie spezifische Massagetechniken haben zahlreiche positive Wirkungen, die wir noch nicht ganz verstehen. Studien lassen vermuten, dass die Berührung für den Menschen ebenso wichtig ist wie Ernährung und Bewegung. Frühgeborene Babys in Brutkästen, die von ihrer Mutter regelmäßig massiert werden, nehmen schneller zu als Babys, die niemand massiert. Auch das Gehirn und die Nerven entwickeln sich bei ihnen rascher. Heranwachsende neigen weniger zu Depressionen, Straftaten und Aggressionen, wenn Berührungen in ihrer Familie üblich sind. Zudem haben sie mehr Selbstvertrauen und eine positive Einstellung zum Körper. Kinder, die täglich massiert werden, haben ein viel stärkeres Immunsystem, leiden weniger an Stress, schlafen besser und sind umgänglicher.

DER NUTZEN DER MASSAGE

- Massage entspannt den Körper und verringert dadurch die Folgen von Stress. Stress kann mit der Zeit seelische Symptome (S. 87) wie Angst, Nervosität, Depressionen und Apathie auslösen. Massage kann scheinbar gegensätzliche Wirkungen hervorrufen: Sie beruhigt nervöse Menschen und muntert depressive auf.
- Massage lindert Muskelverspannungen und Krämpfe und kann auch die Haltung verbessern.
- Massage fördert den Blutkreislauf und den Fluss der Lymphe. Das Blut befördert mehr Nährstoffe und Sauerstoff in den massierten Körperteil, die Lymphe entfernt überflüssiges Wasser, Zellschlacken und Bakterien.
- Nach einer körperlichen Anstrengung erholen sich die Muskeln schneller, wenn man sie massiert. (Für die Muskelschmerzen ist Milchsäure verantwortlich; Massage beschleunigt ihre Ausscheidung.)
- Massage stellt nach Verletzungen oder Operationen die Kraft und Beweglichkeit wieder her und hilft, Narbengewebe und Adhäsionen abzubauen.
- Massage hilft behinderten Menschen, den Muskeltonus und die Durchblutung aufrechtzuerhalten.
- Kräftiges Reiben und Druckmassage regen die Produktion von Endorphinen an. Das sind natürliche Schmerzmittel des Körpers.
- Massage verbessert die Durchblutung und daher auch den Tonus der Haut.

MASSAGETECHNIKEN

Nur in wenigen Fällen (siehe »Warnung«) ist Massage nicht ratsam; ansonsten profitiert fast jeder davon. Es gibt keine festen Regeln, außer dass man rhythmisch und flüssig massieren sollte. Am besten beginnen und schließen Sie mit den langsamen, streichelnden Bewegungen. Versuchen Sie herauszufinden, welche Methode am meisten Spaß macht und am hilfreichsten ist. Massieren Sie in einem warmen Raum und achten Sie darauf, dass Sie und der zu Massierende entspannt sind und es bequem haben. Als Massageöl eignen sich Sonnenblumen- und Mandelöl. Fügen Sie einen oder zwei Tropfen eines geeigneten Aromaöls (S. 47-49) hinzu, um die Wirkung zu verstärken. Wärmen Sie das Öl in den Händen, ehe Sie es auftragen.

Effleurage (Streichen über die Haut)

Die Hände gleiten mit geschlossenen Fingern und gestreckten Daumen langsam über die Körperkonturen. Die Zeichnung rechts gibt die Richtung an. Verstärken Sie den Druck, wenn Sie nach oben massieren, und drücken Sie bei der Abwärtsbewegung sanft mit den Fingerspitzen. Wiederholen Sie jede Bewegung mehrere Male. Diese Technik fördert den Rückfluss des Blutes zum Herzen und den Lymphfluss.

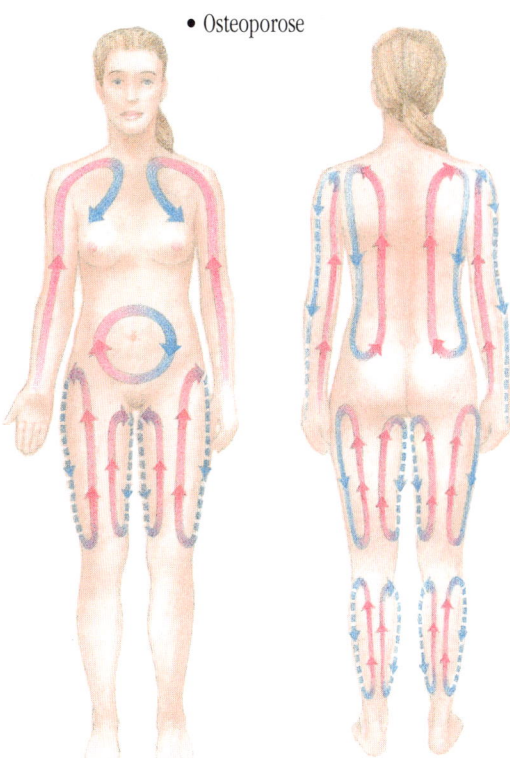

WARNUNG

Massieren Sie nicht bei folgenden Krankheiten:
- Schwere Herzkrankheiten
- Phlebitis (Venenentzündung)
- Krampfadern
- Fieber
- Akute Entzündung
- Offene oder entzündete Haut, Bluterguss
- Knochenbruch
- Osteoporose

Oben und unten: *Massieren Sie bei der Effleurage in Pfeilrichtung. Massieren Sie kräftiger, wenn Sie nach oben streichen, und sanfter, wenn Sie nach unten streichen.*

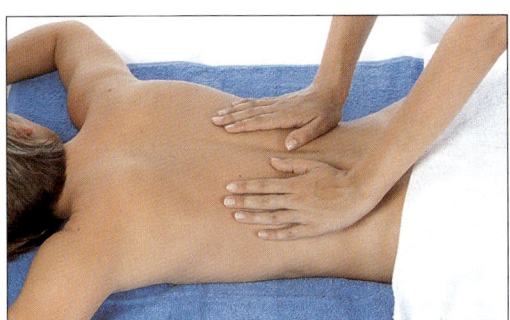

Petrissage (Kneten)

Drücken Sie mit den Handballen kräftig nach unten und kneifen und rollen Sie dann mit Fingern und Daumen das weiche Gewebe. Die Hände arbeiten eng nebeneinander und rhythmisch wie beim Teigkneten. Beginnen Sie an der Mittellinie und massieren Sie nach außen. Dadurch werden verspannte Muskeln gedehnt und gelockert.

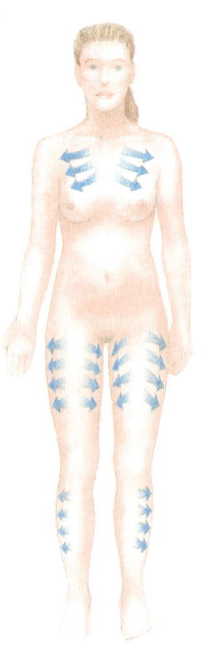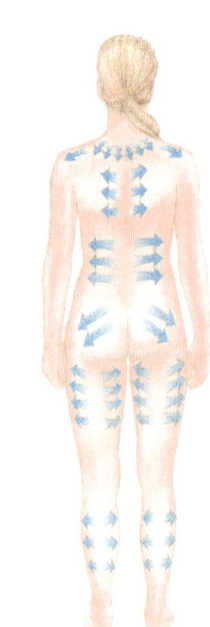

Links und rechts: Beim Kneten massieren Sie von der Mittellinie nach außen und kneten die Partien in Pfeilrichtung.

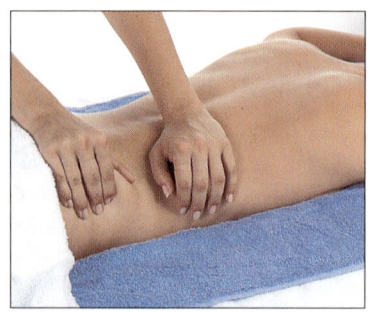

Kneten

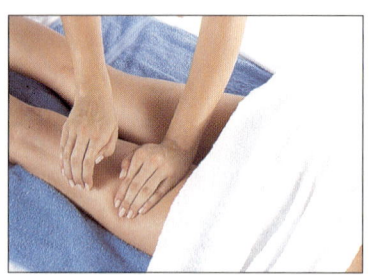

Klopfen

Perkussion (Klopfen)

Hier handelt es sich um stimulierende, federnde Schläge mit der Handkante oder der gewölbten Handfläche. Wenden Sie diese Technik nur auf dem Gesäß, den Oberschenkeln und den Waden an, nie auf knochigen Partien. Die Handgelenke bleiben locker und flexibel, die Hände entfernen sich höchstens 10 cm von der Haut. Klopfen Sie rhythmisch und kräftig – mit beiden Händen abwechselnd – entweder mit den Handkanten oder mit becherförmig gewölbten Handtellern. Bewegen Sie sich auf dem Muskelband auf und ab und beenden Sie die Massage mit einer Effleurage.

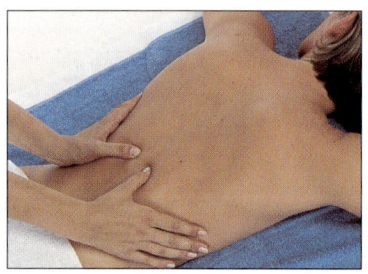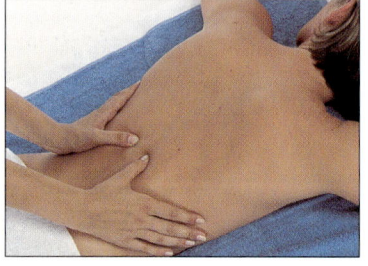

Reiben

Reiben

Gehen Sie bei dieser Tiefenmassage behutsam vor und achten Sie auf die Reaktion des Partners. Üben Sie mit der Kuppe des Zeigefingers oder Daumens kräftigen Druck aus und machen Sie dabei 10-20 Sekunden lang kleine, kreisförmige Bewegungen. Achten Sie darauf, dass Sie nicht nur die Haut reiben, sondern den Muskel bewegen. Manche wenden statischen, tiefen Druck wie bei der Akupressur (S. 70-73) an. Diese Methode entspannt die Schultermuskeln und die Muskeln neben der Wirbelsäule.

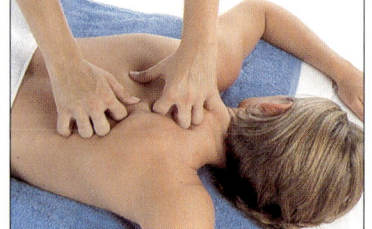

Knöchelmassage

Knöchelmassage

Ballen Sie die Hände locker zu Fäusten und führen Sie dann mit dem mittleren Teil der Finger kleine, kreisförmige Bewegungen aus, sodass die Haut sich kräuselt. Diese Technik eignet sich gut für die Füße, Hände und Schultern.

MASSAGE ZU HAUSE

Eine Ganzkörpermassage ist ein therapeutischer Genuss, aber nicht immer möglich. Wenn die Zeit knapp ist, konzentrieren Sie sich am besten auf die Rücken- und Schultermuskeln, die am stärksten verspannt sind. Wenn das nicht geht, gibt es noch andere nützliche Massagetechniken, die Sie überall und jederzeit nutzen können.

Kopfmassage

Legen Sie die Daumen hinter die Ohren und spreizen Sie die Finger auf der Kopfhaut. Machen Sie 20 Sekunden kreisförmige Bewegungen, sodass die Haut sich auf dem Schädel verschiebt. Die Finger dürfen nicht verrutschen. Wiederholen Sie die Massage an verschiedenen Stellen. Bei Spannungskopfschmerzen setzen Sie die Daumen auf die Schläfen und die Finger auf die Mittellinie der Stirn und machen 60 Sekunden kleine, kreisförmige Bewegungen.

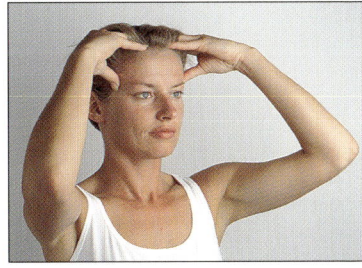

Kopfmassage

Schultermassage

Legen Sie die rechte Hand auf die linke Schulter und kneifen und rollen Sie den Muskel. Suchen Sie nach verspannten Partien und drücken Sie kräftig mit den Fingerspitzen darauf. Ziehen Sie dabei das Kinn an und entspannen Sie die Muskeln – die Schultern dürfen sich nicht heben. Ebenso mit der linken Hand auf der rechten Schulter verfahren.

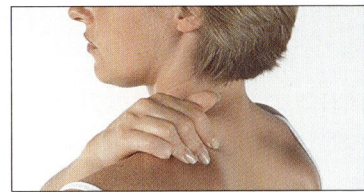

Schultermassage

Massage der Finger und der Handfläche

Kneifen und strecken Sie sanft den linken Daumen mit dem rechten und mit dem Zeigefinger. Beginnen Sie an der Wurzel und machen Sie weiter bis zur Spitze. Bearbeiten Sie so jeden Finger, dann die rechte Hand. Verschränken Sie nun die Finger, jedoch ohne die Daumen. Drücken Sie mit dem rechten Daumen auf viele Punkte der linken Handfläche von der Wurzel bis zu den Fingern. Achten Sie besonders auf den fleischigen Daumenballen und das weiche Gewebe zwischen den Fingerknochen. Massieren Sie dann die rechte Handfläche.

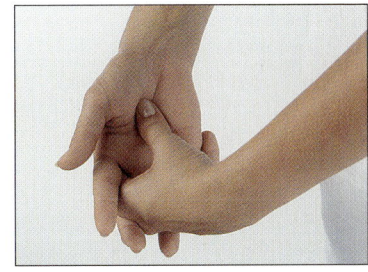

Finger- und Handflächenmassage

Fußmassage

Die Reflexologie behandelt den ganzen Körper durch Fußmassage. Sie geht davon aus, dass die Füße Reflexonen enthalten, die sie mit dem übrigen Körper verbinden. Eine einfache Fußmassage hat große therapeutische Wirkungen. Wärmen Sie die Füße zuerst durch Reiben zwischen den Händen und massieren Sie dann jede Zehe wie die Finger (siehe oben). Halten Sie den Fuß fest und massieren Sie die Sohle zunächst mit den Fingerknöcheln, dann mit Daumendruck. Beginnen Sie innen an der Ferse und arbeiten Sie sich nach oben bis zu den Zehen. Über Sie den Druck eine halbe Sekunde lang aus, bevor Sie den Daumen ein wenig weiterschieben. Heben Sie den Daumen nicht an. Wenn Sie die Zehen erreichen, fangen Sie wieder unten an, jedoch etwas weiter seitlich. Massieren Sie die ganze Sohle auf diese Weise.

REFLEXZONEN IM FUSS

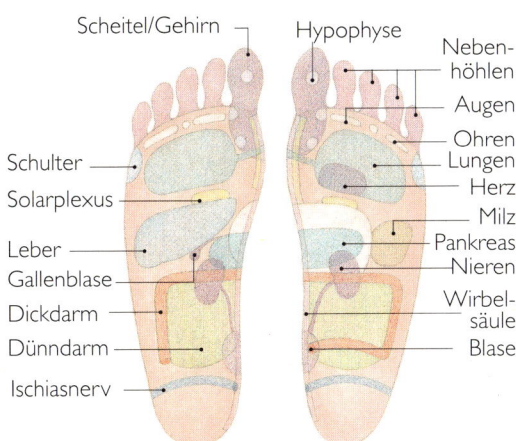

Scheitel/Gehirn
Hypophyse
Nebenhöhlen
Augen
Ohren
Lungen
Herz
Milz
Pankreas
Nieren
Wirbelsäule
Blase
Schulter
Solarplexus
Leber
Gallenblase
Dickdarm
Dünndarm
Ischiasnerv

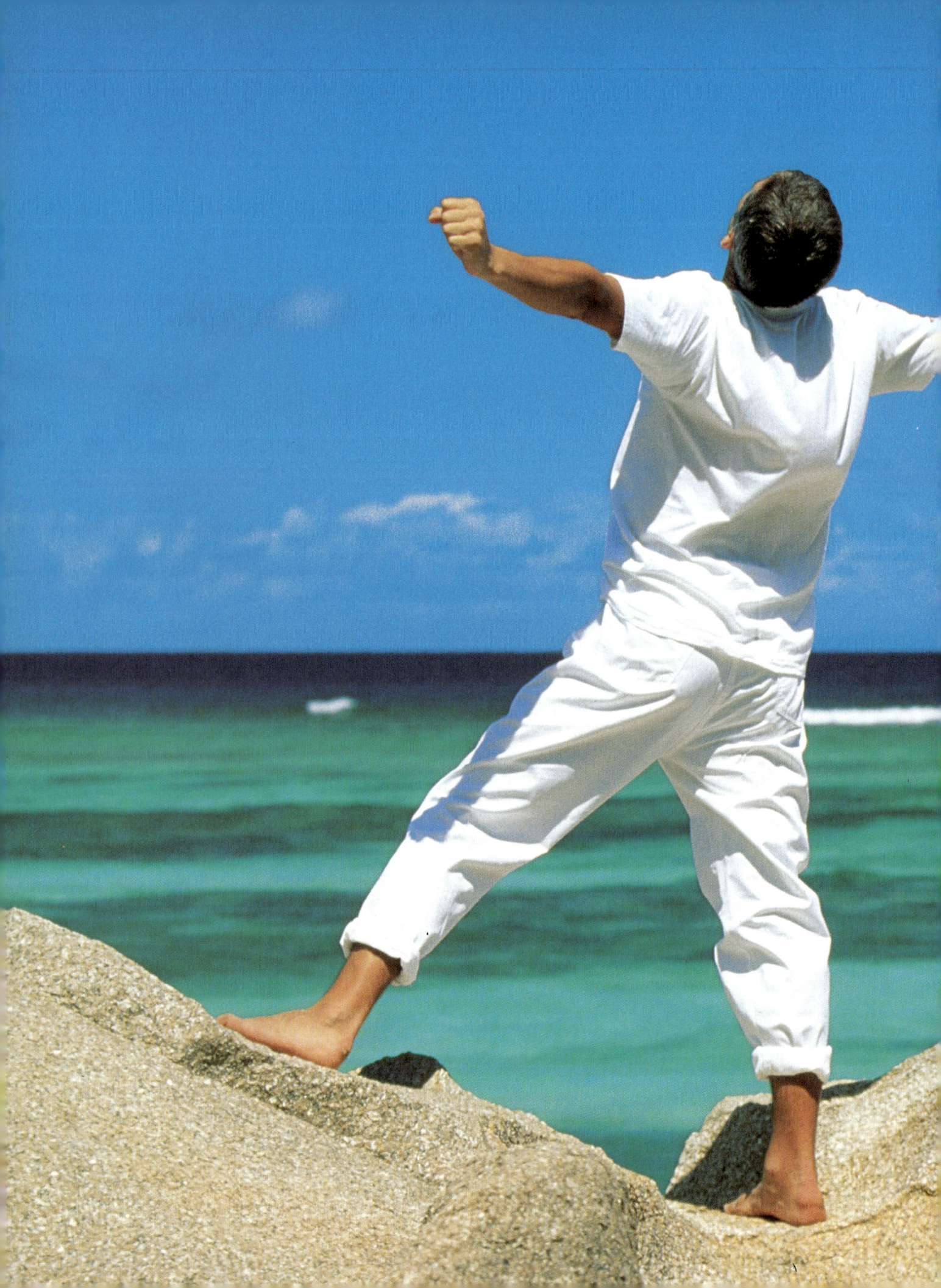

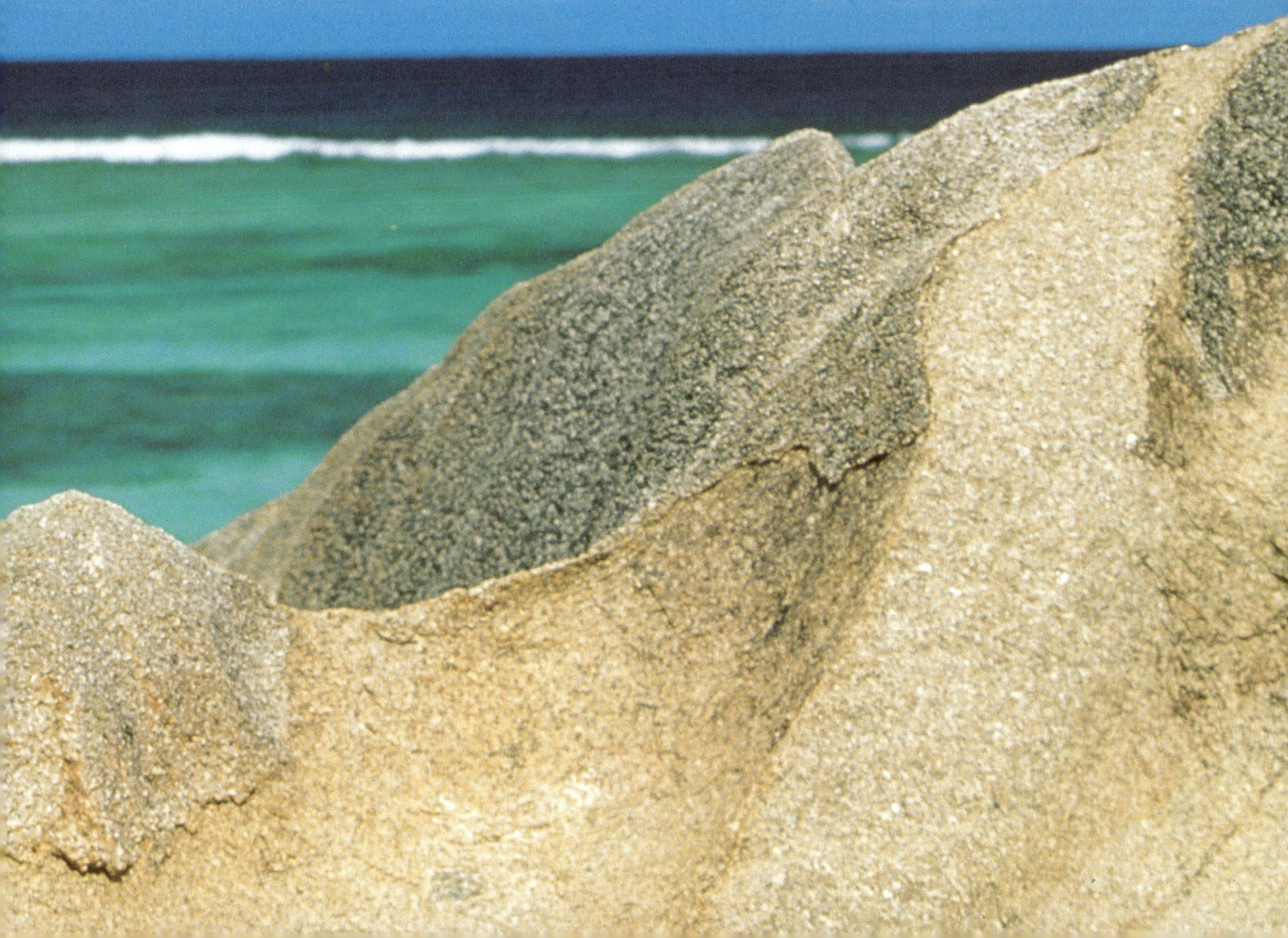

DER GEIST UND DIE GESUNDHEIT

Der Geist ist die stärkste Kraft, wenn wir unsere Gesundheit und unser Leben positiv beeinflussen wollen. Gedanken und Gefühle hängen davon ab, welche Einstellung zum Leben wir haben und wie wir auf andere Menschen und Ereignisse, vor allem auf unangenehme Erfahrungen, reagieren. Studien belegen, dass optimistische Menschen selbst in Notlagen das Leben schön finden, die Kontakte mit der Familie und der Gemeinschaft aufrechterhalten und an den Sinn ihrer Existenz glauben. Das Immunsystem des Optimisten ist stärker, sodass er seltener krank ist, schneller gesund wird und länger lebt als ein Pessimist. Pessimisten fühlen sich isoliert und nehmen nur das wahr, was ihre negative Haltung bestätigt. Sie reagieren oft feindselig (sogar gegen sich selbst), ängstlich, hoffnungslos und depressiv. Das hat weitreichende Folgen für die biochemischen Prozesse. Zum Glück können wir unsere Lebensauffassung ändern. Der Humor spielt dabei eine wichtige Rolle. Lachen verbessert die Laune und stärkt das Immunsystem, und sogar ein erzwungenes Lächeln hebt die Stimmung. Die Mitarbeit in der Gemeinde, in Mannschaften und Selbsthilfegruppen ist ebenfalls ein Weg aus der Einsamkeit und stärkt die Gesundheit.

In diesem Kapitel lernen Sie mehrere einfache, aber äußerst wirksame Techniken kennen, von der Meditation bis zu Entspannungs- und Atemübungen. Sie alle verbessern in unterschiedlichem Umfang die Immunfunktion, die allgemeine Gesundheit, die Stressreaktion, unsere Beziehungen und die Lebensqualität.

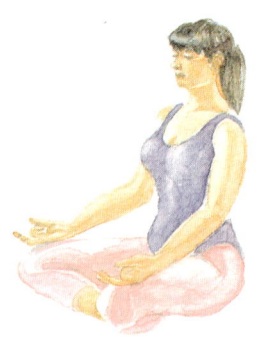

MEDITATION

In der Meditation erreichen wie einen Bewusstseinszustand, in dem der Geist völlig ruhig und doch wach ist. Das ist etwas anderes als tiefes Nachdenken über ein Thema. Viele Menschen werden von Kindheit an aufgefordert, geistig rege zu sein; darum fällt es ihnen schwer, sich bewusst in den meditativen Zustand zu versetzen. Im Laufe der Jahrhunderte wurden verschiedene Methoden entwickelt, um den Geist zu beruhigen. Diese Techniken dürfen aber nicht mit der Meditation selbst verwechselt werden. Mediatation ist eine außerordentliche Kraft, ein Weg ins Zentrum unseres Seins.

Die Meditation hat nichts mit Religion oder Hypnose zu tun. Sie ist ein Prozess der Selbstentwicklung, der die geistige und körperliche Gesundheit fördert und Christen wie Ungläubigen gleichermaßen hilft.

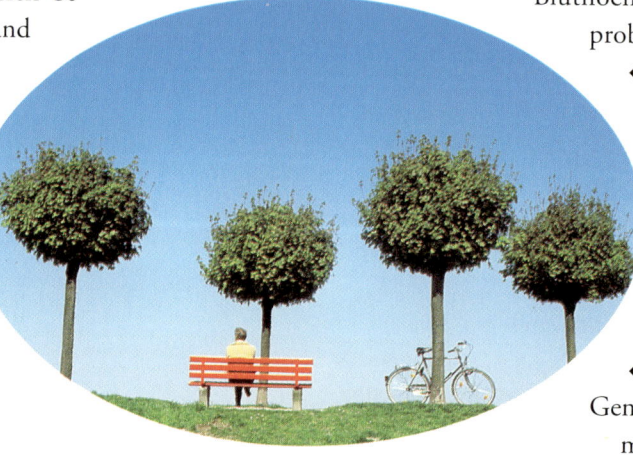

Sie müssen nicht immer zu Hause im Lotossitz meditieren! Sobald Sie etwas Übung haben, können Sie sich an jedem ruhigen Ort entspannen, lästige und negative Gedanken loslassen und meditieren. Regelmäßige Meditation hat eine tiefgreifende positive Wirkung auf den Körper und die Seele.

WARUM MEDITIEREN?

Zahlreiche wissenschaftliche Studien beweisen, dass regelmäßiges Meditieren

◆ Stressfolgen wie Angst, Depressionen, Drogen- und Alkoholmissbrauch, Schlafstörungen, Asthma, Bluthochdruck, Migräne und Hautprobleme lindert;

◆ das Gedächtnis, das logische Denken und die Kreativität verbessert;

◆ den Energiepegel hebt;

◆ glücklicher macht und die Selbstachtung stärkt;

◆ Beziehungen festigt;

◆ die Gesundheit verbessert;

◆ und nach einer Krankheit die Genesung beschleunigt, entweder mit oder ohne medizinische Behandlung.

Meditation ist also einer der wichtigsten Beiträge, die Sie selbst leisten können, um körperlich und seelisch gesund zu bleiben.

WAS GESCHIEHT WÄHREND DER MEDITATION?

Es ist erstaunlich, was während der Meditation mit dem Körper geschieht:

◆ Die Herzfrequenz sinkt beträchtlich.

◆ Der Blutdruck sinkt oder wird stabiler.

◆ Sie atmen langsamer und flacher.

◆ Die Muskeln entspannen sich nachhaltig.

◆ Der Hautwiderstand wird geringer, weil Ihre Unruhe abnimmt. (Bei Angst oder Unruhe steigt der Hautwiderstand. Das kann man mit einem »Lügendetektor« messen.)

◆ Das Gehirn ist wach und dennoch entspannt. Die Gehirnwellen spiegeln diese Veränderung wider.

Diese positiven Wirkungen beschränken sich nicht auf die Meditation, sondern halten noch einige Stunden an und lindern die negativen biochemischen Folgen, die der Stress hat. Wer regelmäßig meditiert, erholt sich nach einer Belastung schneller und ist widerstandsfähiger gegen Lärm und andere Stressoren.

WIRKUNGEN

Eine Studie verglich 4000 Menschen, von denen die eine Hälfte meditierte, die andere nicht. Das Risiko, innerhalb von etwa 5 Jahren wegen Herzkrankheiten oder Krebs behandelt zu werden, war bei den Meditierenden um 87% und um 55% geringer.

WIE MAN MEDITIERT

◆ Meditieren Sie morgens und abends je 10-20 Minuten – jedoch nicht, wenn Sie schläfrig sind oder viel gegessen haben. Stellen Sie einen Wecker mit sanftem Ton, damit Sie nicht ständig an die Zeit denken.

◆ Wählen Sie einen ruhigen Platz, an dem Sie ungestört sind. Sie profitieren davon, wenn Sie immer zur gleichen Zeit am selben Ort meditieren.

◆ Setzen Sie sich auf einen Stuhl mit gerader Lehne oder mit gekreuzten Beinen auf den Boden. Achten Sie darauf, dass Sie bequem sitzen, ohne Muskeln anzuspannen. Legen Sie die Hände auf die Schenkel. Wenn Sie nicht sitzen können, legen Sie sich flach auf den Rücken oder nehmen die »Leichenposition« ein (S. 83).

◆ Schließen Sie die Augen oder öffnen Sie sie ein wenig, wenn sie sonst schläfrig werden. Suchen und lockern Sie verspannte Muskeln. Atmen Sie langsam und natürlich durch die Nase.

◆ Beruhigen Sie den Geist mit einer der nachfolgend beschriebenen Methoden (S. 82). Experimentieren Sie, ehe sie sich für eine Technik entscheiden.

◆ Kehren Sie nach der Meditation behutsam in den Alltag zurück. Strecken und entspannen Sie sich.

Registrieren Sie die Wirkungen der Meditation, ohne sie zu bewerten. Machen Sie sich keine Gedanken, wenn nichts Besonderes geschehen ist.

Nutzen Sie diese Endphase, um zu visualisieren und positive Bekräftigungen (Affirmationen) zu formulieren.

Beenden Sie die Meditation nie abrupt. Der Blutdruck sinkt beim Meditieren und wenn Sie plötzlich aufstehen, fühlen Sie sich schwindlig und machen einige positive Wirkungen der Meditation zunichte.

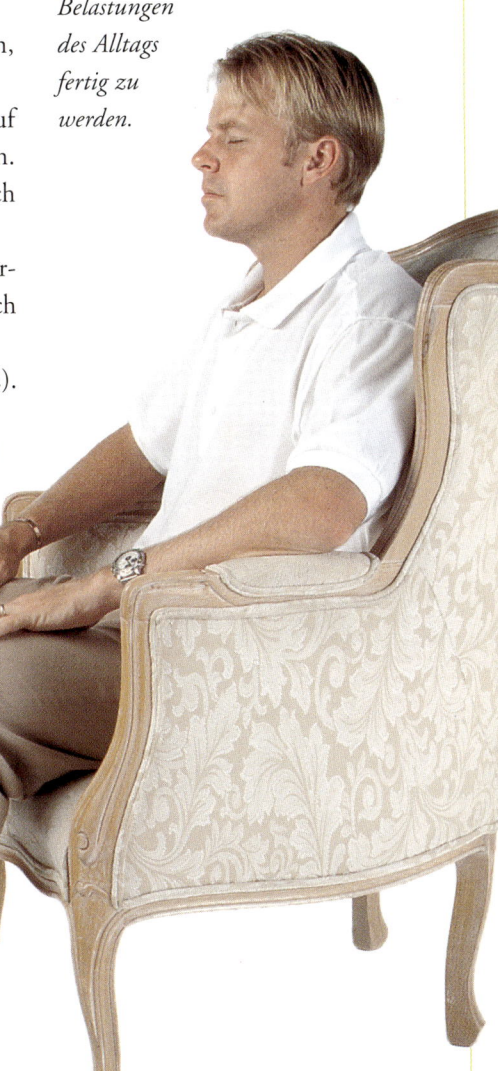

Unten: *Meditation hilft, mit den Belastungen des Alltags fertig zu werden.*

MEDITATIONSTECHNIKEN

Bewusstes Atmen

Konzentrieren Sie sich auf das Heben und Senken des Bauches oder auf die ein- und ausströmende Luft in der Nase. Atmen Sie ganz natürlich. Lenken Sie die Gedanken sanft zur Atmung zurück, wenn sie abschweifen.

Zählen der Atemzüge

Atmen Sie ganz natürlich und zählen Sie jedes Ein- oder Ausatmen. Fangen Sie bei eins an und hören Sie bei zehn auf. Dann folgt ein neuer Zyklus. Auf diese Weise hat der Geist etwas, worauf er sich konzentrieren kann, und Sie merken es sofort, wenn die Gedanken abschweifen. Diese Methode ist sehr hilfreich, wenn die Gedanken ständig um ein Problem kreisen.

Die Mantra-Meditation

Bei dieser Technik wiederholen Sie stumm ein Wort oder einen Satz, um den Geist zu beruhigen. Es kann ein gewöhnliches Wort (z.B. »eins«) oder ein bedeutsamer Begriff (etwa »Frieden«) sein. Worte oder Sätze, die für Sie wichtig sind, eignen sich ebenfalls. Am besten sind einzelne Worte oder kurze Sätze. Wenn Sie sich dabei wohl fühlen, können Sie auch ein heiliges oder mystisches Wort aus einem anderen Kulturkreis benutzen, beispielsweise das Sanskritwort »om« (gesprochen »aum«), das heilige hinduistische Mantra. Ein anderes wichtiges Mantra ist »hamsa« »Das bin ich«). Es gilt als »natürliches Mantra«, weil das Einatmen sich wie »haa« anhört, das Ausatmen wie »saa« und das »m« den natürlichen Übergang bildet. Vergegenwärtigen Sie sich einfach diesen Klang beim Ein- und Ausatmen.

Wenn Sie ein Mantra gewählt haben, wiederholen Sie es stumm in einem Tempo, das Ihnen zusagt, am besten im Rhythmus Ihrer Atmung.

Sobald der Geist still ist, brauchen Sie das Mantra nicht mehr. Beobachten Sie einfach Gedanken und Bilder, die auftauchen, und lassen Sie sie weiterwandern. Wenn die Gedanken hartnäckig sind, beginnen Sie erneut, das Mantra zu wiederholen.

Konzentrierte Meditation

Konzentrieren Sie sich ohne Anstrengung auf einen Gegenstand, etwa eine brennende Kerze, die einen Meter vor Ihnen in Augenhöhe steht. Versuchen Sie, nicht zu blinzeln. Schließen Sie langsam die Augen und visualisieren Sie das Objekt. Sobald dieses geistige Bild verblasst, öffnen Sie wieder die Augen und fangen von vorne an. Anfangs sind die Augen vielleicht lange geöffnet, aber wenn Sie weiter üben, fällt es Ihnen leichter, das geistige Bild festzuhalten, und schließlich brauchen Sie das materielle Objekt nicht mehr.

MÖGLICHE PROBLEME

Manche Menschen fühlen sich beim Meditieren ängstlich oder nervös, anderen wird sogar übel. Wenn das geschieht, öffnen Sie die Augen, entspannen sich und machen weiter, sobald es Ihnen besser geht. Solche Probleme verschwinden meist nach einigen Versuchen von selbst.

Seien Sie nicht entmutigt, wenn die Meditation nicht Ihren Erwartungen entspricht. Es gibt keine »richtige« Erfahrung. Regelmäßiges Meditieren ist alles, was Sie für den Erfolg brauchen. Den meisten Menschen im Westen fällt es schwer, einfach still zu sitzen, und sie erschrecken, wenn sie merken, wie schwierig es ist, den Geist zu beruhigen.

Wenn der Geist ruhig ist, können negative Gedanken und Gefühle aufsteigen, die Sie verdrängt haben. Das kann unangenehm, peinlich oder gar schockierend sein. Lassen Sie auch diese Gedanken vorbeiziehen und kehren Sie zur Atmung, zum Mantra oder zum Objekt zurück. Versuchen Sie nicht, diese Gedanken zu unterdrücken – damit geben Sie ihnen neue Nahrung. Fragen Sie einen erfahrenen Meditationslehrer um Rat, wenn Sie beim Meditieren solche Probleme haben.

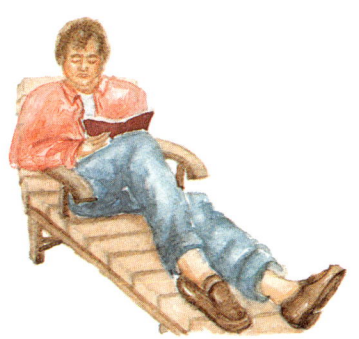

ENTSPANNUNGSMETHODEN

Die progressive Entspannung und entspannende Atemübungen nach dem Aufwachen und vor dem Schlafengehen helfen Ihnen, die schädlichen körperlichen und seelischen Folgen zu lindern, die anhaltender, unbewältigter Stress haben kann.

Beide Methoden verringern im Körper die Ausschüttung von Stresshormonen, senken den Blutdruck und die Muskelspannung und dämpfen Unruhe.

DIE LEICHENPOSITION

Sie liegen auf dem Rücken, die Füße sind 40-50 cm gespreizt, die Handflächen befinden sich etwa 20 cm vom Körper entfernt und zeigen nach oben. Lassen Sie die Beine und Füße nach außen rollen. Schließen Sie dann die Augen, entspannen Sie sich und konzentrieren Sie sich auf das Heben und Senken des Bauches.

DIE PROGRESSIVE ENTSPANNUNG

Legen Sie sich an einem ruhigen Ort auf den Boden, auf eine Matte oder auf ein hartes Bett. Nehmen Sie die »Leichenposition« ein und atmen Sie tief aus dem Bauch (S. 84). Seufzen Sie beim Ausatmen. Spüren Sie, wie die Anspannung im Körper bei jedem Atemzug nachlässt. Nun spannen und entspannen Sie jeden Körperteil, beginnend mit den Füßen. Dann kommen Beine, Gesäß, Bauch, Rücken, Schultern,

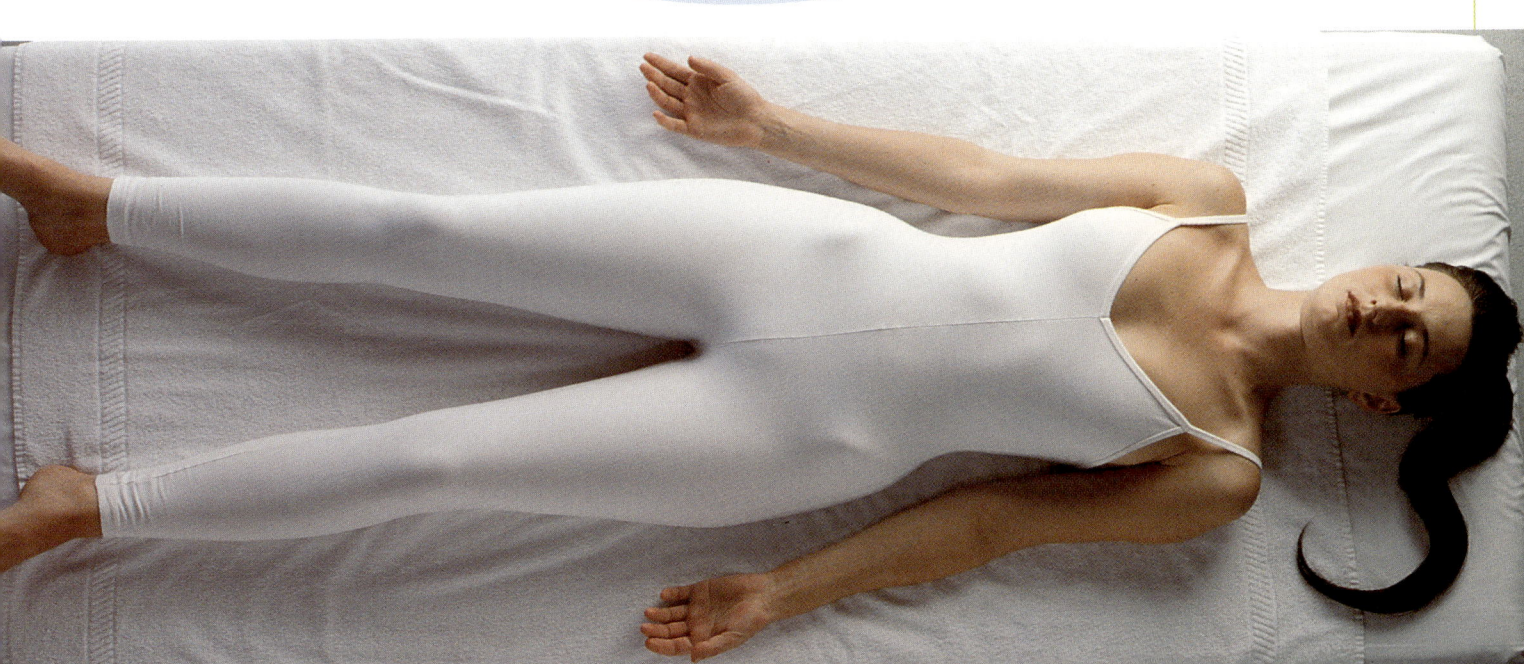

Hände, Arme, Kiefer und das Gesicht an die Reihe. Spannen Sie jeden Körperteil etwa 5 Sekunden möglichst fest an. Entspannen Sie ihn dann etwa 30 Sekunden und fühlen Sie, wie er schwer wird. Schließlich ist der ganze Körper schlaff. Beobachten Sie den Unterschied zwischen dem angespannten und entspannten Körperteil. Vielleicht hilft es Ihnen, wenn Sie stumm wiederholen »Meine Füße (Beine, Arme usw.) sind völlig entspannt und schwer«.

Diese Methode ist bei vielen Menschen sehr wirksam, wenn sie den Körper und den Geist rasch entspannen oder verspannte Körperteile lockern wollen.

ENTSPANNUNG DURCH ATMUNG

Die meisten Menschen halten die Atmung für etwas Selbstverständliches und wissen nicht, dass sie erhebliche Auswirkungen auf die Gesundheit haben kann. Wenn Sie bewusst atmen, können Sie damit stressbedingte Beschwerden behandeln, zum Beispiel Depressionen, Müdigkeit, Angst, Schlafstörungen, Bluthochdruck, Verdauungsstörungen und Asthma. Wenden Sie die folgende Methode mehrere Male am Tag an, vor allem wenn Sie sehr gestresst sind.

Beginnen Sie, indem Sie im Stehen, Sitzen oder Liegen kräftig durch die Nase ausatmen und dann tief durch die Nase einatmen. Weiten Sie, so gut Sie können, zuerst den Bauch, dann die Rippen und zum Schluss den Brustkorb. Dabei heben Sie die Schultern und zählen bis acht. Atmen Sie nun durch die Nase aus, ziehen Sie dabei den Bauch ein, dann die Rippen und den Brustkorb. Dabei zählen Sie wieder bis acht und senken die Schultern. Das Weiten und Schrumpfen sollte eine fließende Wellenbewegung sein. Hören Sie auf, wenn Sie sich entspannt und ruhig fühlen.

Sobald Sie mit dieser Atmung vertraut sind, halten Sie den Atem vor dem Ausatmen an und zählen dabei bis acht. Dadurch verstärken Sie die vielen positiven Wirkungen dieser Atemübung.

Unten: Legen Sie eine Hand auf den Bauch und die andere oben auf den Brustkorb. Achten Sie beim Atmen darauf, dass die Hand auf der Brust sich nicht bewegt, während der Bauch die andere Hand nach oben drückt. Erst wenn der Bauch sich vollständig gedehnt hat, beginnt auch die andere Hand sich zu heben.

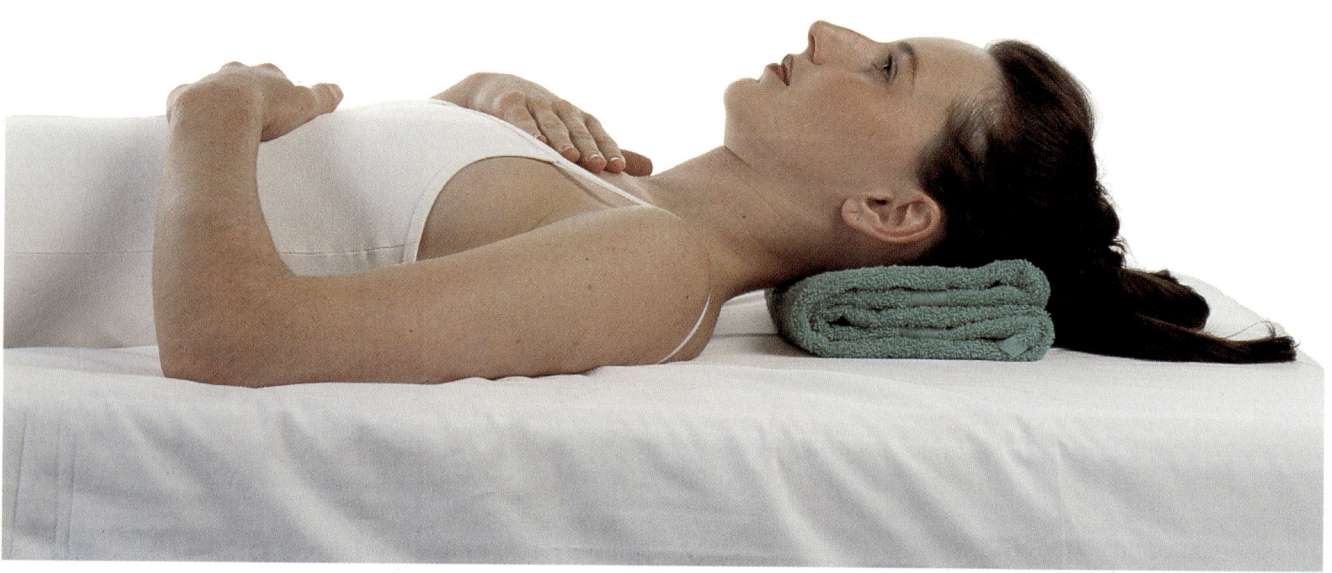

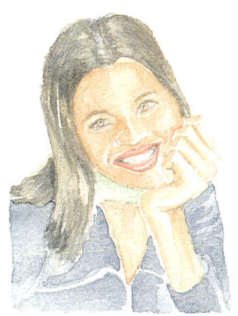

AUTOSUGGESTION UND VISUALISIEREN

Es gibt heute so viele Beweise dafür, dass Gedanken und Gefühle die Entstehung und Entwicklung von Krankheiten beeinflussen, dass die Psyche in jede Therapie einbezogen werden sollte. Der Placebo-Effekt (siehe unten) bietet nur eine von vielen Möglichkeiten, den Verlauf einer Krankheit zu ändern. Autosuggestion und Visualisieren sind einfache, aber erstaunlich wirksame Methoden, die heilende Kraft des Geistes zu nutzen und sowohl die Einstellung zum Leben als auch die Gesundheit zu verbessern.

DER PLACEBO-EFFEKT

Als Placebo-Effekt bezeichnet man die positiven Wirkungen einer Therapie, die an sich wirkungslos ist, an die der Patient aber glaubt. Studien mit Placebos (z. B. Kapseln ohne pharmakologisch aktiven Bestandteil) belegen, dass die Symptome sich bei 30 bis 70% der Patienten, die ausschließlich mit Placebos therapiert wurden, zum Teil drastisch bessern. Es handelt sich dabei nicht etwa nur um ein vorübergehendes, kurzzeitiges Phänomen bei leichtgläubigen Menschen, sondern um echte, nachweisbare und dauerhafte Wirkungen. Gebildete, selbstständige Menschen reagieren sogar besonders günstig auf Placebos. Leider wird dieses erstaunlich wirkungsvolle Heilmittel, das keinerlei Nebenwirkungen hat, kaum genutzt. Alle Ärzte und Heilpraktiker, einerlei ob sie natur- oder schulmedizinisch eingestellt sind, haben dem Placebo-Effekt viel zu verdanken, auch wenn sie es nicht zugeben. Es ist höchste Zeit, dass sie alle die Kraft des Geistes beim Heilungsprozess anerkennen und ihre Patienten dazu anleiten, mit einfachen Methoden wie Autosuggestion und Visualisieren ihre Gesundheit zu fördern.

GEBET UND GLAUBE

Für die Gesundheit ist das Gebet zweifellos ein Segen. Es kann messbare Veränderungen im Körper auslösen: Die Herz- und Atemfrequenz sinkt, der Blutdruck fällt, die Muskeln entspannen sich und die Gehirnwellen zeigen ein anderes Bild. Wie bei anderen Methoden (etwa Meditation) sind diese Wirkungen nicht nur körperlicher Art. Eine umfangreiche Studie zeigt, dass Freude und größere Bewusstheit die wichtigste Folge des Betens sind. Aus anderen Untersuchungen geht hervor, dass gläubige Menschen länger leben, möglicherweise dank der physiologischen Wirkungen des Betens. Betende Menschen werden innerlich ruhig und schöpfen Kraft und Zuversicht, die sie zur Bewältigung alltäglicher Probleme und größerer Sorgen brauchen.

Rechts: Betrachten Sie dieses Bild 5 Minuten lang genau. Schließen Sie dann die Augen und versuchen Sie, die Szene im Geist wachzurufen. Sobald Ihnen das nicht mehr schwer fällt, stellen Sie sich Bilder aus Ihrem eigenen Leben vor, in denen Sie gesund, glücklich und selbstsicher sind und alles im Griff haben.

AUTOSUGGESTION

Die Autosuggestion ist eine Selbsthypnose, die dem Unterbewusstsein positive Bekräftigungen (Affirmationen) einpflanzt, und zwar mehrere Male am Tag jeweils zwanzig- bis dreißigmal. Die berühmteste Affirmation stammt von Emile Coué, der als »Vater der Autosuggestion« gilt: »Es geht mir jeden Tag in jeder Hinsicht besser und besser.« Wenn der Satz oft genug wiederholt wird, gibt das Bewusstsein ihn ans Unterbewusstsein ab und von dort aus beeinflusst er nachhaltig die Einstellung, die Gefühle und letztlich auch die körperliche Gesundheit.

Sie können jeden Satz benutzen, sofern Sie ihn positiv formulieren (»Ich bin voller Energie« ist besser als »Ich bin nicht mehr so müde«). Wiederholen Sie diese Bekräftigung vor dem Schlafengehen, gleich nach dem Aufwachen und wann immer Sie tagsüber daran denken – ohne regelmäßige Wiederholung keine Wirkung! Vielleicht kommen Sie sich dabei albern vor; aber wenn Sie Ihre Gedanken prüfen, stellen Sie fest, dass Sie dieses Verfahren ständig anwenden, meist mit negativen Formeln wie: »Ich bin nicht so gut wie …«, »Das schaffe ich nicht« oder »Ich halte das nicht mehr aus«. Dadurch beeinflussen Sie jeden Aspekt Ihres Lebens! Stellen Sie solche Sätze von nun an auf den Kopf: »Ich schaffe es«, »Ich halte durch« und so weiter – die positive Wirkung bleibt nicht aus.

VISUALISIEREN

Das Visualisieren ist eine uralte Technik, die viele Kinder hervorragend beherrschen, die aber leider nicht gefördert wird. Als Erwachsene hören wir meist auf, unsere visuelle Phantasie zu benutzen, außer wenn wir träumen. Natürlich können wir auch Angst auslösen, indem wir uns immer das Schlimmste vorstellen (einen Autounfall, Versagen in einer Prüfung, Krankheit, Tod usw.).

Die Phantasie ist so mächtig, dass sie eine ähnliche Wirkung hat wie die Realität. Das zeigte ein Experiment mit Menschen, die noch nie Basketball gespielt hatten. Alle übten einen Nachmittag lang, den Ball in den Korb zu werfen; dann wurden sie in drei Gruppen eingeteilt. Die erste Gruppe durfte nicht Basketball spielen, die zweite übte jeden Tag, die Mitglieder der dritten Gruppe visualisierten täglich, wie sie den Ball ins

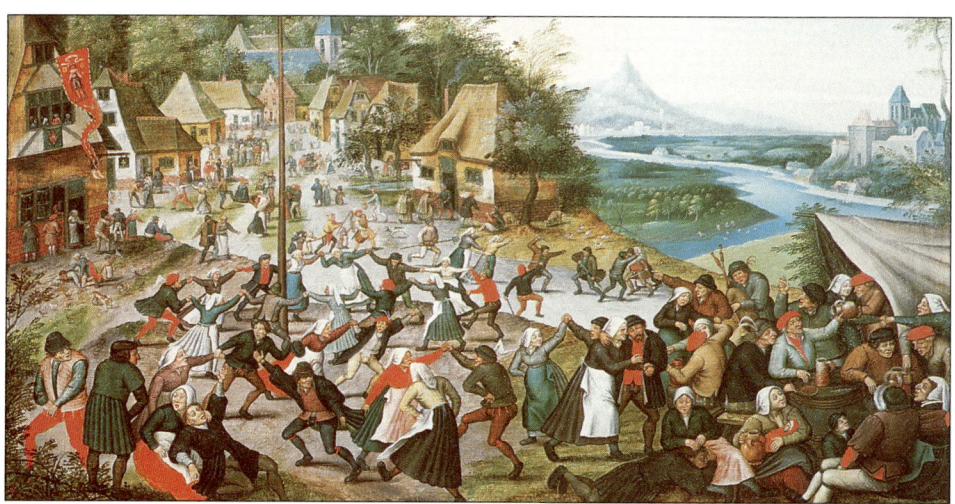

Netz warfen. Nach einem Monat zeigte die erste Gruppe keine Verbesserung, aber die zweite und die dritte hatten fast die gleichen Fortschritte gemacht! Visualisieren kann also weitreichende Folgen für die Gesundheit, die Arbeit, die sportliche Leistung und das Zusammenleben haben. Visualisieren Sie sich so, wie Sie sein möchten, und Sie werden Ihre Ziele eher erreichen.

Vielen Menschen muss man diese Technik erst beibringen. Eine der besten Übungen besteht darin, ein Bild fünf Minuten lang zu betrachten und dann die Augen zu schließen und möglichst viele Einzelheiten zu visualisieren. Öffnen Sie die Augen, sobald das Bild verblasst, schauen Sie es noch einmal an und versuchen Sie, sich an weitere Details zu erinnern.

Sobald Ihr geistiges Auge geschult ist, stellen Sie sich Szenen aus Ihrem Leben vor. Manche Menschen, die nicht visuell veranlagt sind, haben den gleichen Erfolg, indem sie im Geiste hören oder fühlen.

POSITIVES VISUALISIEREN

◆ Visualisieren Sie vor wichtigen Ereignissen, dass Sie Erfolg haben.

◆ Wenn Sie krank werden, visualisieren Sie Gesundheit. Denken Sie nicht ständig daran, wie schlecht es Ihnen geht und was Sie versäumen. Optimisten haben ein stärkeres Immunsystem als Pessimisten!

◆ Glauben Sie daran, dass Ihr Körper stärker ist als die Krankheit. Krebsforscher ermutigten ihre Patienten, sich einen siegreichen Kampf zwischen ihren starken Immunzellen und den angreifenden schwächeren Krebszellen auszumalen. Patienten, die diesen Rat befolgten, lebten durchschnittlich ein Jahr länger. Verwenden Sie Bilder oder Symbole, die Ihnen zusagen.

STRESS – GUT ODER SCHLECHT?

Stress ist ein wichtiger Teil des Lebens und eine Voraussetzung für das Überleben. Er regt die Kreativität an und sorgt für Fortschritte. Gerade in schweren Zeiten wächst und reift unsere Persönlichkeit. Aber viele Menschen können den Stress nicht abbauen und werden dadurch krank. Stress bereitet den Körper auf eine Gefahr vor, sodass er »kämpfen oder fliehen« kann. Stresshormone wie Adrenalin, Noradrenalin und Kortison lösen eine Reihe von Veränderungen aus, die eine intensive körperliche Anstrengung ermöglichen:

◆ Die Atmung beschleunigt sich und wir nehmen mehr Sauerstoff auf.

◆ Das Herz schlägt schneller und der Blutdruck steigt. Daher strömt mehr Blut in die Muskeln (die mehr arbeiten müssen) und ins Gehirn (das schnell und klar entscheiden muss).

◆ Die Leber wandelt gespeichertes Glykogen in Blutzucker um, sodass uns mehr Energie zur Verfügung steht.

◆ Wir schwitzen stärker, sodass der Körper kühl bleibt.

◆ Der Verdauungsprozess wird unterbrochen.

◆ Das alles ist nützlich vor einer körperliche Anstrengung. Wenn Sie sich jedoch im Dauerstress befinden, ohne ihn abreagieren zu können – z. B. weil Sie im Beruf ständig enttäuscht werden und nichts dagegen tun können –, leidet die körperliche und seelische Gesundheit. Manche Menschen blühen allerdings unter Stress geradezu auf, während die meisten krank werden. Folgende Symptome lassen auf zu viel Stress schließen:

◆ Depressionen, Panikattacken, Reizbarkeit, Wutausbrüche, Unentschlossenheit und geringes Selbstwertgefühl.

◆ Abweichendes Verhalten, Rauchen, Trinken, Nagel- und Lippenbeißen, Zähneknirschen, ständiges Klopfen mit den Fingern oder Füßen.

◆ Bluthochdruck, Kopfschmerzen, Schlafstörungen, Durchfall, Neigung zu Infektionen und Allergien.

Entspannungstechniken, Sport und Massage können Stressfolgen lindern. Das ist vor allem dann wichtig, wenn der Stress unvermeidlich ist, etwa nach dem Tod eines geliebten Menschen, in einem sehr anstrengenden oder langweiligen Beruf oder solange Sie kleine Kinder betreuen.

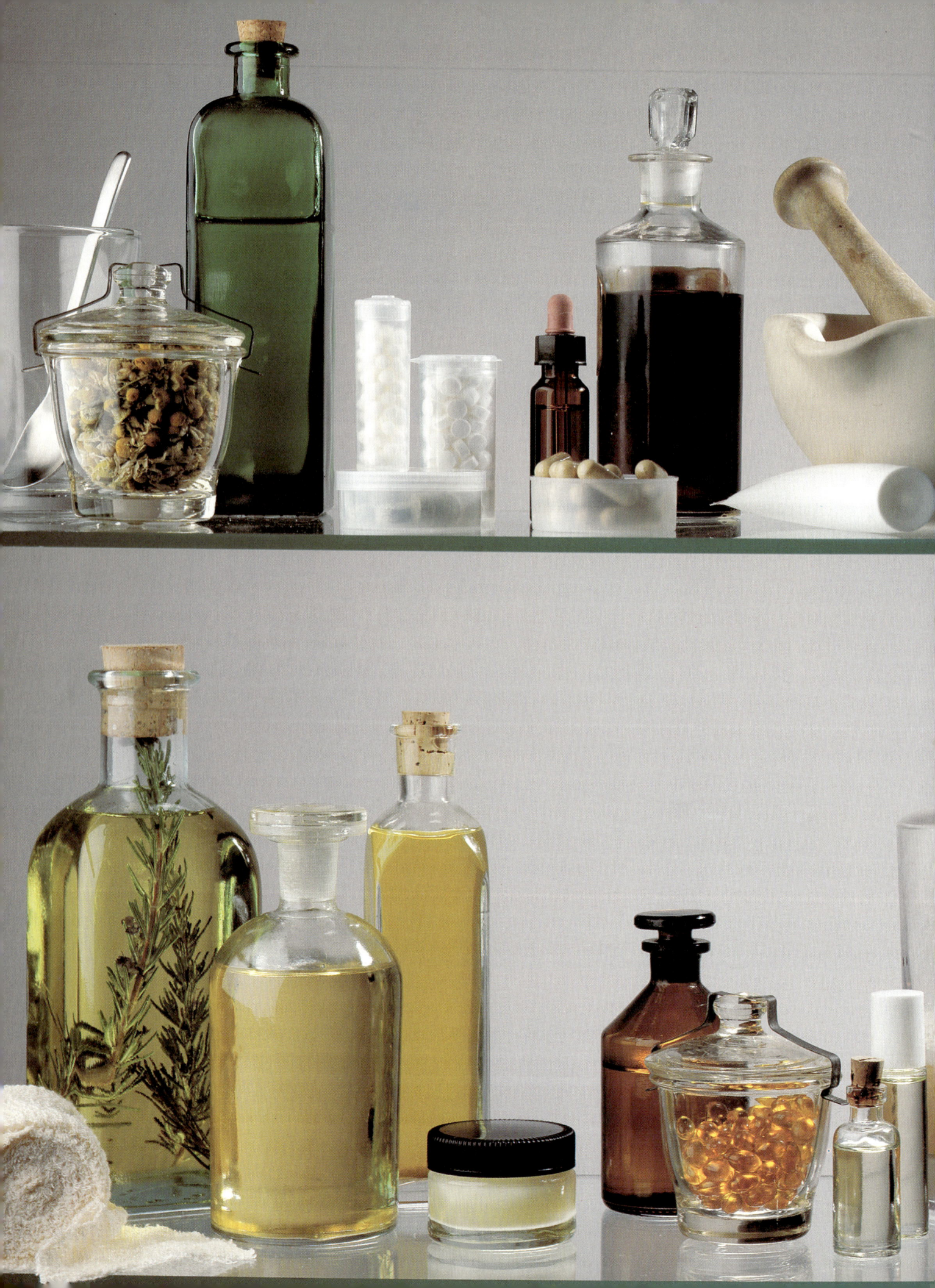

BESCHWERDEN UND IHRE BEHANDLUNG

Gesunde Ernährung, regelmäßige Bewegung und Entspannungsübungen sind die Voraussetzung dafür, dass Körper und Geist gesund bleiben. In diesem Teil des Buches finden Sie darüber hinaus Heilmittel für bestimmte Krankheiten und Beschwerden. Wir beschreiben nur Therapien, die unserer Erfahrung nach wichtig und wirksam sind. Wenn nicht anders angegeben, sollten Sie Ergänzungspräparate täglich nehmen.

Krankheiten und Störungen sind meist nicht auf eine einzige Ursache zurückzuführen. Wir empfehlen daher mehrere Behandlungsmöglichkeiten, die Sie aber nicht alle zu befolgen brauchen. Zum Beispiel lassen sich Depressionen oft durch regelmäßigen Sport, mit zusätzlichen Gaben von B-Vitaminen, Vitamin C oder mit Johanniskraut heilen oder lindern. Experimentieren Sie selbst, bis Sie die wirksamste Kombination gefunden haben.

Oft führen wir mehrere Kräuterarzneien an, obwohl eine genügen würde. Dadurch haben Sie mehr Auswahl und Alternativen, wenn Sie ein Kraut nicht beschaffen können. Die Behandlung sollte mindestens sechs Wochen dauern, damit chronische Beschwerden darauf ansprechen. Wenn Sie innerhalb von drei Monaten keine Besserung spüren, raten wir Ihnen, fachkundige Hilfe zu suchen.

WICHTIGE ALLGEMEINE HINWEISE

- Bevor Sie mit einer Behandlung beginnen, lesen Sie bitte das dazugehörige Kapitel. Achten Sie auf die Warnhinweise, die einigen Therapien beigefügt sind.
- Zur Selbstbehandlung eignen sich nur milde Beschwerden oder Krankheiten, die sich stabilisiert haben. Brechen Sie nie eine medikamentöse Behandlung abrupt ab, sondern verringern Sie die Dosis allmählich unter Aufsicht Ihres Arztes. Mit Ausnahme einiger Kräuter und Ergänzungspräparate, auf die wir speziell hinweisen, vertragen sich alle beschriebenen Heilmittel mit der schulmedizinischen Therapie.
- Schwangere sollten zuerst die Seiten 96-97 über Schwangerschaft lesen, bevor sie mit einer Behandlung beginnen.

DIE DOSIS

- Mit Ausnahme des Kapitels über Kinderkrankheiten gelten alle angegebenen Dosen für Erwachsene. Überschreiten Sie diese Dosis nicht ohne fachkundige Aufsicht. Kinder unter zwölf Jahren nehmen nur die halbe Dosis. Ergänzungspräparate für Kinder unter zwei Jahren müssen mit einem Arzt abgesprochen werden.
- Es ist unmöglich, für alle im Handel befindlichen Kräuterpräparate die richtige Dosis anzugeben. Richten Sie sich nach den Angaben auf oder in der Packung. Die richtige Dosierung für selbst gemachte Kräuterpräparate finden Sie auf Seite 34 im Kapitel »Heilen mit Kräutern«.
- Wenn Sie im Text keine Angaben zur Dosis finden, richten Sie sich nach den Empfehlungen des Herstellers.

KINDERKRANKHEITEN

D ie folgenden Ratschläge sind als Soforthilfe gedacht. Wenn das Kind nicht innerhalb von 24 Stunden darauf anspricht oder sein Zustand sich verschlimmert, sollten Sie sofort einen Arzt verständigen.

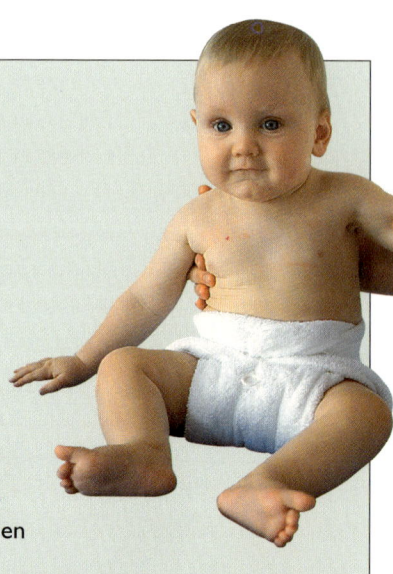

WARNUNG Geben Sie Kindern unter einem Jahr nur pasteurisierten Honig. Roher Honig enthält in sehr seltenen Fällen Botulismusbakterien, die sich in einem unreifen Verdauungssystem vermehren.

STÄRKUNG DES IMMUNSYSTEMS

ERNÄHRUNG

• Geben Sie dem Kind mehr Obst, Gemüse, Hülsenfrüchte und Vollkornprodukte.

• Geben Sie ihm weniger tierisches Fett und wenig oder gar keine Milchprodukte.

• Geben Sie dem Kind keinen Zucker, keine raffinierten Nahrungsmittel und keine Speisen und Getränke, die Koffein, Farbstoffe und Aromastoffe enthalten.

• Geben Sie einem fiebernden Kind nur frisches Obst oder Fruchtsaft, rohes oder gedünstetes Gemüse und gefiltertes Wasser oder Mineralwasser.

ERGÄNZUNGSPRÄPARATE

Ein Multivitamin- und Mineralstoffpräparat zweimal täglich 200 mg Vitamin C (Kautabletten nur während des Essens, da sie sonst den Zahnschmelz schädigen).

1 mg Zink je kg Körpergewicht (höchstens 10 mg)

KRÄUTER

Echinacea (S. 39)

Knoblauch (S. 36)

Kamille (S. 43)

Traganzwurzel/Huang Qi (S. 36)

ANMERKUNG:

Wenn ein Kind keine Tabletten schlucken kann, zerdrücken Sie sie zwischen zwei Löffeln und vermischen sie mit Essen oder Honig (siehe Warnung oben).

Oben: *Wenn Borretschkapseln empfohlen werden und das Kind sie nicht schlucken kann, stechen Sie ein Loch hinein und massieren den Inhalt in die Haut der Oberarme oder mischen ihn ins Essen.*

INFEKTIONEN

Die meisten Kinderkrankheiten werden von Viren verursacht, gegen die Antibiotika machtlos sind. Wenn ein Kind häufig an Infektionen leidet, ist sein Immunsystem geschwächt. Als Ursachen kommen in Betracht: Nährstoffmangel, Allergie gegen Nahrungsmittel oder Chemikalien (vor allem bei starker Schleimabsonderung) und Stress.

Hat das Kind Angst oder fühlt es sich in der Schule nicht wohl? Wenn der Stress unvermeidlich ist, können Sport (kein Wettkampfsport), Massage mit Lavendel- oder Kamillenöl und Blütenessenzen Wunder wirken. Stärken Sie auch gezielt das Immunsystem des Kindes (siehe Kasten oben).

ERKÄLTUNGEN UND VIRUSGRIPPE
Siehe S. 131.

MUMPS (Viren)
ALLGEMEINES
Stärken Sie das Immunsystem (siehe Kasten oben).
HOMÖOPATHIE
Aconitum, wenn die Symptome plötzlich auftreten und das Kind unruhig, ängstlich und durstig ist.
Belladonna, wenn die Haut heiß und gerötet ist und die Drüsen geschwollen sind und pochen.
Mercurius, wenn das Kind heiß ist, schwitzt, sabbert und Mundgeruch hat.
Geben Sie C30 viermal täglich.

KRUPP (95% viral)

ALLGEMEINES
Stärken Sie bei häufigen Rückfällen das Immunsystem (S. 90).

HOMÖOPATHIE
Aconitum

Spongia oder Hepar sulph. Wenn Aconitum nicht innerhalb von 30 Minuten wirkt.

Geben Sie C30 alle 10 Minuten, bis die Symptome abklingen.

AROMATHERAPIE
Massieren Sie 2 Tropfen Eukalyptusöl, verdünnt mit 2 EL Trägeröl, in die Brust ein oder träufeln Sie 5 Tropfen in eine Schale mit dampfendem Wasser in der Nähe des Kindes, um die Luft zu befeuchten.

OHRENSCHMERZEN/ENTZÜNDUNG DES ÄUSSEREN OHRS
Siehe S. 107.

MITTELOHRENTZÜNDUNG (30-50% bakteriell)

ALLGEMEINES
Stärken Sie bei chronischen Entzündungen das Immunsystem (S. 90) und geben Sie dem Kind keine Milchprodukte.

HOMÖOPATHIE
Aconitum, wenn die Symptome plötzlich auftreten und das Kind unruhig, ängstlich und durstig ist.

Belladonna, wenn die Haut heiß und gerötet ist und die Ohren pochen und sehr weh tun.

Chamomilla, wenn das Kind wegen der Schmerzen schlechte Laune hat und ständig getragen werden will.

Pulsatilla, wenn das Kind weinerlich und eine »Klette« ist und die Symptome sich ständig ändern. Geben Sie alle 30 Minuten C30, bis die Symptome abklingen.

WINDPOCKEN (viral)

ALLGEMEINES
Stärken Sie das Immunsystem (S. 90).

HOMÖOPATHIE
Rhus. tox. bei starkem Juckreiz und Unruhe. Geben Sie viermal täglich C30.

KRÄUTER
Ringelblume oder Echinacea. Reiben Sie die Pusteln mit Lotion oder Creme ein.

MASERN (viral)

ALLGEMEINES
Stärken Sie das Immunsystem (S. 90).

HOMÖOPATHIE
Aconitum, wenn plötzlich Fieber, Unruhe und Angst auftreten.

Ferrum phos. im Anfangsstadium, wenn die Symptome noch schwach sind.

Gelsemium, wenn die Symptome einer Grippe ähneln (Muskelschmerzen, Zittern, Benommenheit).

Pulsatilla bei Nasenschleim, verkrusteten Augen und Weinerlichkeit.

Geben Sie viermal täglich C30.

KEUCHHUSTEN (bakteriell)

KRÄUTER
Echinacea

Süßholz (siehe Warnung S. 40).

HOMÖOPATHIE
Drosera

Bryonia, wenn Drosera nicht innerhalb von 30 Minuten hilft. Geben Sie alle 10 Minuten C30, bis die Symptome abklingen.

WINDELAUSSCHLAG

Siehe Hyperaktivität (S. 92), da eine Allergie vorliegen könnte. Wechseln Sie die Windeln oft und lassen Sie sie so lange wie möglich ganz weg. Die Ursache des Ausschlags kann ein Pilz oder eine Kontaktreizung sein. Spülen Sie die Windeln nach dem Waschen gründlich und verwenden Sie keine Weichspüler und kein Talkumpuder.

KRÄUTER
Ringelblume (S. 39). Reiben Sie die betroffenen Hautstellen häufig mit der Salbe ein.

AROMATHERAPIE
Massieren Sie 2 Tropfen Teebaumöl, gemischt mit 2 EL Olivenöl, in die betroffenen Hautstellen ein.

ZAHNEN

HOMÖOPATHIE
Chamomilla, wenn das Baby sehr reizbar und schlecht gelaunt ist und sich beruhigt, wenn man es trägt.

Pulsatilla, wenn das Baby wimmert oder weint und nicht allein sein will. Geben Sie alle 30 Minuten C30, bis die Symptome abklingen.

KOLIK

Koliken bei Kleinkindern sind oft auf Kuhmilch zurück-zuführen und kommen deshalb bei Flaschenernährung häufiger vor. Aber auch Kinder, die gestillt werden, sind nicht immun, da die Muttermilch Kuhmilchmoleküle aus der Nahrung enthalten kann. Wenn das Baby auch an Ekzemen oder anderen Hautkrankheiten, an Verdauungs-beschwerden und Schlafstörungen leidet, sollte die Mutter keine Milchprodukte zu sich nehmen. Falls das nicht hilft, sollte sie (wenn möglich auch das Kind) wichtige Nah-rungsmittel, zum Beispiel Weizen, mit einer Exklusionsdiät testen (S. 19-21) und über die Koliken genau Buch führen, um Zusammenhänge zu erkennen. Eine positive Reaktion kann bis zu 12 Stunden auf sich warten lassen.

ERNÄHRUNG
Geben Sie dem Kind Sojamilch statt Kuhmilch, aber nur nach Absprache mit dem Arzt.

KRÄUTER
Fenchel, Kamille, Pfefferminze oder Rotbusch/Rooibos. Geben Sie alle 2 Stunden 3-4 EL Tee oder dreimal täglich vor den Mahlzeiten 3 EL in einer Flasche.

AROMATHERAPIE
Massieren Sie behutsam 2 Tropfen Kamillenöl, verdünnt mit 2 EL Trägeröl, im Uhrzeigersinn in den Bauch ein.

HOMÖOPATHIE
Chamomilla, wenn das Kind sehr reizbar und zornig ist. Dioscorea oder Colocynthis, wenn Chamomilla nicht hilft. Geben Sie alle 10 Minuten C30, bis die Schmerzen nachlassen.

SCHLAFSTÖRUNGEN

Siehe Hyperaktivität (rechts). Es könnte eine Allergie gegen Nahrungsmittel oder Chemikalien vorliegen.

ERGÄNZUNGSMITTEL
Geben Sie dem Kind die bei Hyperaktivität empfohlenen Ergänzungspräparate. Wichtig ist, dass das Präparat 2 mg Mangan enthält.

KRÄUTER
Kamille und Kalifornischer Mohn.

HYPERAKTIVITÄT/ AUFMERKSAMKEITSDEFIZIT

Dies ist ein Sammelbegriff für eine oder mehrere der fol-genden Störungen: Das Kind kann sich nicht gut konzen-trieren, ist unzufrieden und unberechenbar, weint oft, hat häufig Wutanfälle, ist unbeholfen, berührt ständig Dinge, ist überaktiv und nervös oder unruhig, will nicht schlafen und wacht oft auf.

In zwei Dritteln aller Fälle ist eine Allergie gegen Nah-rungsmittel oder Chemikalien die Ursache der Hyperakti-vität oder der Schlafstörungen. Wenn das Kind außerdem an Kopfschmerzen, Hautproblemen (Windelausschlag, trockene, fleckige Haut, rissige Lippen, Schuppen, Ekzem, seborrhoisches Ekzem), Asthma, Heuschnupfen, Bett-nässen, Schmerzen in den Beinen, Verdauungsstörungen (Blähungen, Durchfall, Verstopfung, Kolik), Müdigkeit, starkem Schweiß, Gier nach Süßigkeiten, ständig laufender Nase und häufigen Infektionen leidet, ist eine Allergie wahrscheinlich. Schuld sind meist Kuhmilch, Konservie-rungs- und Farbstoffe (auch in vielen Medikamenten ent-halten), Weizen, Schokolade, Zucker, Eier und Zitrus-früchte.

Wenn die folgenden Mittel nicht helfen, besteht Ver-dacht auf eine Candidainfektion (S. 130), vor allem wenn das Kind schon oft mit Antibiotika behandelt wurde.

ERNÄHRUNG
Befolgen Sie die Grundregeln einer gesunden Ernährung (S. 13) ohne Fertiggerichte.

ERGÄNZUNGSPRÄPARATE
Multivitamine und -mineralien
100 mg Kalzium
100 mg Magnesium
1 mg pro kg Körpergewicht Zink (höchstens 10 mg)
Zweimal täglich 200 mg Vitamin C
Zweimal täglich Kapseln mit 500 mg Borretschöl (S. 17)

SEBORRHOISCHES EKZEM BEI SÄUGLINGEN

Siehe Hyperaktivität (oben), da Verdacht auf eine Allergie gegen Nahrungsmittel oder Chemikalien besteht.

AROMATHERAPIE
Massieren Sie 2 Tropfen Teebaumöl, vermischt mit 2 EL Olivenöl, in die Kopfhaut ein.

FRAUENBESCHWERDEN

BLASENENTZÜNDUNG (ZYSTITIS)

Hauptsymptome sind häufiger Harndrang und Schmerzen beim Wasserlassen. Der Urin kann trüb sein und unangenehm riechen. Manchmal kommen Unterleibsschmerzen, Fieber und Krankheitsgefühl hinzu. Die Bakterien stammen meist vom After; daher ist Intimhygiene äußerst wichtig (nur von vorne nach hinten abwischen). Verwenden Sie keine parfümierten Toilettenartikel und tragen Sie Baumwollunterwäsche. Häufiger Geschlechtsverkehr erhöht das Risiko, sich zu infizieren (»Flitterwochen-Zystitis«). Auch eine Nahrungsmittelallergie (S. 19-22) oder Candidapilze (S. 130) können Zystitis auslösen. In schweren Fällen sind Antibiotika erforderlich.

ERNÄHRUNG

Ernähren Sie sich gesund (S. 13), meiden Sie Zucker und gezuckerte Speisen und Getränke sowie Koffein. Essen Sie weniger tierisches Fett, aber reichlich frisches Obst und Gemüse. Trinken Sie viel Wasser und täglich 1-2 Gläser reinen Preiselbeersaft zur Vorbeugung.

NAHRUNGSERGÄNZUNGMITTEL

Multivitamine und -mineralien

Zweimal täglich 200 mg Vitamin C

15 mg Zink

KRÄUTER

Echinacea

Knoblauch

Buccostrauch

Bärentraube

(siehe Warnung S. 36)

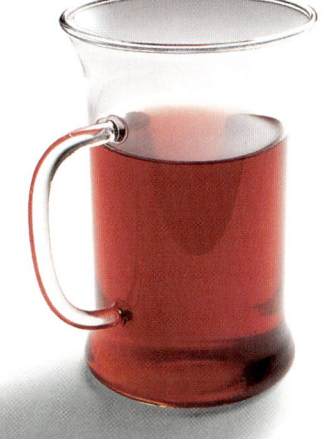

Rechts: *Preiselbeeren und ihr Saft sind bekannt dafür, dass sie Nierensteinen und Infektionen der Harnwege vorbeugen.*
Sie machen den Urin säuerlich, sodass Bakterien sich nicht vermehren, und enthalten Stoffe, die Bakterien einhüllen und daran hindern, sich in den Harnwegen festzusetzen.

UNFRUCHTBARKEIT UND FEHLGEBURTEN

Das ist ein komplexes Problem, das viele Ursachen haben kann, von denen einige nicht zu beseitigen sind. Die folgenden Mittel helfen also nur in manchen Fällen. Mangel an Vitamin E, Zink, Mangan und Fettsäuren sowie giftige Schwermetalle (S. 25) sind mögliche Ursachen. Stress ist eine der Ursachen und sollte durch regelmäßige Entspannungsübungen, aerobe Sportarten und Visualisieren abgebaut werden.

ERNÄHRUNG

Ernähren Sie sich gesund (S. 13), also ohne raffinierte Kohlenhydrate, Zucker und Margarine. Essen Sie weniger tierisches Fett und meiden Sie Alkohol, Koffein und Tabak.

ERGÄNZUNGSPRÄPARATE

Multivitamine und -mineralien

Vitamin-B-Komplex

Zweimal täglich 200 mg Vitamin C

600 mg Vitamin E (siehe Warnung S. 26)

30 mg Zink

Algentabletten nach Empfehlung des Herstellers (S. 25)

1 EL Leinöl

KRÄUTER

Chinesische Engelwurz (siehe Warnung S. 36) harmonisiert den Hormonspiegel der Frau.

AROMATHERAPIE

Mischen Sie 10 Tropfen Muskatellersalbeiöl mit 2 EL Trägeröl und bitten Sie Ihren Partner, Ihnen eine entspannende Ganzkörpermassage zu verabreichen.

SCHEIDENSOOR

Diese Krankheit – sie kommt häufig nach längerer Behandlung mit Antibiotika vor – wird vom Hefepilz Candida albicans verursacht. Symptome sind Scheidenentzündung und weißer Ausfluss. Siehe Candidiasis (S. 130). Weichen Sie einen Tampon in Naturjoghurt ein und führen Sie ihn in die Scheide ein. Wechseln Sie ihn viermal täglich.

AROMATHERAPIE

Mischen Sie 20 Tropfen Teebaumöl mit 3 EL lauwarmem Wasser und spülen Sie damit die Scheide. Oder tauchen Sie einen Tampon in die Mixtur, führen Sie ihn ein und wechseln Sie ihn viermal täglich.

MENSTRUATIONSBESCHWERDEN

Der Menstruationszyklus hängt von einem komplexen Zusammenspiel mehrerer Hormone ab und gerät bei falscher Ernährung, Krankheit und Stress leicht durcheinander.

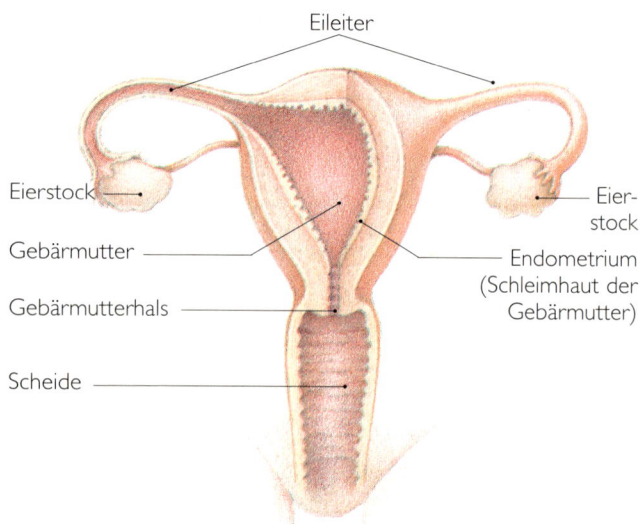

Oben: *Die weiblichen Fortpflanzungsorgane*

WARNUNG Jede Scheidenblutung zwischen Menstruationen oder nach der Menopause muss sofort ärztlich untersucht werden.

DYSMENORRHOE (schmerzhafte Menstruation) MENORRHAGIE (zu lange und zu starke Blutung) SCHMIERBLUTUNGEN UND UNREGELMÄSSIGE MENSTRUATIONEN

Diese Beschwerden sind meist auf Hormonstörungen oder seelischen Stress zurückzuführen.

ERNÄHRUNG

Ernähren Sie sich gesund (S. 13).

ERGÄNZUNGSPRÄPARATE

Multivitamine und –mineralien

200 mg Magnesium

1 EL Leinöl oder 2 g Lebertran (siehe Warnung S. 18)

KRÄUTER

Chinesische Engelwurz (siehe Warnung S. 36) oder Mönchspfeffer (siehe Warnung S. 44), um die Periode zu regulieren

Gemeiner Schneeball bei schmerzhaften Blutungen

ENTSPANNUNG

Regelmäßige Entspannungsübungen und Sport lindern Stress, der eine der Ursachen sein kann.

AMENORRHOE (Ausbleiben der Menstruation) ZU SCHWACHE MENSTRUATION

Mögliche Ursachen für diese Störungen sind Schlankheitsdiäten, übertriebener Sport oder Absetzen der »Pille«. Meist ist der Östrogenspiegel niedrig, was die Einlagerung von Kalzium in den Knochen verringert. Zeitweilige Amenorrhoe ist nicht gefährlich, aber langfristig kann sie zu Osteoporose führen. Natürlich bleibt die Blutung auch bei einer Schwangerschaft aus!

ALLGEMEINES

Siehe Dysmenorrhoe (links).

PRÄMENSTRUELLES SYNDROM (PMS)

An dieser Störung leiden bis zu 40% aller Frauen im Alter zwischen 30 und 50 Jahren. Die vielfältigen Symptome beginnen etwa eine Woche vor der Menstruation und können schwach oder schwer sein: Stimmungsschwankungen, Reizbarkeit, Depressionen, Veränderungen des Geschlechtstriebs, Kopf-, Brust- und Rückenschmerzen, Blähungen, Ödeme in den Fingern und Gelenken. Die Ursache ist meist ein höheres Östrogen-Progesteron-Verhältnis.

ERNÄHRUNG

Es ist wichtig, weniger gesättigtes Fett (Fleisch, Milchprodukte) und Salz zu essen und auf Zucker, verarbeitete Nahrungsmittel, Margarine und Koffein zu verzichten. Ernähren Sie sich überwiegend vegetarisch (Obst, Gemüse, Vollkornprodukte, Hülsenfrüchte).

ERGÄNZUNGSPRÄPARATE

Multivitamine und –mineralien

50 mg Vitamin B6

400 mg Vitamin E (siehe Warnung S. 26)

Zweimal täglich 250 mg Kalzium

Zweimal täglich 200 mg Magnesium

15 mg Zink

1 EL Leinöl oder 2 g Lebertran (siehe Warnung S. 18)

KRÄUTER

Mönchspfeffer (siehe Warnung S. 44)

Chinesische Engelwurz (siehe Warnung S. 36)

Silberkerze (siehe Warnung S. 39)

Salbei (siehe Warnung S. 43)

BEWEGUNG

Regelmäßige Bewegung kann das PMS erheblich lindern.

MENOPAUSE

Die Menopause, das natürliche Ende des Menstruationszyklus, tritt meist im Alter von 45 bis 50 Jahren ein. Der Östrogengehalt des Blutes sinkt und die Folge können Hitzewallungen, Nachtschweiß, eine trockene oder schrumpfende Scheide, Kopfschmerzen, Herzklopfen und Osteoporose sowie Depressionen, Konzentrationsstörungen und Müdigkeit sein.

Nur wenige Frauen denken daran, dass die Menopause keine Phase wie die Pubertät ist, sondern ein Dauerzustand. Darum sind Kräuter einer Hormontherapie überlegen, die im Laufe von Jahren zu schweren Krankheiten führen kann. Auch bei Frauen unter 40 Jahren, deren Gebärmutter entfernt wurde, die aber noch einen oder beide Eierstöcke haben, können diese Symptome auftreten, weil die Östrogenproduktion sinkt.

ERNÄHRUNG

Ernähren Sie sich gesund (S. 13) mit viel frischem Obst und Gemüse und Hülsenfrüchten.

ERGÄNZUNGSPRÄPARATE

Multivitamine und –mineralien

Zweimal täglich 250 mg Vitamin C

400 mg Vitamin E (siehe Warnung S. 26)

Zweimal täglich 500 mg Kalzium

Zweimal täglich 300 mg Magnesium

15 mg Zink

1 EL Leinöl

KRÄUTER

Silberkerze (siehe Warnung S. 39)

Mönchspfeffer (siehe Warnung S. 44)

Chinesische Engelwurz (siehe Warnung S. 36)

Salbei (siehe Warnung S. 43)

Links: Sojabohnen, Mönchspfeffer, Chinesische Engelwurz, Silberkerze und Salbei enthalten reichlich Phytoöstrogene, pflanzliche Substanzen, die den Östrogenspiegel harmonisieren. Sie blockieren die Östrogenrezeptoren und lindern dadurch die Folgen eines zu hohen Östrogenspiegels (z. B. PMS und einige Krebsarten). Da sie aber ebenfalls eine östrogene Wirkung haben, helfen Sie auch bei zu niedrigem Östrogenspiegel, etwa in der Menopause und bei Osteoporose.

OSTEOPOROSE

Im Alter von 50 Jahren verlieren die Knochen von Männern und Frauen allmählich Kalzium, sodass sie brüchiger werden. Die Menopause (siehe links) bewirkt, dass der Verlust bei Frauen viel größer ist. Frauen sollten die Nahrungsergänzungpräparate und Kräuter nehmen, die in der Menopause angezeigt sind; dadurch lässt der Verlust der Knochensubstanz sich bremsen oder sogar umkehren. Regelmäßiger Sport stärkt die Knochen (S. 52). Männer, die an Osteoporose leiden, sollten diesen Rat ebenfalls befolgen, aber auf die für Frauen gedachten Kräuter verzichten.

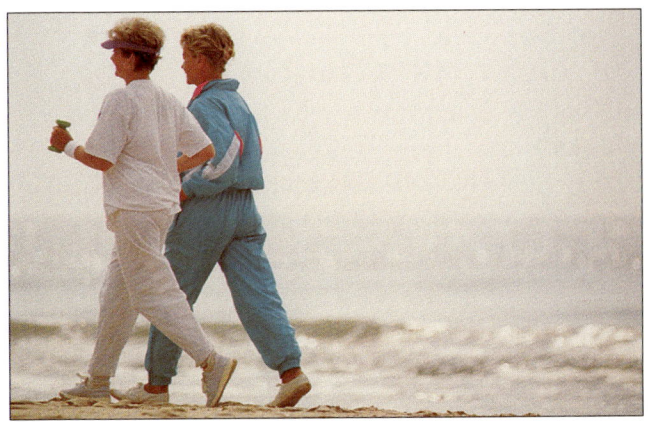

Oben: *Gehen stärkt die Knochen und ist ungefährlich. Es ist die beste Bewegungsform, wenn Sie Osteoporose verhindern wollen.*

DIE »PILLE«

Die empfängnisverhütende Pille enthält eine Kombination aus Östrogen und Progesteron und verhindert den Eisprung. Sie ist zwar heute weniger gefährlich als früher, führt aber zu Nährstoffmängeln und kann Gebärmutterhals-, Brust- und Leberkrebs begünstigen, wahrscheinlich auch Schlaganfälle und Herzinfarkt, Bluthochdruck, Diabetes, Erkrankungen der Gallenblase, Nahrungsmittelallergien, Migräne, Candidiasis und Depressionen. Wenn Sie über 45 Jahre alt sind, noch menstruieren und die Pille nehmen, sollten Sie sich regelmäßig ärztlich untersuchen lassen, vor allem, wenn in Ihrer Familie Fälle von Brustkrebs vorgekommen sind.

SCHWANGERSCHAFT UND GEBURT

Allgemeine Ratschläge und Warnungen finden Sie bei den einzelnen Therapien und in den Abschnitten über Verstopfung, Verdauungsstörungen und Übelkeit.

WICHTIG: Sprechen Sie alle Maßnahmen mit Ihrem Arzt ab.

ERNÄHRUNG

Ernähren Sie sich gesund (S. 13) und achten Sie darauf, dass Sie genügend Eiweiß (frischen Fisch und Geflügel ohne Haut) zu sich nehmen. Wenn Sie Vegetarierin sind, essen Sie reichlich Hülsenfrüchte und Vollkornprodukte. Trinken Sie wenig Kaffee und Tee (zu den Mahlzeiten gar nicht). Verzichten Sie auf Alkohol und hören Sie auf zu rauchen – beides schadet dem Kind, stört die Nährstoffversorgung der Mutter und erhöht das Risiko einer Fehlgeburt drastisch. Wenn Sie an Allergien leiden (S. 19–22), meiden Sie auslösende Speisen und Chemikalien – ein Kind kann schon im Mutterleib überempfindlich werden.

ERGÄNZUNGSPRÄPARATE

Multivitamine und -mineralien mit mindestens 15 mg Zink, 10 mg Vitamin B6 und 400 µg Folsäure. Nehmen Sie 100 mg Vitamin C zu den Mahlzeiten, um die Eisenresorption zu verbessern.

Bei morgendlicher Übelkeit und Bluthochdruck nehmen Sie zusätzlich 30 mg Vitamin B6, zweimal täglich 500 mg Kalzium und zweimal täglich 250 mg Magnesium.

Bei Verstopfung, Hämorrhoiden und Krampfadern nehmen Sie zusätzlich 100 mg Vitamin C und zweimal täglich 250 mg Bioflavonoidkomplex (S. 15).

Bei Depressionen nach der Entbindung nehmen Sie zusätzlich Vitamin-B-Komplex, zweimal täglich 500 mg Kalzium und zweimal täglich 250 mg Magnesium.

KRÄUTER

Trinken Sie sechs Wochen vor der Entbindung zweimal täglich Himbeerblättertee (siehe Warnung S. 43). Um die Milchproduktion zu fördern, trinken Sie eine Abkochung aus Fenchelsamen. Ringelblumensalbe pflegt wunde Brustwarzen und lindert Mastitis. Sie können auch ein frisches, eingeweichtes Kohlblatt als Umschlag in den Büstenhalter legen.

AROMATHERAPIE

Um Schmerzen zu lindern, massieren Sie 5 Tropfen Muskatellersalbeiöl (siehe Warnung S. 49) vermischt mit 1 EL Trägeröl ein, sobald der Geburtsvorgang beginnt.

HOMÖOPATHIE

Beginnen Sie zwei Tage vor der Entbindung, täglich C30 Arnica zu nehmen. Nach der Entbindung nehmen Sie das Mittel zwei Stunden lang jede halbe Stunde und danach zwei Wochen lang dreimal am Tag. Wenn Sie nicht stillen, sollten Sie dem Baby ebenfalls Arnica geben, damit es den Schock der Geburt besser überwindet.

GEWEBESALZE

Calc. fluor. viermal täglich bei Hämorrhoiden und Krampfadern.

Nat. sulph. viermal täglich bei morgendlicher Übelkeit und Verdauungsstörungen einschließlich Dyspepsie.

BEWEGUNG

Mutter und Kind profitieren von regelmäßiger aerober Bewegung. Körperliche Fitness erleichtert die Geburt und beschleunigt die Erholung danach. Gehen und Schwim-

TINKTUREN

Bevor Sie eine Kräutertinktur trinken, geben Sie 3 EL (45 ml) frisch gekochtes Wasser dazu und lassen sie das Ganze abkühlen. Der Alkohol ist dann zum größten Teil verdampft.

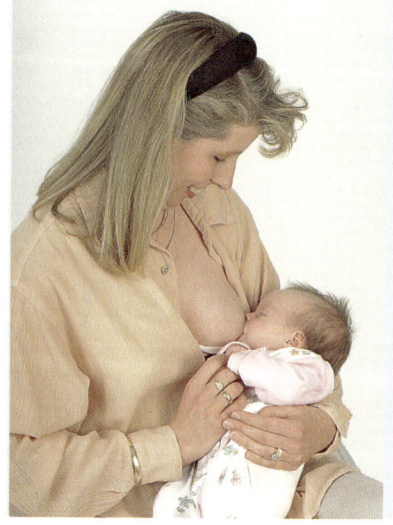

MUTTERMILCH IST DAS BESTE

Muttermilch ist die vollkommene Babynahrung. Sie enthält Wirkstoffe, die das Immunsystem des Kindes stärken und seine Entwicklung fördern. Kinder, die gestillt werden, erkranken viel seltener an Infektionen und Allergien wie Asthma und Ekzem.

men sind besonders zu empfehlen, ebenso Yogakurse. Trainieren Sie die Beckenbodenmuskeln möglichst oft: Spannen und entspannen Sie die Muskeln, mit denen Sie den Harnstrahl anhalten können, zwanzigmal. Diese Übung hilft, Blasenbeschwerden und Gebärmuttervorfall zu verhindern.

AKUPRESSUR

Der Punkt »Vereinte Täler« (Di 4, S. 73) ist für Schwangere nicht zu empfehlen, kann aber bei Geburtsschmerzen sehr hilfreich sein. Drücken Sie so oft wie nötig 1 Minute lang an beiden Händen fest und stetig in Richtung Zeigefinger auf diesen Punkt.

Stimulieren Sie nach der Entbindung mehrere Wochen lang den Punkt »Meer der Energie« (GE 6, S. 72) dreimal täglich 1 Minute lang.

MASSAGE

Regelmäßige Massage (S. 74-77) ist während der Schwangerschaft, nach der Entbindung und für das Baby zu empfehlen. Massieren Sie aber nicht auf Krampfadern.

KÖRPER UND GEIST

Regelmäßige Meditation, Entspannungsübungen und positives Denken wirken den schädlichen körperlichen und seelischen Folgen des Stress entgegen (S. 87). Es gibt Beweise dafür, dass das Ungeborene alles spürt, was die Mutter tut. Was sie entspannt und ihr gut tut, hilft also auch dem Kind.

WARNUNG

- In den ersten drei Schwangerschaftsmonaten meiden Sie am besten alle Kräuter und Aromaöle, es sei denn, der Arzt rät Ihnen dazu. Einzelheiten zu den Kräutern und Ölen finden Sie auf den Seiten 32-45 und 46-49.
- Folgende Kräuter sollten Sie während der Schwangerschaft umsichtig oder gar nicht verwenden: Mönchspfeffer, Aloe Vera, Silberkerze, Chinesische Engelwurz, Mutterkraut, Kanadische Gelbwurzel, Himbeerblätter, Salbei und Bärentraube. Die Pfefferminze kann die Milchproduktion verringern.
- Salbeiöl (S. 49) ist erst zu empfehlen, wenn die Geburtswehen beginnen.

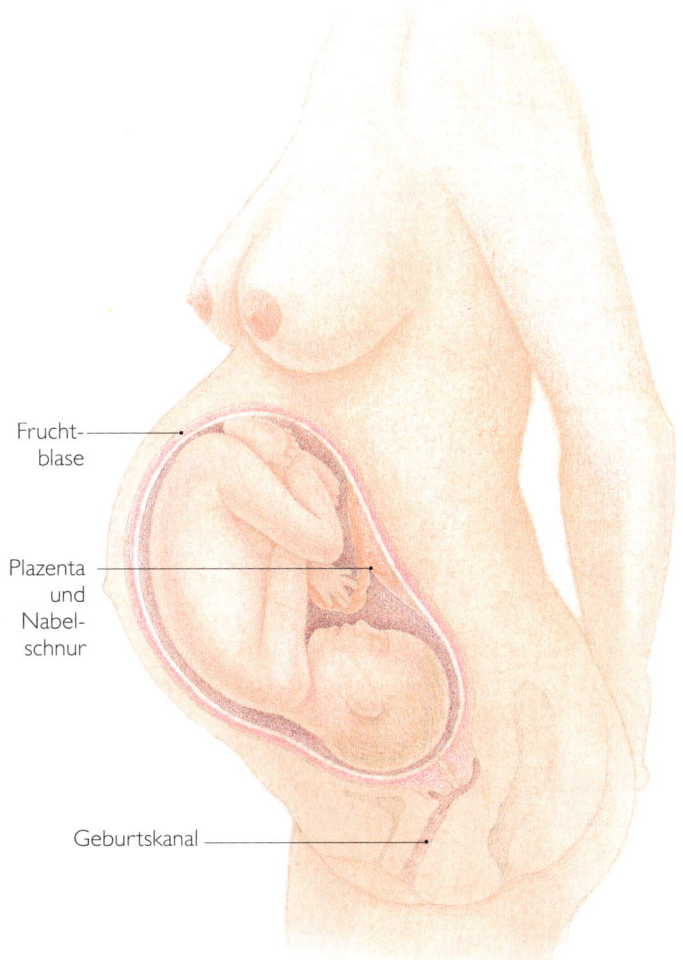

Frucht-blase

Plazenta und Nabel-schnur

Geburtskanal

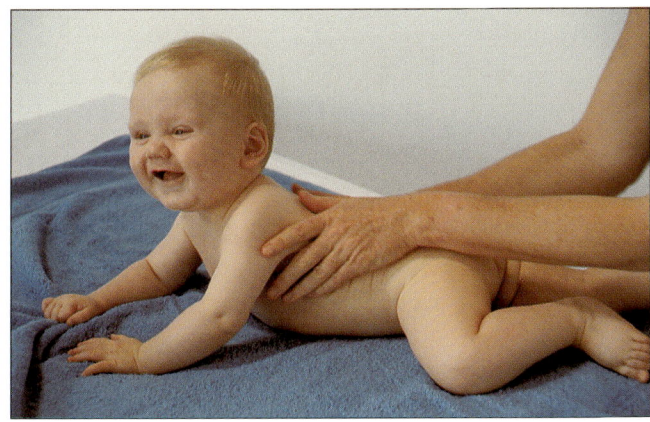

Oben: *Berührung fördert die Gesundheit. Babys, die nur selten berührt werden, produzieren viel mehr Stresshormone, die ihr Wachstum und ihre Entwicklung hemmen.*

Oben: *Kurz vor der Geburt bewegt das Kind sich meist im Becken nach unten. Die Mutter spürt diese »Stellwehen«, auch »Senkwehen genannt«.*

MÄNNERBESCHWERDEN

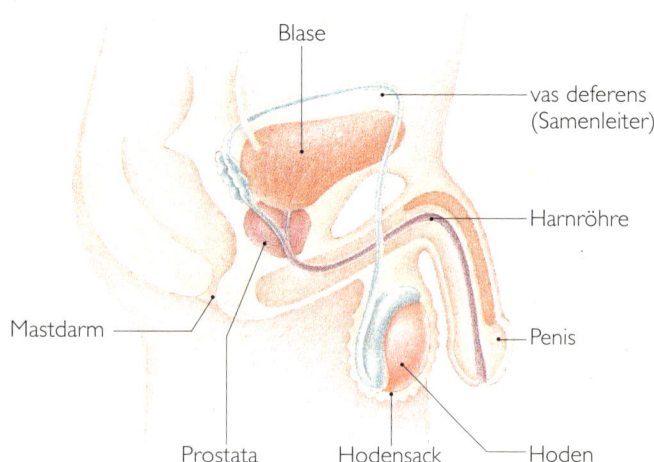

Blase

vas deferens
(Samenleiter)

Harnröhre

Mastdarm

Penis

Prostata

Hodensack

Hoden

Oben: Die männlichen Fortpflanzungsorgane

PROSTATABESCHWERDEN

GUTARTIGE HYPERTROPHIE DER PROSTATA (vergrößerte Vorsteherdrüse)

Wenn diese Drüse, die den Blasenhals umgibt, sich vergrößert, schnürt sie die Harnröhre immer mehr ein.
ERGÄNZUNGSPRÄPARATE
15 mg Zink
1 EL Leinsamen
Phytosterine (S. 14) oder täglich
4 EL Kürbiskerne
KRÄUTER
Zweimal täglich 160 mg standardisierter Extrakt der Sägepalme

PROSTATITIS

Chronische Prostatitis ist selbst mit Antibiotika schwer zu behandeln. Manchmal helfen die folgenden Empfehlungen:
ERGÄNZUNGSPRÄPARATE
Multivitamine und -mineralien
Zweimal täglich 200 mg Vitamin C
15 mg Zink
KRÄUTER
Bärentraube (siehe Warnung S. 36)
Zweimal täglich 160 mg standardisierter Extrakt der Sägepalme

---

WARNUNG

Wenn Sie Probleme mit den Harnwegen haben, müssen Sie einen Arzt aufsuchen. Es kann sich um Prostatakrebs, Geschlechtskrankheiten oder Nierenkrankheiten handeln.

BLASENENTZÜNDUNG UND HARNRÖHRENENTZÜNDUNG

Infektionen der Harnwege kommen bei Männern seltener vor als bei Frauen, da die Harnröhre viel länger ist. Typische Symptome sind Brennen und Juckreiz beim Wasserlassen. Fragen Sie Ihren Arzt!

UNFRUCHTBARKEIT

In den Industrieländern sind 10-20% der erwachsenen Männer nur eingeschränkt fruchtbar. Nährstoffmängel (vor allem Mangel an Zink, Selen, Folsäure und Vitamin C) und die Umweltverschmutzung werden dafür verantwortlich gemacht, dass die Menge und Qualität des Spermas abnimmt. Verzichten Sie auf Tabak und Kaffee, trinken Sie wenig Alkohol und tragen Sie lockere Unterwäsche und Hosen, damit die Hoden kühl bleiben.

HEIKLE CHEMIKALIEN

Viele Chemikalien, die Industrie und Landwirtschaft verwenden, imitieren die Wirkung des Östrogens und lassen sich nur schwer abbauen und ausscheiden. Sie könnten daran schuld sein, dass die Fruchtbarkeit der Männer ständig zurückgeht und hormonabhängige Krebsarten wie Prostatakrebs zunehmen. Phytoöstrogene (in vielen Pflanzen enthalten) bieten einen gewissen Schutz.

ERNÄHRUNG
Essen Sie reichlich frisches Obst und Gemüse sowie Hülsenfrüchte, wenn möglich aus biologischem Anbau, und weniger tierisches Fett und raffinierte Nahrungsmittel.
ERGÄNZUNGSPRÄPARATE
Multivitamine und -mineralien
Zweimal täglich 200 mg Vitamin C
400 mg Vitamin E (siehe Warnung S. 26)
30 mg Zink
200 µg Selen
1 EL Leinöl
Algentabletten (S. 25) wie empfohlen

KREISLAUFBESCHWERDEN

HERZ- UND GEFÄSSKRANKHEITEN

Arterien leiten Blut, Nährstoffe und Sauerstoff in die Körpergewebe. Der Herzinfarkt – die Blockade einer Arterie, die das Herz versorgt – und der Schlaganfall – die Blockade eines Hirngefäßes – sind die häufigsten Todesursachen in den Industrieländern. Die Krankheit beginnt mit Ablagerung des LDL-Cholesterins (S. 15). Dieses Fett oxidiert und verhärtet sich zu Ablagerungen an den Gefäßwänden und die Folge ist Arteriosklerose. Wenn die Ablagerungen dicker werden, nimmt die Durchblutung immer mehr ab und es bilden sich Blutklumpen, die das Gefäß verstopfen. Häufige Symptome der Arteriosklerose sind: Angina pectoris (Schmerzen in der Brust, in der Kehle und im linken Arm nach Anstrengungen), Atemnot, Schwäche, Benommenheit, schlechte periphere Durchblutung und Konzentrationsschwäche. Manchmal treten jedoch keinerlei Symptome auf.

Damit die Arterien sauber und gesund bleiben, müssen Sie Risikofaktoren ausschalten: Übergewicht, Bluthochdruck, Diabetes, hoher LDL-Spiegel, starker Stress, Be-

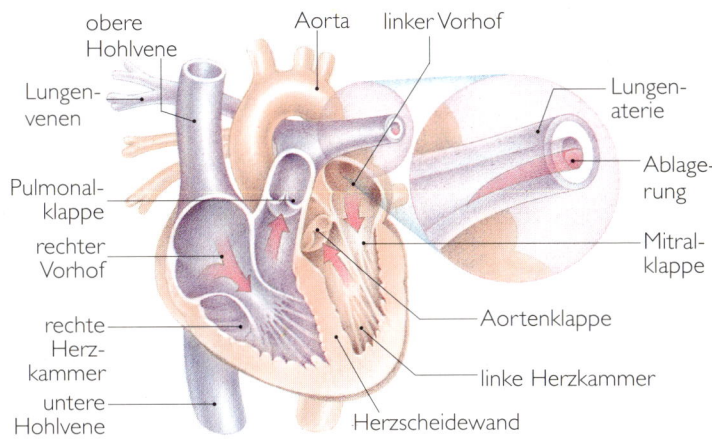

Oben: *Dieser Querschnitt durch das Herz zeigt, wie sich in der Lungenarterie Ablagerungen an den Gefäßwänden bilden.*

wegungsmangel und die »Pille«. Rauchen erhöht den Blutdruck und – wie die Pille – die Wahrscheinlichkeit von Blutgerinnseln. Unterdrückte Wut kann mit der Zeit das Krankheitsrisiko erhöhen.

ERNÄHRUNG

Richtige Ernährung kann den LDL-Spiegel und den Blutdruck senken und den schützenden HDL-Spiegel erhöhen. Achten Sie also auf gesunde Kost (S. 13). Folgende Punkte sind besonders wichtig:

◆ Essen Sie weniger Salz, trinken Sie wenig Alkohol und meiden Sie Koffein.

◆ Meiden Sie weitgehend gesättigte Fette, Milchprodukte, Fleisch und Geflügel.

◆ Essen Sie täglich mindestens sechs Portionen frisches Obst und Gemüse.

◆ Verzichten Sie auf Margarine und verwenden Sie kalt gepresstes Olivenöl anstelle von Pflanzenölen, die reich an Omega-6-Fettsäuren sind (z. B. Saflor-, Mais- und Sonnenblumenöl) und den HDL-Spiegel ebenso senken wie den LDL-Spiegel.

◆ Essen Sie jede Woche zwei oder drei Portionen Fisch (er ist reich an Omega-3-Fettsäuren).

◆ Essen Sie täglich ballaststoffreiche Nahrungsmittel wie Hafer, Gerste und Hülsenfrüchte.

OLIVENÖL – EIN LEBENSELIXIER DES MITTELMEERES

Die typische Kost der Kreter enthält 45% Fett, davon stammen 30% aus Olivenöl. Trotzdem sind Herzkrankheiten in Europa nirgendwo so selten wie auf Kreta. Olivenöl enthält nämlich viel Ölsäure, ein einfach ungesättigtes Fett. Es reduziert das schädliche LDL-Cholesterin und erhöht das gesunde HDL-Cholesterin. Andere Wirkstoffe im Olivenöl senken den Blutdruck, verdünnen das Blut und verringern die Resorption des Cholesterins im Essen. Außerdem enthält Olivenöl starke Antioxidantien.

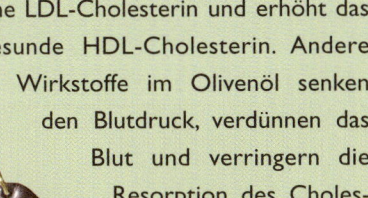

ERGÄNZUNGSPRÄPARATE

Multivitamine und -mineralien

Vitamin-B-Komplex

Zweimal täglich 200 mg Vitamin C

600 mg Vitamin E (siehe Warnung S. 26)

Zweimal täglich 250 mg Bioflavonoidkomplex (S. 15)

Algentabletten (S. 25)

1 EL Leinöl und/oder 2 g Lebertran (siehe Warnung S. 18)

KRÄUTER

Knoblauch

Weißdorn

Lindenblüten

Ingwer

Grüner Tee

Ginkgo

Ginseng (siehe Warnung S. 43)

Sibirischer Ginseng

BEWEGUNG

Regelmäßiges aerobes Training (S. 51-54) senkt das Risiko, herzkrank zu werden, weil es Stress abbaut und Übergewicht verhindert.

ENTSPANNUNG

Regelmäßige Meditation oder Atemübungen lindern negative Stressfolgen.

Links: *Mäßiger Alkoholkonsum (1-2 Gläser am Tag) erhöht den schützenden HDL-Spiegel und senkt den Blutdruck. Wenn Sie mehr trinken, steigt unter anderem die Gefahr, an Krebs zu erkranken. Rotwein enthält reichlich Bioflavonoide und ist das gesündeste alkoholische Getränk.*

GESUNDE ARTERIEN

Bioflavonoide, vor allem Anthocyanidine, Proanthocyanidine und Katechine, sind starke Antioxidantien. Zusammen mit den Vitaminen C und E schützen sie die Arterienwand und hemmen die Oxidation des LDL-Cholesterins, das zu Ablagerungen an den Gefäßwänden wird. Außerdem stärken und tonisieren sie die Kapillaren. Die empfohlenen Kräuter enthalten viele Flavonoide.

BLUTHOCHDRUCK

Hoher Blutdruck ist oft symptomlos und wird nur bei einer ärztlichen Untersuchung entdeckt. Ein Blutdruck zwischen 100/60 und 140/90 gilt als normal. Wenn er zwischen 140/90 und 160/90 liegt, sollten Sie etwas dagegen tun (siehe Herz- und Gefäßkrankheiten). Ein Blutdruck über 160/100 muss ärztlich behandelt werden.

ERNÄHRUNG UND ERGÄNZUNGSPRÄPARATE

Befolgen Sie die Empfehlungen für Herz- und Gefäßkrankheiten und nehmen Sie zusätzlich 500 mg Kalzium und 500 mg Magnesium.

KRÄUTER, DIE DEN BLUTDRUCK SENKEN

Kräuter, die den Kreislauf anregen – z. B. Chili, Ingwer, Zimt und Weißdorn –, senken den Blutdruck, indem sie die Blutgefäße entspannen und erweitern. Sport und Entspannung haben die gleiche Wirkung. Stress, Koffein und Tabak verengen die Blutgefäße und erhöhen den Blutdruck.

Bringen Sie 3 Tassen Wasser und 30 g getrocknete Zimtstangen zum Kochen und lassen Sie es ohne Deckel 20-30 Minuten sieden. Dann abseihen und in den Kühlschrank stellen. Trinken Sie davon mindestens vier Wochen lang dreimal täglich ein Weinglas zwischen den Mahlzeiten.

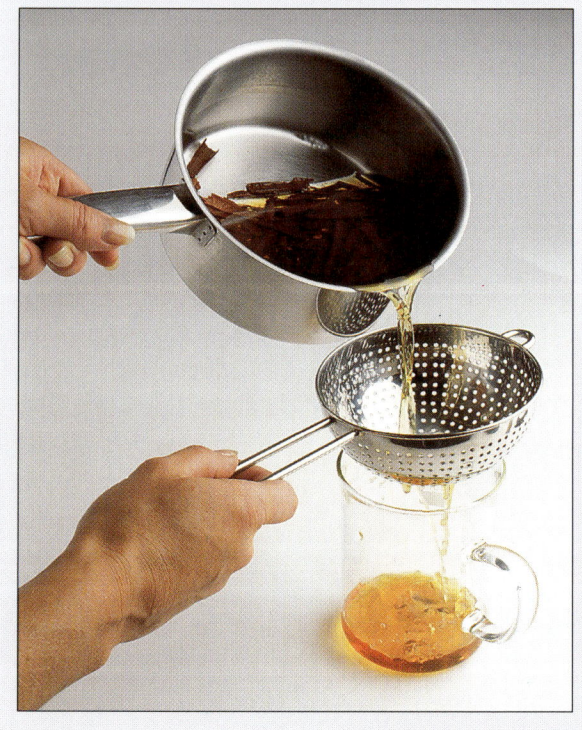

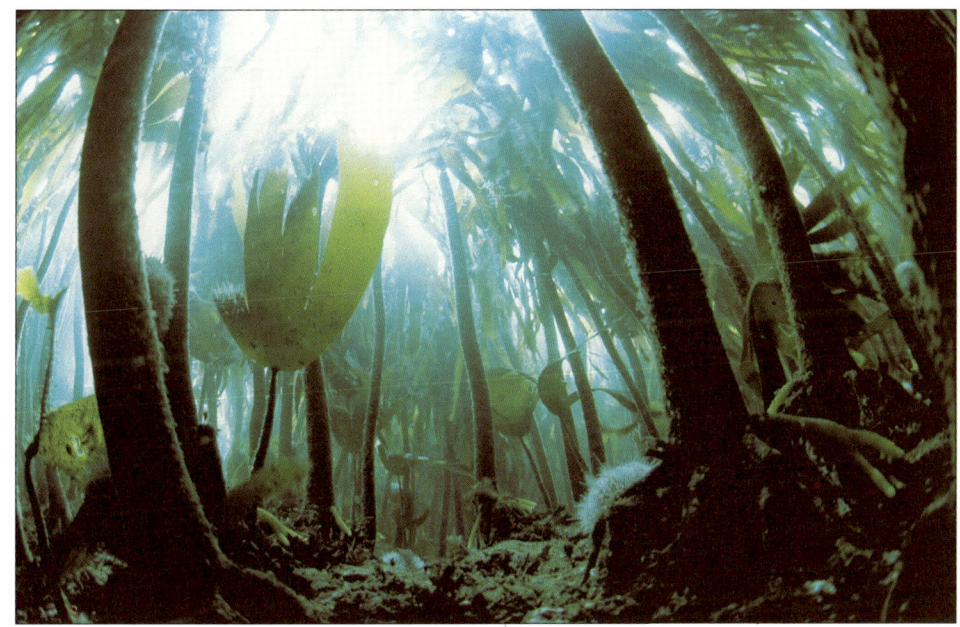

Links: *Die Spezies Fucus und Laminaria sind die wirksamsten Algen. Algen senken den Blutdruck und den Cholesterinspiegel, verdünnen das Blut und mildern die Folgen zu hohen Salzkonsums. Essen Sie getrocknete Algen oder nehmen Sie Algenpulver oder -tabletten. zu sich.*

KRAMPFADERN

ERGÄNZUNGSPRÄPARATE

Zweimal täglich 200 mg Vitamin C

Zweimal täglich 250 mg Bioflavonoidkomplex (S. 15)

KRÄUTER

Hamamelis (siehe Warnung S. 40) auf einer kalten Kompresse, um Venenschmerzen zu lindern.

ÖDEME

Ödeme entstehen, wenn sich zu viel Wasser im Kreislauf ansammelt und aus den Blutgefäßen ins benachbarte Gewebe eindringt. Zu leichten Ödemen kommt es häufig vor der Menstruation, in der Schwangerschaft und nach langem Stehen oder Sitzen. Wenn außerdem das Gewicht erheblich schwankt, besteht Verdacht auf eine Nahrungsmittelallergie (S. 19-21). Konsultieren Sie bei hartnäckigen Ödemen einen Arzt.

ERNÄHRUNG UND ERGÄNZUNGSPRÄPARATE

Befolgen Sie die Ratschläge zu den Herz- und Gefäßkrankheiten (S. 99-100) und nehmen Sie wenig Salz und Zucker zu sich. Essen Sie entwässernde Nahrungsmittel wie Äpfel, Trauben, Sellerie, Petersilie und Spargel und meiden Sie Allergene (S. 19-21).

KRÄUTER

Löwenzahn

Zichorie

Ginkgo

FROSTBEULEN

Wenn Sie sich lange in der Kälte aufhalten und die Haut schlecht durchblutet ist, bilden sich brennende und juckende Frostbeulen. Am meisten gefährdet sind Zehen, Finger und Ohren; sie sollten bei kaltem Wetter besonders gut geschützt werden. Rauchen vergrößert das Risiko.

ERNÄHRUNG UND ERGÄNZUNGSPRÄPARATE

Befolgen Sie die Empfehlungen für Herz- und Gefäßkrankheiten (S. 99-100).

KRÄUTER

Chili (siehe Warnung S. 39)

Ingwer

Zimt

Reiben Sie die Frostbeulen zweimal täglich mit Ringelblumensalbe ein.

AROMATHERAPIE

Legen Sie 3 Minuten eine warme Kompresse auf, dann 1 Minute eine kalte Kompresse oder nehmen Sie abwechselnd warme und kalte Fußbäder. Geben Sie 6 Tropfen Rosmarinöl in jedes Bad und auf jede Kompresse.

HAUT, HAAR UND NÄGEL

HAUTPROBLEME

PICKEL UND FLECKE

Mit diesem Problem haben die meisten Menschen irgendwann zu kämpfen. Es kann vor allem bei Teenagern tiefgreifende seelische Wirkungen haben.

Beteiligt sind zwei Prozesse: Hyperkeratose und zu starke Talgproduktion. In der Pubertät und vor der Menstruation wird mehr Talg gebildet, weil die Nebennieren mehr Androgene herstellen. Der Talg entsteht in den Haarfollikeln, deren Zellen ständig abgestoßen und ersetzt werden. Tote Zellen vermischen sich mit dem Talg und wandern an die Hautoberfläche, wo sie abgewaschen werden. Bei Hyperkeratose verdickt sich die Follikelwand und blockiert die abgestorbenen Zellen und den Talg. Immer mehr Talg wird produziert, das Follikel schwillt an und bildet eine erweiterte Pore oder einen Mitesser. Bakterien bauen den Talg ab und die Folge ist eine Entzündung mit Eiterbildung – ein ausgewachsener Pickel!

Kräftiges Waschen und Schrubben ist nicht zu empfehlen; es verstärkt die Talgproduktion. Erbfaktoren spielen eine große Rolle, aber die folgenden Ratschläge helfen: Waschen Sie sich zweimal täglich mit einem pH-neutralen Mittel. Verwenden Sie kein Hautwasser mit Alkohol. Leichtes Make-up ist erlaubt. Berühren oder quetschen Sie die Pickel nicht – dadurch breitet die Infektion sich aus.

ERNÄHRUNG

Die Ernährung hat keine große Wirkung, aber der Zustand verschlimmert sich oft nach dem Genuss süßer und fettiger Speisen, weil diese das Immunsystem schwächen. Es ist daher sinnvoll, ihren Verzehr einzuschränken. Auch vor Nahrungsmitteln, die viel Jod enthalten (Kelp, Muscheln, Salz usw.), ist abzuraten.

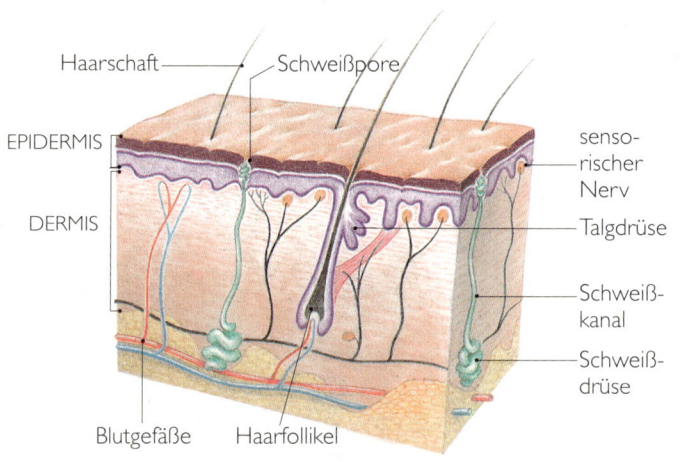

Haarschaft — Schweißpore
EPIDERMIS
sensorischer Nerv
DERMIS
Talgdrüse
Schweißkanal
Schweißdrüse
Blutgefäße — Haarfollikel

Oben: *Querschnitt durch die Haut mit gesunden Follikeln.*

ERGÄNZUNGS-PRÄPARATE

10 mg Betacarotin
Vitamin-B-Komplex
Zweimal täglich 200 mg Vitamin C
400 mg Vitamin E (siehe Warnung S. 26)
15 mg Zink

KRÄUTER

Knoblauch
Echinacea
Ringelblume: Eine Tinktur 1:20 mit Wasser verdünnen und mit einem Wattebausch auftragen
Mönchspfeffer bei Hautflecken vor der Menstruation
Alpha-Hydroxysäure: Eine 5- bis 12-prozentige Lösung (Creme oder Lotion) nach Anweisung auftragen. Bei empfindlicher Haut stärker verdünnen.

AROMATHERAPIE

Tragen Sie bei akuten, schmerzhaften Pickeln zwei- oder dreimal stündlich Teebaum- oder Lavendelöl unverdünnt auf die Pickel auf, sonst dreimal am Tag.

BEWEGUNG

Regelmäßige aerobe Bewegung lindert Stress und Depressionen und regt das Immunsystem und die Durchblutung an.

ALLERGIEN

Ein Bioflavonoid namens Quercetin hemmt die Bildung von Histaminen und lindert Hautprobleme.

ABSZESSE, FURUNKEL UND KARBUNKEL

Sie entstehen meist durch bakterielle Infektion. Zunächst bildet sich eine schmerzhafte rote Schwellung, dann Eiter, der gewöhnlich nach einigen Tagen abgeht. Drücken Sie den Eiter nicht heraus – das verschlimmert die Infektion. Eine Ansammlung miteinander verbundener Furunkel heißt Karbunkel.

ERNÄHRUNG

Ernähren Sie sich gesund (S. 13) mit viel Rohkost (frisches Obst und Gemüse).

KRÄUTER
Echinacea
Knoblauch
Rotulme: Machen Sie aus dem Pulver eine heiße Paste und damit einen Umschlag. Die Haut sollte ständig bedeckt sein (Verband mit Vogelmierensalbe oder Honig)
HOMÖOPATHIE
Arsenicum album bei heißen, brennenden, schmerzenden Abszessen oder Furunkeln.
Belladonna bei Abszessen oder Furunkeln, die sich rasch bilden, sehr rot und schmerzhaft sind und stark pochen.
Hepar. sulph. bei häufigen Furunkeln.
Silica bei Abszessen oder Furunkeln, die sich langsam entleeren oder einen Fremdkörper enthalten. Nehmen Sie alle 2 Stunden C30, bis der Eiter abgeht.

EKZEM UND DERMATITIS

Das Ekzem ist eine Hautentzündung, bei der sich juckende rote Schuppen bilden. Manchmal bilden sich kleine Pusteln, die platzen und nässen. Dermatitis nennt man meist Ekzeme mit äußerer Ursache, zum Beispiel Kontakt mit Chemikalien, Parfümen, Metallen (vor allem Nickel in Uhrenarmbändern) und Pflanzen. Das atopische Ekzem (an dem 3% aller Kinder leiden) ist erblich und geht oft mit Asthma, Heuschnupfen und Nesselsucht einher. Die Ursache ist ein Defekt des Immunsystems, der durch bestimmte Nahrungsmittel und Umwelteinflüsse verschlimmert wird (siehe Allergie, S. 19-21). Sollten Sie nichts anderes zur Hand haben, $1/2$ Tasse Natriumbikarbonat im Badewasser lindert den Juckreiz.
ERNÄHRUNG
Die häufigsten Allergene sind Kuhmilch, Weizen, Eier, Fisch, Zucker und chemische Zusatzstoffe (S. 20-21, Provokationstest und Exklusionsdiät). Meiden Sie Gebratenes und Margarine. Saft oder Brei aus frischen grünen Kohlblättern, auf die Haut aufgetragen und mit einer Bandage bedeckt, bringt oft eine deutliche Erleichterung.
ERGÄNZUNGSMITTEL
Multivitamine und -mineralien
Zweimal täglich 200 mg Vitamin C
Zweimal täglich 400 mg Quercetin zwischen den Mahlzeiten
15 mg Zink
1 EL Leinöl

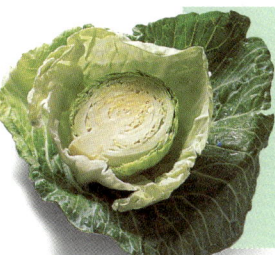

HAUTENTZÜNDUNG
Drei frische, gewaschene Kohlblätter (sie enthalten viel Quercetin) mit 50 ml destilliertem Hamamelis mixen und zweimal täglich auf die entzündete Haut auftragen.

Zweimal täglich 500 mg Borretschöl (S. 17)
Phytosterine (S. 14)
KRÄUTER
Brennnessel
Echinacea oder Rotbusch/Rooibos (einnehmen und auftragen)
Ringelblume, Vogelmiere oder Aloe vera (Salbe oder Extrakt regelmäßig auftragen)
AROMATHERAPIE
Lavendel- oder Kamillenöl in einem kalten Umschlag.

Echinacea

WARZEN (viral)
KRÄUTER UND AROMATHERAPIE
Frischen Knoblauchsaft oder Teebaumöl auf die Warze auftragen und mit luftdichtem Pflaster bedecken. Zweimal täglich wechseln.

PILZINFEKTIONEN
Alle feuchten Körperstellen sind anfällig für Pilze. Ein Pilz ist für Tinea (z. B. Tinea corporis, faciei, manum und pedis) verantwortlich. Er verursacht auch atopische Ekzeme, Fußpilz, verschiedene Flechten und einige Nagelpilzinfektionen. Auch Candidiasis wird von Pilzen verursacht.
ERNÄHRUNG
Ernähren Sie sich gesund (S. 13), um Pilzerkrankungen auszuheilen. Meiden Sie raffinierte Nahrungsmittel, Zucker und Alkohol.
ERGÄNZUNGSPRÄPARATE
Multivitamine und –mineralien
Vitamin-B-Komplex
15 mg Zink
Zweimal täglich 200 mg Vitamin C
KRÄUTER
Zweimal täglich mit Ringelblumensalbe einreiben
Zweimal täglich frischen Knoblauchsaft auftragen
AROMATHERAPIE
5 Tropfen Teebaumöl mit 1 EL Trägeröl mischen und zweimal täglich einreiben.

ALLGEMEINE RATSCHLÄGE ZUR HAAR-, HAUT- UND NAGELPFLEGE

Gesunde Ernährung (S. 13) lindert alle Hautprobleme. Nehmen Sie außerdem ein Multivitamin- und Mineralstoffpräparat, zweimal täglich 200 mg Vitamin C, 15 mg Zink, zweimal täglich 250 mg Bioflavonoidkomplex und täglich 1 EL Leinöl. Bierhefe (täglich 10-15 Tabletten) ist eine vorzügliche Vitamin-B-Quelle für Hautkranke, jedoch nicht bei Hefeallergie oder Candidiasis. Regelmäßige Bewegung ist ebenfalls nützlich.

Schuppen

Schuppen sind meist auf Pilze zurückzuführen. Frischer Zitronensaft oder Apfelessig (mit Wasser 1:20 verdünnt), 30 Minuten vor dem Waschen eingerieben, ist oft sehr wirksam, vor allem bei Juckreiz. Befolgen Sie die allgemeinen Empfehlungen (siehe Kasten oben).

AROMATHERAPIE
10 Tropfen Rosmarinöl, gemischt mit 2 EL Trägeröl, in die Kopfhaut massieren und nach 2 Stunden waschen. 5 Tropfen Rosmarinöl ins Spülwasser geben.

HERPES

Herpes simplex (Bläschenausschlag und Herpes genitalis) Dieses Virus löst anfangs oft keine Symptome aus. Es »schläft« in den Nervenfasern und bricht ab und zu aus, wenn Nährstoffmangel, Krankheiten oder Stress das Immunsystem schwächen. Viren vom Typ 1 sind am häufigsten und rufen Bläschenausschlag in der Mund- und Nasengegend hervor. Der Typ 2 verursacht schmerzhafte Pusteln an den Genitalien. Beide Typen werden während ihrer aktiven Phase durch Körperkontakt (z.B. Küssen oder Sex) übertragen.

ERNÄHRUNG
Ernähren Sie sich gesund (S. 13).
Meiden Sie während der aktiven Phase Erdnüsse, Samenkerne, Schokolade und Getreide – sie enthalten Arginin, eine Aminosäure, die das Wachstum des Virus fördert.

ERGÄNZUNGSPRÄPARATE
Vitamin-B-Komplex
Dreimal täglich 200 mg Vitamin C
15 mg Zink (auch Zinksalbe auftragen)
täglich 500-1000 mg L-Lysin (eine Aminosäure) auf nüchternen Magen
KRÄUTER
Johanniskraut (siehe Warnung S. 40), Echinacea oder Knoblauch auftragen
AROMATHERAPIE
5 Tropfen Teebaumöl, gemischt mit 1 EL Trägeröl, alle 2 Stunden auftragen, sobald die Infektion beginnt
HOMÖOPATHIE
Alle 2 Stunden C30 Nat. mur. bis zur Linderung.
ENTSPANNUNG
Stress begünstigt Herpes. Regelmäßige Entspannung (S. 83-84) und aerobe Bewegung (S. 50-53) sind daher hilfreich.

Herpes zoster (Gürtelrose)

Diese Krankheit wird von einem reaktivierten Windpockenvirus verursacht. Meist entwickelt sich an einer Seite der Brust oder des Rückens ein schmerzhafter Ausschlag mit Pusteln. Wenn er auf der Stirn auftritt, müssen Sie sofort einen Arzt aufsuchen, da die Augen bedroht sind. Schmerzen treten oft noch Monate oder Jahre nach Abklingen des Ausschlags auf. Stress ist eine der wichtigen Ursachen und muss abgebaut werden.

ERGÄNZUNGSMITTEL
400 mg Vitamin E (siehe Warnung S. 26)
15 mg Zink
KRÄUTER
Johanniskraut einnehmen (siehe Warnung S. 40) und die verdünnte Tinktur auf einen kalten Umschlag geben. Capsaicin-Creme (siehe Warnung zum Chili S. 39) auftragen.
AROMATHERAPIE
Teebaumöl auf einen kalten Umschlag träufeln
HOMÖOPATHIE
Rhus tox. oder Hypericum, C30 alle paar Stunden, solange die Symptome stark sind.

PSORIASIS (SCHUPPENFLECHTE)

Das Kennzeichen der Psoriasis sind entzündlich gerötete, mehr oder weniger klar abgegrenzte und mit silbergrauen Schuppen bedeckte scheibenförmige Herde auf der Haut. Salzbäder (1 kg Salz im warmen Badewasser) und behutsames Sonnenbaden lindern die Symptome, Stress verschlimmert sie.

ERNÄHRUNG

Essen Sie wenig tierisches Fett und reichlich Obst, Gemüse, braunen Reis und Kaltwasserfisch. Meiden Sie Alkohol und Margarine – sie stören den Fettstoffwechsel. Umschläge mit Hafermehl, gekochtem Haferschleim und Präparate mit Vitamin D3 wirken entzündungshemmend.

ERGÄNZUNGSPRÄPARATE

Multivitamine und -mineralien
400 mg Vitamin E (siehe Warnung S. 26)
15 mg Zink
1 EL Leinöl oder 2 g Lebertran (siehe Warnung S. 18)
Phytosterine (S.14)

KRÄUTER

Kanadische Gelbwurzel (siehe Warnung S. 40)
Echinacea

AROMATHERAPIE

Lavendel, Sandelholz (wenn die Haut sehr trocken ist) oder Kamille. Massieren Sie 10 Tropfen Aromaöl, gemischt mit 2 EL Trägeröl, in die Haut ein oder träufeln Sie es ins Badewasser.

HOMÖOPATHIE

Arsenicum album bei trockener, rauer, schuppender Haut, deren Zustand sich bei Kälte verschlimmert und bei Wärme bessert. Graphites bei trockener, aufgerissener Haut mit klebrigem Ausfluss. Petroleum bei trockener, aufgerissener, juckender Haut mit dünnem, wässerigem Ausfluss. Sulphur bei roter, stark juckender und brennender Haut, deren Zustand sich bei Wärme und nach dem Waschen verschlechtert.
Nehmen Sie 4 Wochen lang dreimal täglich C6.

NARBENGEWEBE UND KELOIDOSE

ERGÄNZUNGSPRÄPARATE

Dreimal täglich 200 mg Vitamin C
600 mg Vitamin E (siehe Warnung S. 26)
15 mg Zink

KRÄUTER

Destillierten Hamamelis auf Wunden auftragen, um Narbenbildung zu vermeiden.

HOMÖOPATHIE

Graphites bei Keloidose.
Nehmen Sie 4 Wochen lang dreimal täglich C6.

MASSAGE

Regelmäßige Massage mit einer Creme, die Vitamin E enthält, ist eines der besten Mittel gegen Narbenbildung.

TROCKENE HAUT

Befolgen Sie die allgemeinen Empfehlungen für Haare, Haut und Nägel (S. 104). Gießen Sie 1 Tasse Apfelessig ins Badewasser, um die Trockenheit zu lindern. Kakaobutter eignet sich vorzüglich für die Hautpflege.

AROMATHERAPIE

Träufeln Sie 6 Tropfen Sandelholzöl ins Badewasser oder massieren Sie 10 Tropfen, gemischt mit 2 EL Avocadoöl oder Olivenöl, in die Haut ein.

FETTIGE HAUT

Siehe Empfehlungen für Pickel auf S. 102. Tragen Sie Tomatenmark oder frischen Zitronensaft auf, waschen Sie ihn nach 15 Minuten ab und reiben Sie dann eine Lotion aus 2 EL destilliertem Hamamelis, gemischt mit 10 Tropfen Lavendelöl, ein.

ALTERSFLECKEN

Die Ursache sind zum Teil Hautschäden durch freie Radikale. Befolgen Sie die allgemeinen Ratschläge (S. 104). Zitronensaft, Buttermilch, Sauermilch oder Naturjoghurt, zweimal täglich aufgetragen, bleichen die Flecken. Alpha-Hydroxysäure (in einer 10- bis 15-prozentige Lösung) hilft auch.

ALPHA-HYDROXYSÄUREN

Alpha-Hydroxysäuren sind in vielen Nahrungsmitteln, z. B. im Obst und in Milchprodukten, enthalten. Sie regen die Zellerneuerung an, befeuchten trockene Haut, machen die Haut elastischer, beseitigen feine Linien, bleichen Hautflecken und lindern Akne. Die Wirkung tritt innerhalb von sechs Wochen ein. Sie können entsprechende Präparate aber unbegrenzt anwenden.

STRAHLUNGSKERATOSE

Diese Hautschäden sind ein Vorstadium des Hautkrebses. Die rauen, schuppigen, entzündeten Herde heilen nicht aus. Befolgen Sie die allgemeinen Ratschläge (Kasten S. 104).

KRÄUTER

Trinken Sie grünen Tee und reiben Sie die Haut mit Grüntee-Extrakt ein.

NESSELSUCHT

Dieser stark juckende Ausschlag ist eine allergische Reaktion auf Umweltchemikalien oder Nahrungsmittel. Er kann nach körperlicher Anstrengung oder starken Emotionen auftreten.

ALLGEMEINES

Richten Sie sich nach den Empfehlungen für das Ekzem (S. 103).

HOMÖOPATHIE

Aconitum, wenn Emotionen der Auslöser waren.

Urtica urens bei starkem Juckreiz und Brennen.

Rhus tox. bei extremer Unruhe.

Nehmen Sie alle 30 Minuten C30, bis die Symptome abklingen.

HAARPROBLEME

Die Ursache von Haarproblemen können Nährstoffmängel, die Erbanlagen, Stress, starke Hitze, Chemikalien und Medikamente sein. Befolgen Sie die allgemeinen Ratschläge im Kasten auf Seite 104.

AROMATHERAPIE

Geben Sie 3-4 Tropfen Rosmarinöl ins letzte Spülwasser, wenn Ihr Haar dunkel ist, oder 2-4 Tropfen Kamillenöl, wenn Ihr Haar hell ist.

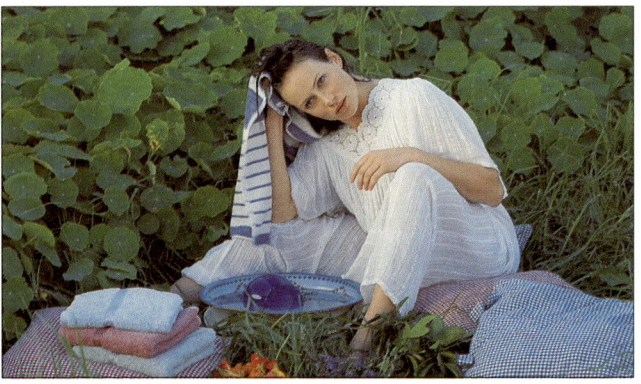

HAARAUSFALL

Plötzlicher Haarausfall kann durch Stress oder Schock ausgelöst werden und muss dementsprechend behandelt werden. Haarwasser mit Biotin und Niacin (Vitamin B3) oder Kräutermixturen mit Jaborandi können den Haarausfall lindern. Befolgen Sie die allgemeinen Empfehlungen im Kasten auf Seite 104.

KRÄUTER

Chinesische Engelwurz (siehe Warnung S. 36), Silberkerze (siehe Warnung S. 39), Mönchspfeffer (siehe Warnung S. 44), Salbei (siehe Warnung S. 43), bei Haarausfall nach einer Schwangerschaft oder in der Menopause.

TROCKENES HAAR

Massieren Sie 2 EL erwärmtes Olivenöl in die Kopfhaut ein und decken Sie das Haar 20 Minuten mit einem heißen, feuchten Handtuch zu (erhitzen Sie es, sobald es abkühlt). Waschen Sie das Haar dann wie gewöhnlich.

FETTIGES HAAR

Waschen Sie das Haar und spülen Sie es mit dem Saft einer Zitrone oder 1/2 Tasse Apfelessig in warmem Wasser.

NAGELPROBLEME

Viele Nagelprobleme sind auf Hautkrankheiten wie Ekzem oder Psoriasis oder auf Pilze oder Bakterien zurückzuführen und müssen entsprechend behandelt werden. Wenn die Nägel lange Zeit im Wasser sind, werden sie brüchig. Auch Nährstoffmangel (vor allem Eisen, Zink, Kalzium und Fettsäuren) spielt eine Rolle. Eisenmangel macht die Nägel dünn und sie können flach werden oder sogar nach oben wachsen (Löffelform). Weiße Flecken sind oft ein Zeichen von Zinkmangel. Brüchige Nägel mit Rillen deuten auf Kalziummangel hin. Richten Sie sich nach den allgemeinen Ratschlägen im Kasten auf Seite 104.

ERGÄNZUNGSPRÄPARATE

10 mg Betacarotin

Zweimal täglich 250 mg Kalzium

Zweimal täglich 500 mg Borretschöl

(siehe Warnung S. 17)

Links: Rosmarin ist das beste Kräutermittel für das Haar. 4 Tropfen Rosmarinöl im Spülwasser fördern die Durchblutung und das Haarwachstum, geben dem Haar Glanz und pflegen die Kopfhaut.

OHREN, NASE UND RACHEN

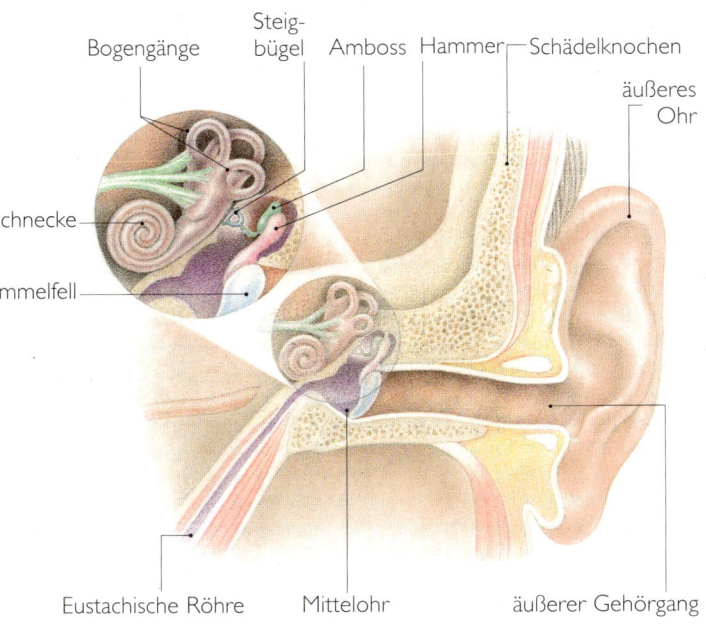

Bogengänge — Steig-bügel — Amboss — Hammer — Schädelknochen

äußeres Ohr

Schnecke

Trommelfell

Eustachische Röhre — Mittelohr — äußerer Gehörgang

Oben: *Querschnitt durch das äußere, mittlere und innere Ohr.*

OHRENBESCHWERDEN

TAUBHEIT

Zeitweilige Taubheit kann auf einen Ohrenschmalz-pfropfen im äußeren Ohr, einen Fremdkörper im Ohr (vor allem bei Kindern) oder eine Infektion zurückzuführen sein. Nur ein Fachmann sollte Pfrofrn oder Fremdkörper entfernen. Stochern Sie nie im Ohr herum. Wie Sie eine Entzündung oder Erkältung behandeln, erfahren Sie in den entsprechenden Kapiteln. Auch Nährstoffmangel und das Alter können das Gehör schwächen.
ERNÄHRUNG
Ernähren Sie sich gesund (S. 13).
ERGÄNZUNGSPRÄPARATE
Multivitamine und -mineralien
Zweimal täglich 200 mg Vitamin C
600 mg Vitamin E (siehe Warnung S. 26)
Zweimal täglich 250 mg Bioflavonoidkomplex (S. 15)
KRÄUTER
Ginkgo

TINNITUS

An dieser äußerst unangenehmen Störung leiden vor allem ältere Menschen – sie hören ständig ein Summen, Klingen, Zischen oder Pfeifen im Ohr. Befolgen Sie die Empfehlungen für Taubheit (unten links).

OHRENSCHMERZEN

Die Ursache kann eine Entzündung des äußeren oder mittleren Ohrs sein; aber auch Sinusitis, Zahnschmerzen, Katarrh und Mumps kommen in Betracht.
KRÄUTER
Wenn das äußere Ohr entzündet ist, träufeln Sie 3 Tropfen Johanniskraut- oder Knoblauchöl ins Ohr und verschließen es mit einem Wattebausch. Drücken Sie eine Wärmflasche an das schmerzende Ohr.

NASEN- UND HALSBESCHWERDEN

KATARRH

Katarrh nennt man eine Entzündung der Schleimhaut, vor allem in der Nase und in den Nebenhöhlen, mit Schleimbildung. Siehe Sinusitis (S. 108-109) und Heuschnupfen/chronische allergische Rhinitis (S. 119).

ZAHNFLEISCHENTZÜNDUNG (GINGIVITIS)

Die Ursache dieser bakteriellen Infektion des Zahnfleischs sind oft bakterielle Beläge. Reinigen Sie die Zähne regel-mäßig mit der Bürste und mit Zahnseide. Streuen Sie Salz als Ersatz für die Zahncreme auf die Bürste.
KRÄUTER
Gurgeln Sie mit grünem oder schwarzem Tee und schlucken Sie ihn dann. Gurgeln Sie dreimal am Tag mit Salbeitee oder mit 3 Tropfen Salbeiöl in 1/4 Tasse Wasser. Nicht schlucken.

TEE

Tee, vor allem grüner Tee, hält die Zähne gesund. Er bekämpft die Bakterien, die Beläge und Abszesse ver-ursachen, und enthält reichlich Fluorid. Auch Mund-geruch, der oft die Folge von Zahnkrankheiten ist, können Sie mit Tee wirksam behandeln.

MUNDGESCHWÜRE

Die Ursache dieser schmerzhaften offenen Stellen können Verletzungen, starke Gewürze oder Süßigkeiten sein, manchmal auch Zahncreme. Versuchen Sie, die Ursache zu meiden. Streuen Sie Salz anstelle der Zahncreme auf die Bürste.

KRÄUTER

Gurgeln Sie dreimal am Tag mit Salbeitee oder mit 3 Tropfen Salbeiöl in ¼ Tasse Wasser. Nicht schlucken.

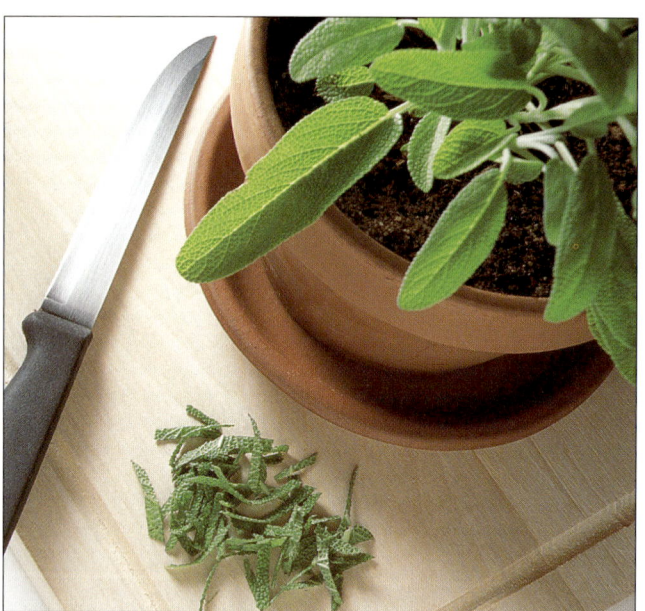

Oben: *Salbei hilft vor allem dem Mund und dem Hals.*

MUNDSOOR

Er wird vom Hefepilz Candida albicans verursacht. Die schmerzhaften weißen Flecken im Mund entwickeln sich oft nach einer Behandlung mit Antibiotika und sind ein Indiz für ein schwaches Immunsystem. Siehe Candidiasis (S. 130).

KRÄUTER

Gurgeln Sie dreimal täglich mit Ringelblumentee oder verdünnter Tinktur (1 TL auf ¼ Tasse Wasser) und schlucken Sie die Flüssigkeit.

AROMATHERAPIE

Gurgeln Sie mit 2 Tropfen Teebaumöl in ¼ Tasse Wasser oder tupfen Sie das Öl auf die Flecken. Nicht schlucken.

SINUSITIS

In der Augen- und Nasengegend befinden sich kleine Nebenhöhlen im Schädel. Die Schleimhäute, die sie auskleiden, können sich entzünden und sondern dann Schleim ab. Als Ursachen kommen Infektionen und Reizungen (durch Staub, Rauch usw.) in Frage. Chronische Sinusitis kann mit einer Nahrungsmittelallergie zusammenhängen (oft sind Milchprodukte schuld). Stress verstärkt die Symptome und sollte mit Bachblüten (S. 64-67) und Entspannungsübungen (S. 83-84) behandelt werden.

ERNÄHRUNG UND ERGÄNZUNGSPRÄPARATE

Befolgen Sie die Empfehlungen für Halsentzündung (siehe nächste Seite).

KRÄUTER

Knoblauch

Chili (siehe Warnung S. 39)

Echinacea

Kanadische Gelbwurzel (siehe Warnung S. 40)

AROMATHERAPIE

Träufeln Sie 2 Tropfen Eukalyptusöl in eine Schüssel mit kochendem Wasser und atmen Sie den Dampf ein. Massieren Sie dabei die schmerzenden Stellen sanft mit kleinen, kreisförmigen Bewegungen.

Unten: *Ein warmer oder heißer Umschlag lindert die Schmerzen und die Verstopfung der Nebenhöhlen.*

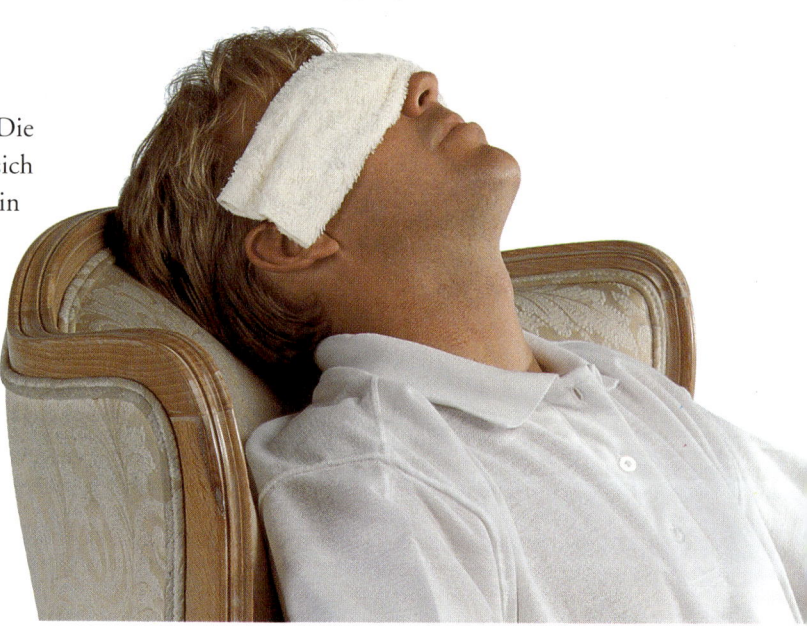

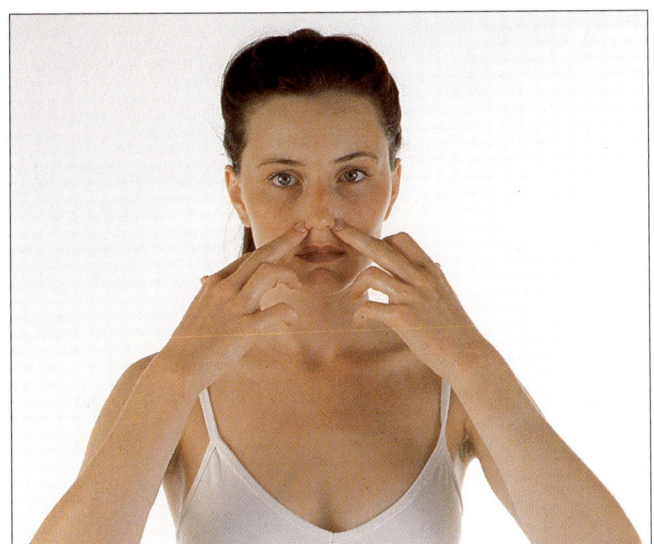

Oben: *Die Punkte »Wohltuender Duft« (Di 20) befinden sich knapp unterhalb der Nasenlöcher.*

AKUPRESSUR

Stimulieren Sie den »Wohltuenden Duft« (Di 20) jede halbe Stunde mehrere Minuten lang, um die Schmerzen in den Nebenhöhlen zu lindern.

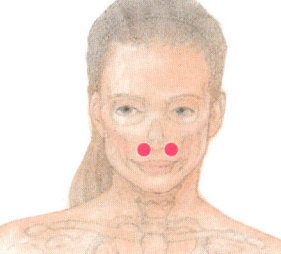

SCHNARCHEN

Übergewicht, Alkohol und Rauchen verschlimmern das Schnarchen, das bei Männern häufiger vorkommt (wegen der Fettpolster am Hals). Die wirksamste Therapie ist eine vernünftige Gewichtsabnahme.

ENTSPANNUNG

Machen Sie vor dem Schlafengehen die Atemübungen, die auf Seite 84 beschrieben werden, und versuchen Sie, nicht auf dem Rücken zu schlafen.

HALSENTZÜNDUNG
(Laryngitis, Pharyngitis, Tonsillitis usw.)

Wenn Sie häufig an Laryngitis (Kehlkopfentzündung) leiden, müssen Sie das Rauchen aufgeben und den Alkoholkonsum einschränken.

Häufige Tonsillitis (Mandelentzündung) bei Kindern kann auf eine Nahrungsmittelallergie (S. 19-21) oder Stress zurückgehen. Bachblüten (S. 64-67) helfen bei Stress, insbesondere bei Kindern.

ERNÄHRUNG

Wenn die Halsentzündung mit Fieber einhergeht, fasten Sie am besten 24 Stunden und trinken viel gefiltertes Wasser oder Mineralwasser. Essen Sie dann leicht gedünstetes Gemüse, Salat und braunen Reis. Wenn Sie kein Fieber haben, sollten Sie sich gesund ernähren (S. 13), auf raffinierte Kohlenhydrate (vor allem Zucker) und Milchprodukte verzichten und weniger tierisches Fett essen. Frische Ananas wirkt entzündungshemmend.

ERGÄNZUNGSPRÄPARATE

Multivitamine und -mineralien

Dreimal täglich 200 mg Vitamin C

Zweimal täglich Zinkglukonat unter der Zunge zergehen lassen oder 15 mg Zink als Tablette nehmen

1 EL Leinöl

KRÄUTER

Ingwer

Knoblauch

Echinacea

Tragantwurzel bei häufigen Infektionen

AROMATHERAPIE

Legen Sie einen kalten Umschlag mit Eukalyptusöl (siehe Warnung S. 49) auf den Hals.

HOMÖOPATHIE

Aconitum bei heißem, trockenem, wundem Hals, wenn die Symptome plötzlich – oft nachts – auftreten.

Belladonna bei schmerzendem Hals, rotem Gesicht und Fieber.

Hepar sulph. bei schmerzendem Hals, der verstopft zu sein scheint.

Mercurius bei schmerzendem, wundem Hals und schlechtem Atem. Nehmen Sie jede halbe Stunde C30, bis die Symptome abklingen.

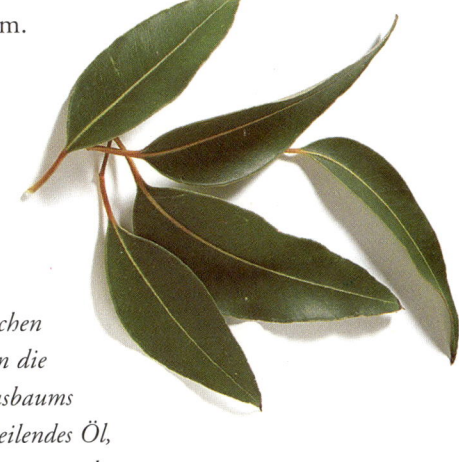

Rechts: *Die australischen Ureinwohner schätzen die Blätter des Eukalyptusbaums sehr. Sie liefern ein heilendes Öl, das Entzündungen hemmt und Schmerzen lindert.*

AUGENBESCHWERDEN

KONJUNKTIVITIS UND GERSTENKORN

Die Konjunktiva oder Bindehaut überzieht den weißen Teil des Auges und die Innenseite der Lider. Sie kann sich bei Infektionen, Allergien (siehe Heuschnupfen) und durch Reizstoffe (z. B. Tabakrauch und UV-Licht) entzünden. Berühren und reiben Sie das Auge nicht und achten Sie bei einer Infektion streng auf Hygiene. Ein Gerstenkorn ist eine entzündete Talgdrüse an der Wurzel einer Wimper.

KRÄUTER
Baden Sie die Augen mit Ringelblumentee oder legen Sie einfach warme Teebeutel 10 Minuten fest auf die geschlossenen Augen.

STAR, SEHTRÜBUNG, MÜDE AUGEN, KURZSICHTIGKEIT UND CHRONISCHE KONJUNKTIVITIS

ERNÄHRUNG
Essen Sie viel frisches Obst und Gemüse, um genügend antioxidative Carotinoide (Lutein und Zeanxanthin) aufzunehmen, die vor allem die Augen schützen.

ERGÄNZUNGSPRÄPARATE
Multivitamine und -mineralien
Zweimal täglich 200 mg Vitamin C
600 mg Vitamin E (siehe Warnung S. 26)

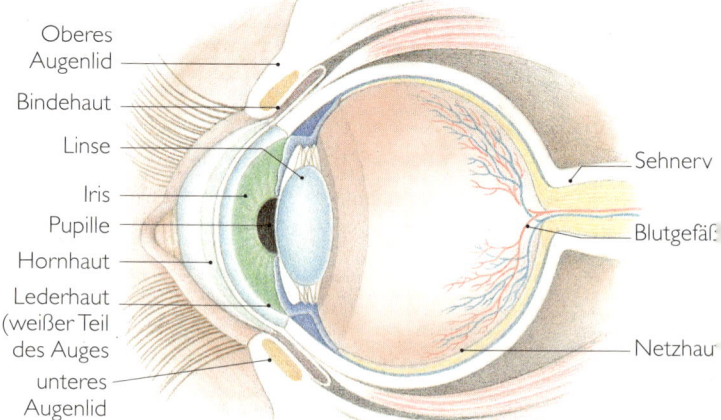

Oben: *Querschnitt durch das Auge.*

Labels: Oberes Augenlid, Bindehaut, Linse, Iris, Pupille, Hornhaut, Lederhaut (weißer Teil des Auges, unteres Augenlid, Sehnerv, Blutgefäß, Netzhaut

KRÄUTER
Heidelbeeren

AKUPRESSUR
»Drittes Auge« (R 24.5). Schließen Sie die Augen und drücken Sie mehrere Male am Tag 1 Minute sanft auf diesen Punkt.

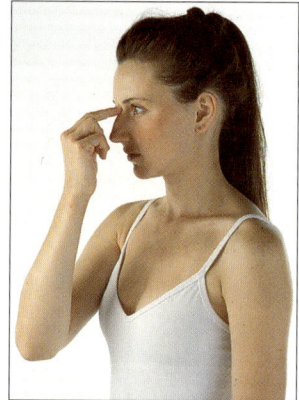

ÜBUNGEN
Die Bates-Methode besteht aus mehreren Übungen, die der New Yorker Augenarzt William Bates entwickelt hat, um die Augenmuskeln zu kräftigen. Regelmäßig praktiziert lindern sie müde Augen, leichtes Schielen, Astigmatismus sowie Kurz- und Weitsichtigkeit. Manche Leute brauchen sogar keine Brille mehr. Machen Sie diese Übungen entspannt, ohne Starren und ohne Sehhilfen.

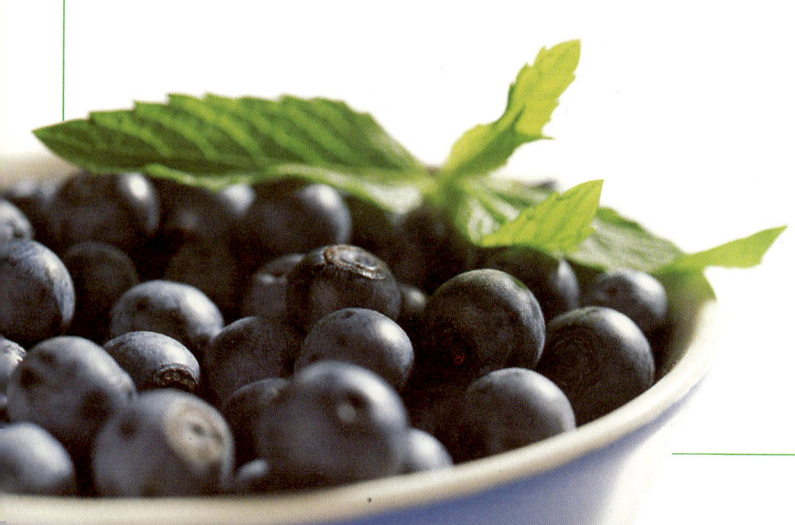

Links: *Heidelbeeren (Blaubeeren) sind reich an Anthocyanidinen. Diese antioxidativen Flavonoide schützen das Auge vor freien Radikalen, die schuld an Star und Sehschwäche sind. Heidelbeerextrakt verbessert die Durchblutung des Auges, erweitert das Sehfeld und fördert die Akkomodation, sodass Sie schärfer sehen. Außerdem lindert er Sehtrübungen, müde Augen und Kurzsichtigkeit.*

DIE BATES-METHODE

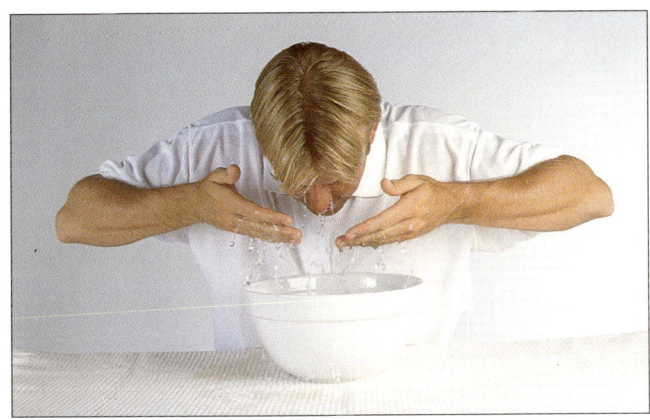

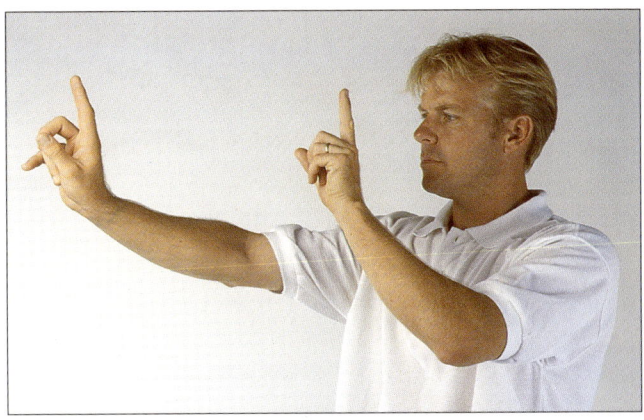

Oben: *Bespritzen Sie die geschlossenen Augen morgens nach dem Aufstehen mehrere Male mit warmem, dann mit kaltem Wasser. Vor dem Schlafengehen machen Sie es umgekehrt. Das fördert die Durchblutung der Augen.*

Oben: *Halten Sie einen Zeigefinger etwa 10 cm vor das Gesicht, den anderen mit gestrecktem Arm direkt dahinter. Blicken Sie abwechselnd auf beide Finger und blinzeln Sie zwischendurch. Wiederholen Sie das mehrere Male, wann immer Sie Zeit haben.*

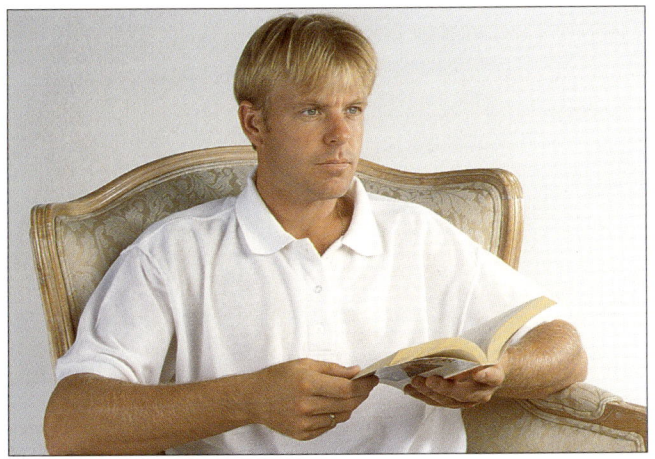

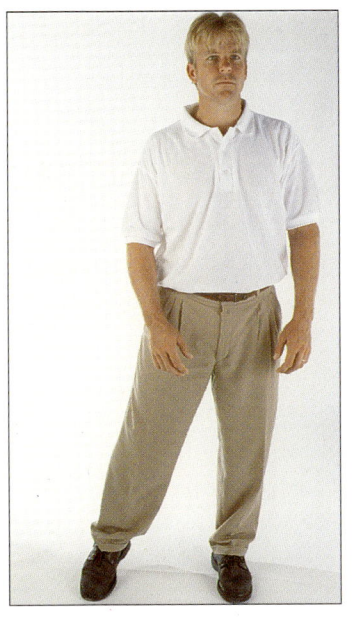

Links: *Stehen Sie mit gespreizten Beinen und wippen Sie sanft hin und her. Entspannen Sie die Augen; sie bewegen sich mit dem Körper. Blinzeln Sie häufig (mindestens alle 10 Sekunden), um die Augen zu säubern und zu befeuchten.*

Oben: *Starren Sie nicht längere Zeit ein Objekt an. Heben Sie z. B. beim Umblättern den Blick und schauen Sie in die Ferne.*

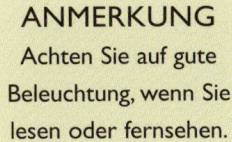

ANMERKUNG
Achten Sie auf gute Beleuchtung, wenn Sie lesen oder fernsehen.

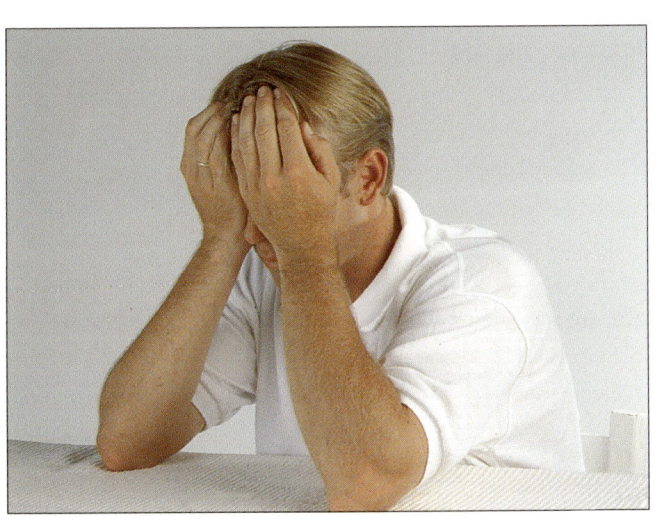

Links: *Stützen Sie die Ellbogen auf den Tisch, bedecken Sie die Augen mit gewölbten Handflächen (ohne sie zu berühren) und entspannen Sie sie 10 Minuten lang völlig. Machen Sie diese Übung zweimal täglich, während der Arbeit am Computer alle 12 Minuten 1 Minute lang. Visualisieren Sie dabei Objekte oder Details, etwa Farben und Strukturen. Bates hielt das Visualisieren für wichtig.*

PSYCHISCHE UND NEUROLOGISCHE BESCHWERDEN

EINE KUR FÜR DIE SEELE

Diese Kur hilft bei Sucht, Essstörungen, Angst, Depression, Müdigkeit, Schlafstörungen und Demenz. Wenn innerhalb von 10 Tagen keine Besserung eintritt, ist dies ein Indiz für eine Nahrungsmittelallergie (S. 19-21) oder Candidiasis (S. 130).

ERNÄHRUNG

Ernähren Sie sich gesund (S. 13) und regelmäßig. Meiden Sie Koffein und Alkohol.

ERGÄNZUNGSPRÄPARATE

Multivitamine und -mineralien

Vitamin-B-Komplex

Zweimal täglich 200 mg Vitamin C

15 mg Zink

1 EL Leinöl

KRÄUTER

Ginseng (siehe Warnung S. 43) oder Taigawurzel

BEWEGUNG UND ENTSPANNUNG

Stress verschlimmert psychische Störungen. Bewegung (S. 50-55) und Meditation (S. 80-82) helfen Ihnen, Stress abzubauen.

BACHBLÜTEN

Wählen Sie eine Blütenarznei, die zu Ihrer Persönlichkeit und zu Ihrer seelischen Verfassung passt.

Unten: Mit Blütenarzneien kann man seelische Probleme erfolgreich behandeln.

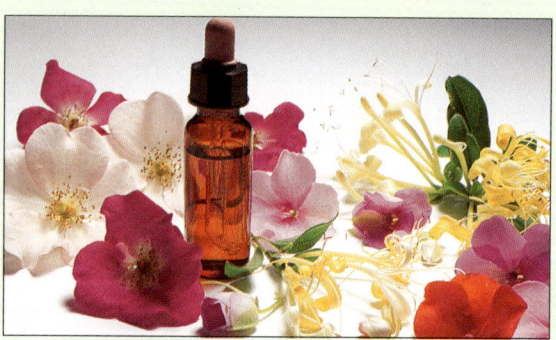

TABAKSUCHT

Die meisten Raucher wollen aufhören, aber von den über 30%, die es versuchen, schaffen es weniger als 3%. Schuld daran sind die Entzugssymptome, zum Beispiel Angst, Reizbarkeit, Konzentrations- und Schlafstörungen und das ständige Verlangen nach Nikotin. Nikotinpflaster oder Nikotinkaugummi verdoppeln die Erfolgsaussichten, Hypnose und Akupunktur helfen bei Willensschwäche und lindern die Symptome. Wichtig ist Vitamin C, weil die meisten Raucher an einem Vitamin-C-Mangel leiden (Mangelsymptome sind Apathie und Depression).

ALLGEMEINES

Machen Sie die »Kur für die Seele« (links).

KRÄUTER

Johanniskraut
(siehe Warnung S. 40)
lindert die Entzugssymptome.

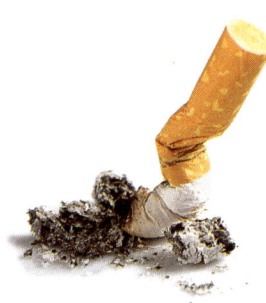

RAUCHEN

Nikotin ist eine stimulierende Droge, die vorübergehend die Stimmung verbessert. Dafür muss der Raucher jedoch einen hohen Preis zahlen. Am gefährlichsten ist nicht das Nikotin, sondern Tausende von schädlichen Substanzen im Rauch, unter anderem Kadmium und Kohlenmonoxid. Aktiv- und Passivraucher leiden häufiger an chronischer Bronchitis, Emphysem, Herzkrankheiten, Bluthochdruck und Krebs (Lungen, Mund, Rachen, Kehlkopf, Pankreas, Blase und Gebärmutterhals). Rauchen verringert nicht nur die Lebensqualität des Rauchers und derjenigen, die passiv mitrauchen müssen, sondern senkt auch die Lebenserwartung um etwa 12 Jahre.

ANOREXIE UND BULIMIE

Alle Essstörungen sind ernst zu nehmen und müssen ärztlich behandelt werden. Zinkmangel kann eine der Ursachen sein.

ALLGEMEINES

Machen Sie die »Kur für die Seele« (S. 112).

ANGST UND PANIKATTACKEN

Sie gehen oft mit Depressionen, Müdigkeit und Schlafstörungen als Teil des Stress-Syndroms einher. Meist sind Nährstoffmängel die Ursache. Diese sollten zunächst ausgeglichen werden. Koffein kann die Symptome verschlimmern.

ALLGEMEINES

Machen Sie die »Kur für die Seele« (S. 112).

KRÄUTER

Johanniskraut (siehe Warnung S. 40)

AKUPRESSUR

Stimulieren Sie mehrere Male am Tag den Punkt »Meer des Friedens« (GE 17), um Angst und Depressionen zu lindern.

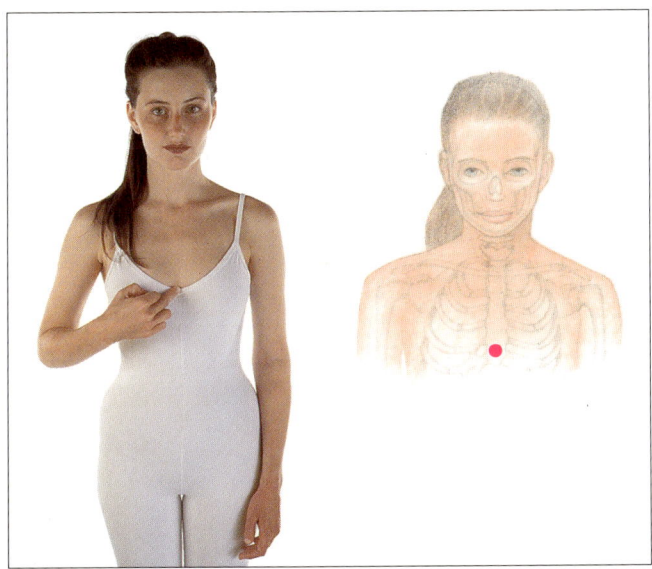

Oben: *Das Meer des Friedens (GE 17) ist oft sehr empfindlich. Sie finden den Punkt in der Mitte des Brustbeins, etwa drei Fingerbreiten oberhalb des unteren Endes.*

BACHBLÜTEN

Rescue Remedy/Notfalltropfen

ENTSPANNUNG

Machen Sie die Atemübung auf Seite 84, sobald Sie Angst bekommen.

DEPRESSIONEN

ALLGEMEINES

Machen Sie die »Kur für die Seele« (S. 112). Wichtig ist regelmäßige Bewegung, die vor allem bei leichter bis mäßiger Depression hilft.

KRÄUTER

Johanniskraut (siehe Warnung S. 40)

Zitronenmelisse

Eisenkraut (siehe Warnung S. 44)

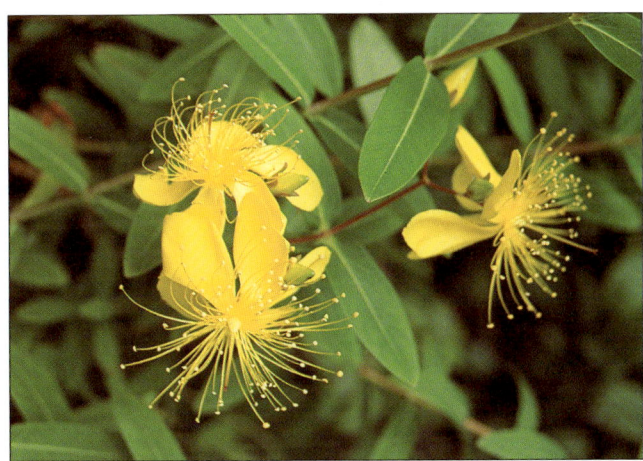

Oben: *Johanniskraut ist sehr wirksam bei milden bis mäßigen Depressionen, Angst und Schlafstörungen. Es ist besser als viele Medikamente und hat keine schweren Nebenwirkungen. Das Kraut sorgt dafür, dass Serotonin (ein beruhigender Neurotransmitter) im Gehirn zirkuliert. Es kann 6-8 Wochen dauern, bis die Wirkung eintritt.*

AGORAPHOBIE

Wer an Agoraphobie (Platzangst. Angst alleine über freie Plätze oder Straßen zu gehen) leidet, hat Angst, einen sicheren Ort zu verlassen. Muss der Kranke ausgehen, sind unerklärliche Panikattacken, Herzklopfen, Atemnot, Benommenheit und Schweißausbrüche die Folge. Nach einer Studie fehlen allen Betroffenen ein oder mehrere B-Vitamine und ihr Zustand bessert sich drastisch, wenn der Mangel behoben wird.

SCHLAFSTÖRUNGEN

ERNÄHRUNG

Machen Sie die »Kur für die Seele« (S. 112). Verzichten Sie auf koffeinhaltige Getränke, Nahrungsmittel und Medikamente. Milch (vor allem Magermilch) fördert den Schlaf nicht. 1-2 TL Honig (siehe Warnung S. 90) oder Zucker in einem beruhigenden Kräutertee regen die Serotoninproduktion an, sodass Sie leichter einschlafen.

ERGÄNZUNGSPRÄPARATE

1000 mg Kalzium und 1000 mg Magnesium vor dem Schlafengehen

KRÄUTER

Johanniskraut (siehe Warnung S. 40)

Kalifornischer Mohn

AROMATHERAPIE

Geben Sie 5-10 Tropfen Lavendelöl ins Badewasser oder träufeln Sie sie auf ein Taschentuch und legen Sie es aufs Kopfkissen. Sie können auch 10 Tropfen Öl, gemischt mit 2 EL Trägeröl, in den Rücken einreiben.

HOMÖOPATHIE

Coffea, wenn Sie völlig wach und geistig rege sind.

Arnica, wenn sie körperlich und geistig übermüdet und unruhig sind und das Bett sich zu hart anfühlt.

Nehmen Sie je C30 unmittelbar vor dem Schlafengehen und eine Stunde vorher.

BEWEGUNG

Regelmäßiger aerober Sport lindert Schlafstörungen.

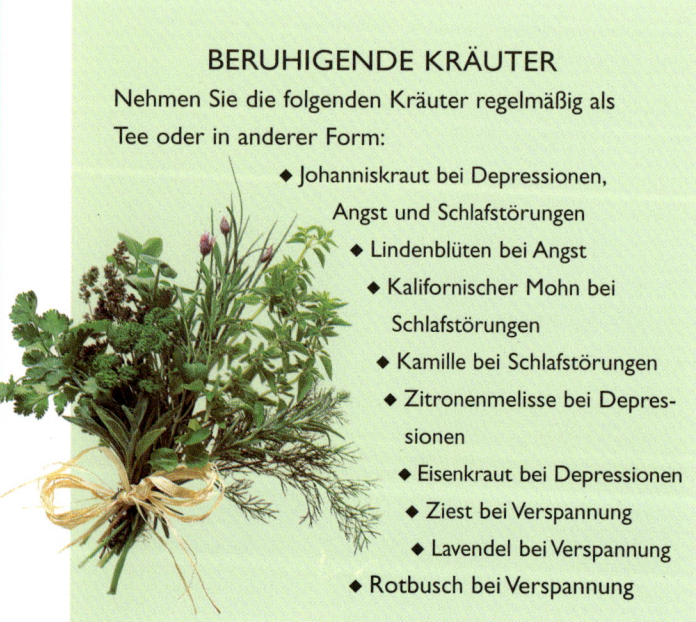

BERUHIGENDE KRÄUTER

Nehmen Sie die folgenden Kräuter regelmäßig als Tee oder in anderer Form:

◆ Johanniskraut bei Depressionen, Angst und Schlafstörungen

◆ Lindenblüten bei Angst

◆ Kalifornischer Mohn bei Schlafstörungen

◆ Kamille bei Schlafstörungen

◆ Zitronenmelisse bei Depressionen

◆ Eisenkraut bei Depressionen

◆ Ziest bei Verspannung

◆ Lavendel bei Verspannung

◆ Rotbusch bei Verspannung

KUMMER

Kummer ist eine natürliche Reaktion auf den Verlust eines geliebten Menschen. Die folgenden sanften Mittel können ihn lindern.

BACHBLÜTEN

In den ersten paar Tagen viermal täglich Notfalltropfen.

HOMÖOPATHIE

Ignatia in den ersten Tagen, wenn Sie sehr aufgewühlt sind und weinen.

Nat. mur., wenn Sie allein sein und nicht getröstet werden möchten.

Staphysagria, wenn Sie wütend über den Schicksalsschlag und seelisch am Ende sind.

Nehmen Sie dreimal täglich C30, solange Sie es brauchen.

ALZHEIMER-KRANKHEIT UND DEMENZ

Lassen Sie sich auf das Nervengift Aluminium untersuchen (S. 25). Meiden Sie Geschirr, Deodorants und säurebindende Mittel, die Aluminium enthalten. Vitamin C, Kalzium und Magnesium hemmen die Absorption dieses Metalls und fördern seine Ausscheidung.

ALLGEMEINES

Machen Sie die »Kur für die Seele« (S. 112).

ZUSÄTZLICHE NAHRUNGSERGÄNZUNGSMITTEL

600 mg Vitamin E (siehe Warnung S. 26)

Dreimal täglich 500 mg Kalzium

Dreimal täglich 250 mg Magnesium

Zweimal täglich 250 mg Bioflavonoidkomplex (S. 15)

KRÄUTER

Ginkgo

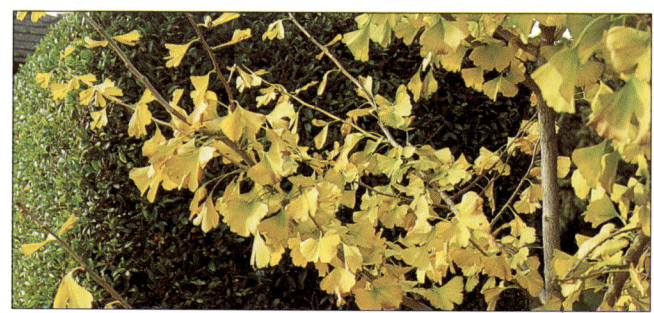

Oben: *Ginkgo biloba, mit dem Alterskrankheiten behandelt werden, enthält mehrere sehr aktive Flavonoide, die starke Antioxidantien sind und das Gehirn und den ganzen Körper vor freien Radikalen schützen.*

DYSLEXIE/LESESCHWÄCHE

Bei dieser Störung liegt oft ein Mangel an Zink und essenziellen Fettsäuren vor. Wenn ein Kind zudem mehrere Symptome hat, die unter Hyperaktivität genannt sind (S. 92), so ist dies ein Indiz für eine Nahrungsmittelallergie. Spezialunterricht ist meist sehr hilfreich, vor allem, wenn er früh beginnt.

ALLGEMEINES
Befolgen Sie die Ratschläge auf Seite 112 (Kasten) und im Kapitel über Allergie (S. 19-21).

ZUSÄTZLICHE ERGÄNZUNGSPRÄPARATE
2 g Lebertran (siehe Warnung S. 18). Hat der Zustand sich nach 4 Wochen nicht gebessert, sollten Sie 1000 mg Borretschöl (siehe Warnung S. 17) versuchen.

KOPFSCHMERZEN

Die häufigste Ursache sind Verspannungen in der Kopfhaut, im Kiefer, im Hals und in der Schulter, verbunden mit schlechter Haltung. Gehen Sie bei hartnäckigen Schmerzen zum Arzt.

ERNÄHRUNG
Meiden Sie Koffein. Es erhöht die Muskelspannung und kann ängstlich machen.

ERGÄNZUNGSPRÄPARATE
Täglich 1 EL Leinöl.

KRÄUTER
Ziest (siehe Warnung S. 43), Lavendel, bei Cluster-Kopfschmerzen (Histaminkopfschmerz) Chili (s. Warnung S. 39)

AKUPRESSUR
Stimulieren Sie die »Tore des Bewusstseins« (GB 20) mehrere Male am Tag 2 Minuten, bis die Schmerzen nachlassen.

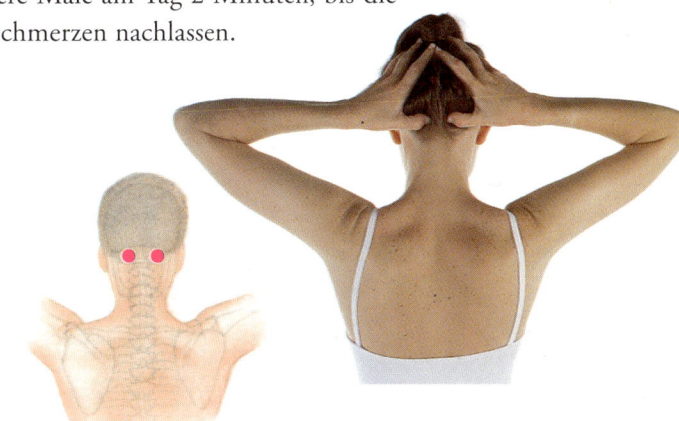

Oben: *Die Tore des Bewusstseins (GB 20) liegen an beiden Seiten der großen Halsmuskeln in den Mulden knapp unter der Schädelbasis.*

MASSAGE
Massieren Sie Kopf und Schultern (S. 77), um die Verspannung zu lösen. Massieren Sie die Schläfen mit unverdünntem Lavendel- oder Rosmarinöl.

GUTE HALTUNG

Heben Sie den Kopf, strecken Sie den Hals. Das Kinn ist parallel zum Boden, die Schultern sind entspannt (links unten). Es ist falsch, den Kopf nach vorne zu schieben (Mitte), weil das den Hals und die Schultermuskeln unnötig belastet.

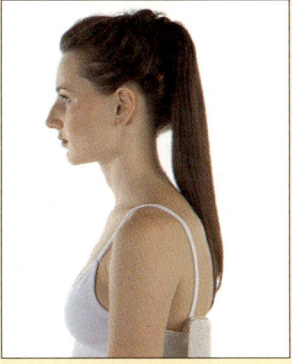

Richtige Haltung

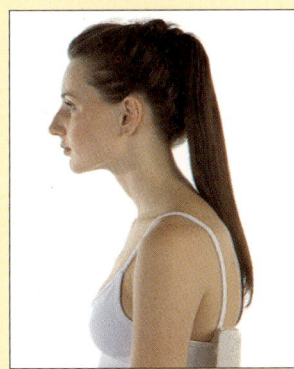

Falsche Haltung

Machen Sie diese Übung mehrere Male am Tag, wenn Sie lange sitzen: Ziehen Sie das Kinn möglichst nahe zum Hals, ohne den Kopf zu beugen oder die Schultern zu heben. Schauen Sie geradeaus. Nach 1 Minute entspannen, dann zehnmal wiederholen.

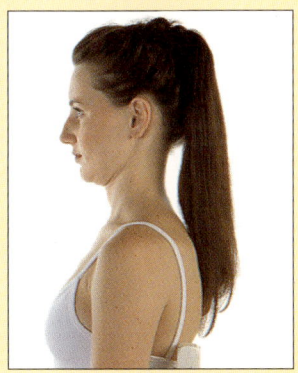

Halsübung

MIGRÄNE

Diese starken, oft einseitigen Kopfschmerzen gehen meist mit einem oder mehreren der folgenden Symptome einher: Sehstörungen, Taubheit, Prickeln, Übelkeit. Bei Kindern sind Allergien (S. 19-21) eine Hauptursache (über 90% der Betroffenen werden bei korrekter Ernährung gesund).

ERNÄHRUNG

Folgende Faktoren können die Schmerzen auslösen: Rauchen, die Pille, Koffein (auch in koffeinhaltigen Getränken und Schokolade), Alkohol (vor allem Rotwein), Zucker, Milchprodukte (besonders Käse), Weizen, hefehaltige Produkte, Leber, Wurst, dicke Bohnen (Saubohnen), eingelegte Heringe, Orangen, Bananen und Zusatzstoffe, vor allem der gelbe Farbstoff Tartrazin (E 102) und Mononatriumglutamat.

ERGÄNZUNGSPRÄPARATE

Multivitamine und -mineralien

50 mg Vitamin B6

Zweimal täglich 200 mg Vitamin C

400 mg Vitamin E (siehe Warnung S. 26)

200 mg Magnesium

1 EL Leinöl oder 2 g Lebertran (siehe Warnung S. 18)

KRÄUTER

Mutterkraut (siehe Warnung S. 44), regelmäßig genommen, kann die Zahl der Anfälle verringern und ihre Schwere lindern.

Ingwer

AKUPRESSUR UND MASSAGE

Siehe Kopfschmerzen (S. 115)

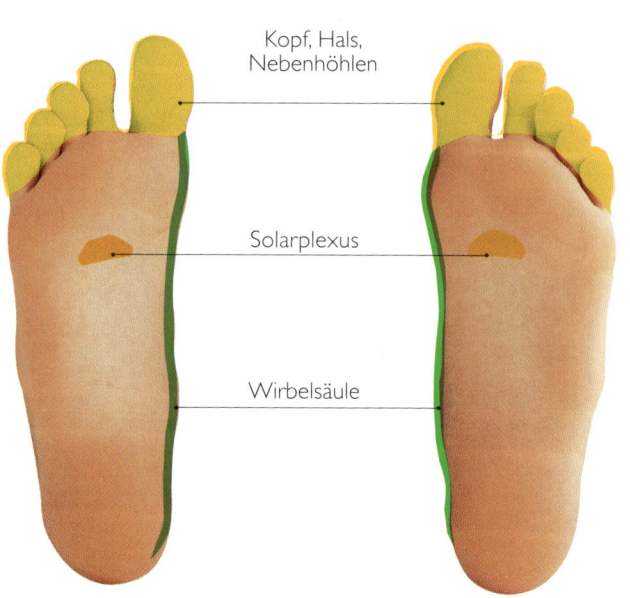

Kopf, Hals, Nebenhöhlen

Solarplexus

Wirbelsäule

WAS IST MIGRÄNE?

Migräne ist eine besonders heftige, anfallsweise auftretende Form von einseitigen Kopfschmerzen, die stunden- oder tagelang anhalten können. Die Anfallshäufigkeit kann von einigen wenigen im Jahr bis täglichen Anfällen reichen. Bei Migräneopfern verklumpen Blutplättchen vor einem Anfall spontan. Auslöser können Nahrungsmittel und Zusatzstoffe sein (vor allem Milch und Tartrazin bei Kindern), die bestimmte Chemikalien freisetzen. Gegen die Blutverklumpung helfen die Vitamine B6, C und E sowie Omega-3-Fettsäuren, Mutterkraut und Ingwer.

Wenn Sie bisher keinerlei Koffein zu sich genommen haben, kann eine Tasse starker Kaffee manchmal eine Migräne beseitigen.

NEURALGIE

Hier handelt es sich um Nervenschmerzen. Bei Trigeminusneuralgie ist der Gesichtsnerv betroffen. Die Anfälle werden mit zunehmendem Alter heftiger. Kalte Zugluft, eine Berührung oder Wasser auf der meist sehr empfindlichen Körperstelle können einen Anfall auslösen.

KRÄUTER

Trinken Sie Johanniskrauttee (siehe Warnung S. 40) und reiben Sie die betroffene Stelle mit Johanniskrautöl ein. Tragen Sie bis zu sechsmal am Tag Capsaicin-Creme auf, bis die Schmerzen nachlassen.

HOMÖOPATHIE

Mag. phos. bei starken Schmerzen, ausgelöst durch kaltes Wasser, Zugluft oder Berührung. Nehmen Sie alle 10 Minuten C30, bis die Schmerzen nachlassen.

Links: *Um Migräne und Kopfschmerzen zu lindern, drücken Sie mit den Daumenspitzen kurz, aber kräftig auf die schattierten Gebiete (S. 73).*

BESCHWERDEN DER ATEMWEGE

ASTHMA

Asthma ist eine entzündliche Krankheit der Atemwege mit einer starken allergischen Grundlage. Viele Faktoren können einen Anfall auslösen: Allergene (Hausstaub, Umweltgifte, Nahrungsmittel, Zusatzstoffe, Medikamente), Stress, Infektionen, körperliche Anstrengung und plötzlicher Temperaturwechsel. Versuchen Sie, den auslösenden Faktor zu entdecken, damit Sie ihn meiden können.

Wenn das Asthma mit Ekzem, Nesselsucht, Heuschnupfen und Verhaltensstörungen einhergeht, ist dies ein Indiz für eine Allergie gegen Milchprodukte, Eier, Weizen, Zucker, Hefe, Fisch, Muscheln, Tartrazin (E 102), Benzoate (E 210-219), Sulphite (E 220-227) oder andere Substanzen. Meist sind mehrere Nahrungsmittel schuld (S. 19-21).

WARNUNG Asthma dürfen Sie nur in milden, stabilen Fällen selbst behandeln. Mit der Einnahme von Medikamenten dürfen Sie nur allmählich unter ärztlicher Aufsicht aufhören.

ERNÄHRUNG
Ernähren Sie sich gesund (S. 13). Essen Sie weniger Zucker und Milchprodukte und mehr Obst und Gemüse. Mögliche Allergene testen Sie mit einer Diät (S. 19-21).

ERGÄNZUNGSPRÄPARATE
Multivitamine und -mineralien
50 mg Vitamin B6
Zweimal täglich 200 mg Vitamin C
Zweimal täglich zwischen den Mahlzeiten 400 mg Quercetin
1 EL Leinöl und/oder 2 g Lebertran (siehe Warnung S. 18)
Phytosterine (S. 14)

KRÄUTER
Echinacea
Chili (siehe Warnung S. 39)
Brennnessel

AROMATHERAPIE
Träufeln Sie 3 Tropfen Eukalyptusöl auf ein Taschentuch und inhalieren Sie.

HOMÖOPATHIE

Aconitum bei plötzlichen Anfällen, die oft durch Kälte ausgelöst werden und Panik auslösen.

Arsenicum album, wenn die Anfälle meist gegen Mitternacht auftreten und der Kranke erschöpft ist, aber nicht still liegen, sondern sich aufsetzen oder umhergehen will.

Chamomilla bei Anfällen, deren Ursache Stress ist oder die mit heftiger Wut einhergehen.

Ipecacuana bei Anfällen, die mit Übelkeit und zähem Schleim einhergehen.

Nat. sulph. bei Anfällen, die durch nasses Wetter, körperliche Anstrengung oder eine Infektion (z.B. Bronchitis) ausgelöst werden.

Nehmen Sie alle 15 Minuten C30, bis es Ihnen besser geht.

AKUPRESSUR
Drücken Sie täglich 1 Minute (und immer dann, wenn ein Anfall naht) auf den »Großen Abgrund« (L 9) an beiden Händen. Atmen Sie dabei tief.

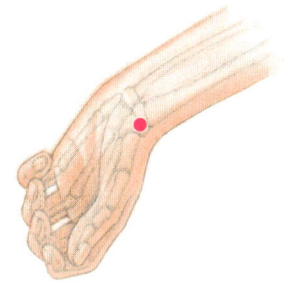 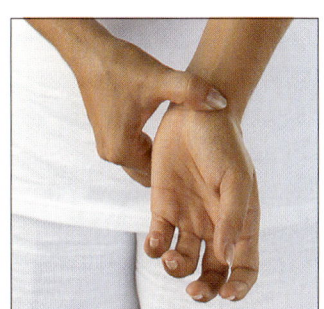

Oben: *Der Große Abgrund (L 9) liegt in der Mulde zwischen Daumen und Handgelenksknochen.*

ENTSPANNUNG
Regelmäßige Atemübungen und Meditation helfen manchen Asthmatikern sehr.

BEWEGUNG
Obwohl plötzliche Anstrengungen einen Anfall auslösen können, ist regelmäßige aerobe Bewegung, zum Beispiel Schwimmen, empfehlenswert, weil sie die Lungen stärkt.

HAUSSTAUB
Die meisten Asthmatiker sind allergisch gegen Hausstaub, der Allergene von Milben, Katzen, Hunden, Schaben und Pilzen enthält. Entfernen Sie »Staubfänger« wie Teppiche, Stofftiere, Polstermöbel und Federbetten und ersetzten Sie sie durch ungefährliche Alternativen.

IONISATOREN

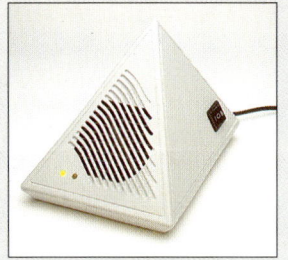

Studien belegen, dass Asthmatiker, vor allem Kinder, sehr von negativen Ionen in der Atemluft profitieren.

Die von Ionisatoren produzierten negativen Ionen sorgen dafür, dass Staub und Allergene sich ablagern.

Die Geräte wirken nur bis 3 oder 4 Meter Entfernung und helfen bei Asthma, Heuschnupfen und anderen Krankheiten der Atemwege.

BRONCHITIS

Bei der akuten Bronchitis sind die Atemwege entzündet. Die Ursache ist eine bakterielle oder virale Infektion. Symptome sind hartnäckiger Husten, gelber oder grüner Schleim, Brustschmerzen und Atemnot.

Chronische Bronchitis ist ernster und kann zu dauerhaften Lungenschäden (z.B. Emphysem) führen. Die Ursache ist meist Rauchen oder unsaubere Luft. Die ungesunden Reizstoffe, die mit der Atenluft in die Lunge gelangen, lösen eine Überproduktion von zähem Schleim aus, den die Lungen nicht entfernen können. Die Atemwege entzünden sich und sind häufig infiziert. Hören Sie auf zu rauchen und meiden Sie unreine Luft.

ERNÄHRUNG

Ernähren Sie sich gesund (S. 13) und meiden Sie Milchprodukte, raffinierte Kohlenhydrate und Zucker, die die Schleimbildung verstärken.

ERGÄNZUNGSPRÄPARATE

Zweimal täglich 200 mg Vitamin C

600 mg Vitamin E (siehe Warnung S. 26)

15 mg Zink

Zweimal täglich 250 mg Bioflavonoide

KRÄUTER

Chili (siehe Warnung S. 39)

Knoblauch

BEWEGUNG

Behutsame körperliche Bewegung, zum Beispiel längeres, langsames Gehen, allmählich über größere Distanzen, stärkt die Lungen bei chronischer Bronchitis.

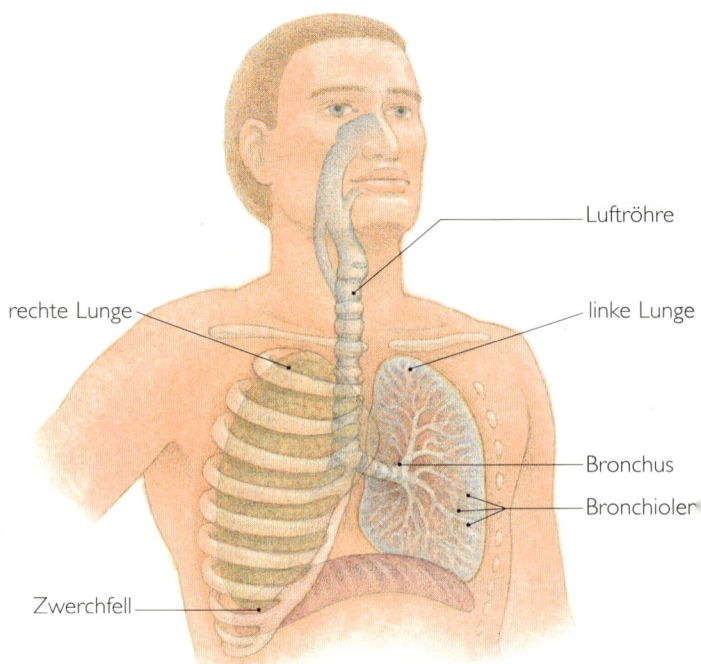

Oben: *Die Bronchiolen filtern Keime und Schmutz aus der Luft. Schmutzige Luft, z. B. Tabakrauch, hemmt diesen Vorgang, sodass die Lungen für Schäden und Infektionen anfällig werden.*

SCHARF UND GESUND

Viele scharfe Gewürze können Bronchitis lindern oder wirken sogar vorbeugend. Studien in aller Welt beweisen, dass Atemprobleme und Lungenkrankheiten in Ländern mit »scharfer Küche« selten sind, selbst wenn viel geraucht wird und die Luft verschmutzt ist.

Knoblauch bekämpft Viren und Bakterien, ist ein Antioxidans und wirkt schleimlösend. Er ist ein wirksames Mittel gegen Bronchitis.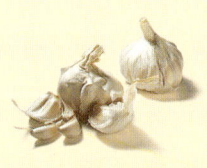

Capsaicin, der Hauptbestandteil der Chilis, regt die Drüsen der Bronchien zur Produktion einer wässerigen Flüssigkeit an, die den Schleim löst, sodass er abgehustet wird. Auch die Augen und die Nase werden feucht. Außerdem schützt Capsaicin die Luftwege vor Reizstoffen.

HEUSCHNUPFEN, CHRONISCHE ALLERGISCHE RHINITIS

Heuschnupfen ist eine von der Jahreszeit abhängende allergische Reaktion auf Schwebstoffe in der Luft. Chronische allergische Rhinitis ist eine allergische Reaktion auf Substanzen, die das ganze Jahr über vorhanden sind, zum Beispiel Hausstaub. Symptome sind unter anderem Niesen, Halsbeschwerden, tränende Augen und eine verstopfte, laufende Nase. Desensibilisierende Injektionen sind nicht zu empfehlen, weil sie gefährlich sein können und die Wirkung enttäuschend ist.

ERGÄNZUNGSPRÄPARATE

Zweimal täglich 200 mg Vitamin C

Zweimal täglich zwischen den Mahlzeiten 400 mg Quercetin (S. 15)

Phytosterine (S. 14)

KRÄUTER

Brennnessel

HOMÖOPATHIE

Allium cepa bei tränenden Augen und einer brennenden, laufenden Nase.

Sabadilla bei Anfällen mit Juckreiz und krampfhaftem Niesen.

Arsenicum album bei Heuschnupfen mit ätzendem Ausfluss aus beiden Augen und aus der (verstopften) Nase und ständigem Niesen.

Euphrasia, wenn vor allem die Augen betroffen sind.

Nehmen Sie alle 15 Minuten C30, solange der Anfall schwer ist.

AKUPRESSUR

Drücken Sie so oft wie nötig an beiden Händen abwechselnd 1 Minute kräftig und stetig auf den Punkt »Vereinte Täler« (Di 4) in Richtung Zeigefingerknochen.

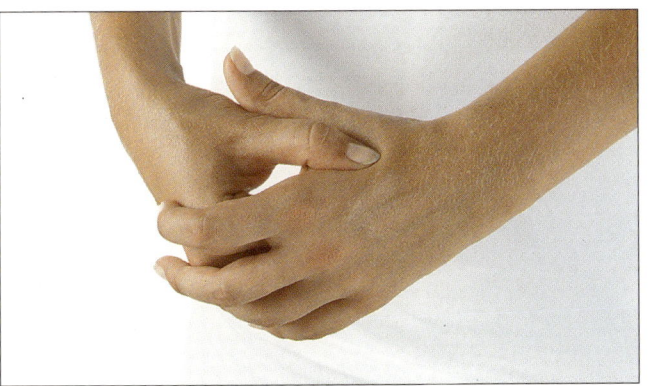

HUSTEN

Hustenreiz tritt auf, wenn die Atemwege infiziert oder gereizt sind und mehr Schleim absondern. Es ist wichtig, die eigentliche Ursache zu behandeln. Geben Sie Zitronensaft und Honig (siehe Warnung S. 90) in heißes Wasser und atmen Sie den Dampf ein.

KRÄUTER

Nehmen Sie bei Reizhusten Süßholzwurzelextrakt (siehe Warnung S. 40).

AROMATHERAPIE

Bei Husten, dessen Ursache eine Infektion oder Entzündung ist, hilft ein Kopfdampfbad mit Eukalyptusöl.

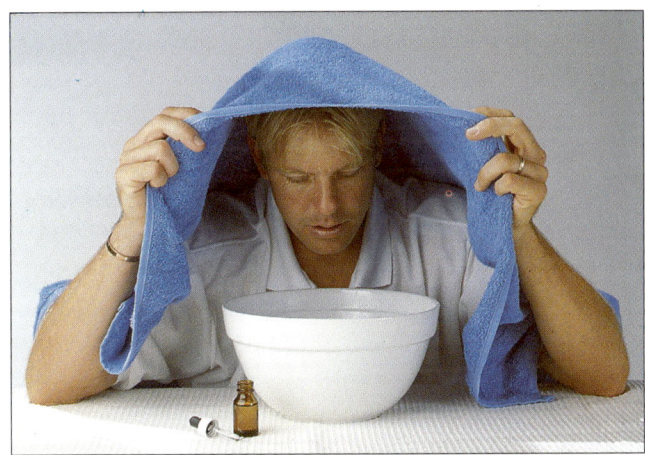

Oben: *Bei einem Dampfbad muss das Handtuch den Kopf vollständig bedecken, damit der Dampf nicht entweicht.*

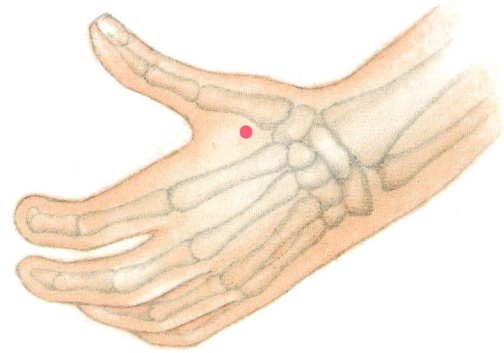

Links und oben: Druck *auf die Vereinten Täler (Di 4) lindert Heuschnupfen und die damit oft verbundenen Kopfschmerzen. Schwangere sollten diesen Punkt nicht stimulieren.*

VERDAUUNGSSTÖRUNGEN

ZÖLIAKIE (GLUTENINTOLERANZ)

Wer an Zöliakie leidet, verträgt kein Gluten. Das ist ein Protein in Weizen, Roggen, Hafer und Gerste. Die Immunreaktion auf das Gluten schädigt die Dünndarmschleimhaut mit der Folge, dass Nährstoffe schlecht resorbiert werden. Symptome bei eben entwöhnten Kleinkindern sind Durchfall, voluminöser, übelriechender, heller Stuhl, Blähungen, Koliken und Wachstumsstörungen. Erwachsene leiden an Bauchschmerzen, Blähungen, Durchfall und Verstopfung (abwechselnd), Depressionen, Unfruchtbarkeit und Müdigkeit. Man schätzt, dass von 250 Menschen einer an Glutenintoleranz leidet.

Manche Kinder vertragen Gluten mit der Zeit besser. Erwachsene mit diesem Problem waren vermutlich schon als Kinder leicht erkrankt. Etwa 20% der Betroffenen leiden auch an Laktoseintoleranz (S. 123). Manche Menschen vertragen Laktose wieder, wenn sie Gluten strikt meiden.

Die Schleimhäute sind bei manchen Menschen nicht abnorm; dennoch treten auch bei dieser milden Form der Zöliakie unangenehme Symptome auf. Gelegentlich ist das Allergen nicht Gluten, sondern ein anderer Bestandteil des Weizens.

ERNÄHRUNG UND ERGÄNZUNGSPRÄPARATE
Bei einem Verzicht auf Gluten verschwinden die Symptome innerhalb einiger Wochen. Gesunde Ernährung sowie ein Multivitamin- und Nährstoffpräparat beschleunigen die Genesung des Darmes. Da viele verarbeitete Nahrungsmittel Gluten enthalten, sollten Sie sich bei einer Selbsthilfegruppe eine Liste ungefährlicher Produkte besorgen.

VERSTOPFUNG

Die häufigste Ursache der Verstopfung ist Ballaststoffmangel, manchmal aber auch eine Allergie, Divertikulose, Bewegungsmangel, Depressionen, Medikamente (z. B. Opiate, Eisentabletten und Antidepressiva) und Missbrauch von Abführmitteln.

ERNÄHRUNG
Empfehlenswert ist eine Kost, die reichlich Vollkornprodukte (Weizen, Hafer, brauner Reis), Hülsenfrüchte, Obst, Gemüse und Wasser enthält. Weizenkleie ist eines der wirksamsten natürlichen Abführmittel; aber langfristig kann es eine gesunde, ballaststoffreiche Kost nicht ersetzen. Kleie enthält Substanzen, welche die Resorption von Eisen, Kalzium, Zink und Magnesium hemmen (diese Substanzen werden beim Aufgehen des Brotes abgebaut). Wenn nichts anderes hilft oder Weizen nicht vertragen wird, sind Backpflaumen sehr wirksam.

Regelmäßiger Verzehr von Sauermilch oder Naturjoghurt (oder Acidophilus-Pulver) regen die Darmperistaltik an.

ERGÄNZUNGSMITTEL
Zweimal täglich 200 mg Vitamin C
200 mg Magnesium

KRÄUTER
Flohsamenkrautsamen nach Anweisung oder einmal täglich 1 gehäufter EL Pulver in einem Glas Wasser oder Orangensaft, danach noch ein Glas Wasser. Sie können auch zweimal täglich zwischen den Mahlzeiten 1 EL Leinsamen in einem großen Glas mit warmem Wasser trinken.

BEWEGUNG
Regelmäßige aerobe Bewegung ist oft ein wirksames Heilmittel, vor allem, wenn Sie viel sitzen.

DURCHFALL

Die Ursache des Durchfalls ist meist Stress, ein Virus oder eine bakterielle Infektion, manchmal eine Allergie. Fragen Sie einen Arzt, wenn der Zustand länger als 48 Stunden anhält, da sonst Austrocknung droht.

ERNÄHRUNG
Fasten Sie 24 Stunden und trinken Sie reichlich Mineralwasser, gefiltertes Wasser, Fruchtsaft oder Kräutertee. Nehmen Sie regelmäßig rohen Honig in kleinen Mengen (siehe Warnung S. 90) und Naturjoghurt oder Sauermilch (oder Acidophilus-Pulver); sie töten viele Keime ab, die Durchfall verursachen, außerdem regt Joghurt das Immunsystem an.

KRÄUTER
Knoblauch
BACHBLÜTEN
Bei Durchfall nach seelischem Stress nehmen Sie die
Arznei, die zu Ihrer Persönlichkeit und zu Ihrem seeli-
schen Zustand passt (S. 64-67).
ENTSPANNUNG
Regelmäßige Entspannungsübungen bauen Stress ab.

REISETIPP

Wenn Sie mitten im Nirgendwo heftigen Durchfall
bekommen, lösen Sie 2 TL Salz und 1 EL Zucker in
1 Liter abgekochtem Wasser auf und nippen den ganzen Tag daran.

BLÄHUNGEN

Starkes Aufstoßen kann darauf zurückzuführen sein, dass
Sie unbewusst zu viel Luft schlucken oder hastig essen. An
übermäßiger Gasbildung im Darm sind meist Bakterien
schuld, die den Nahrungsbrei vergären. Auch ein Mangel
an Verdauungssäften, Verstopfung oder eine Allergie kann
die Ursache sein.
ERNÄHRUNG
Verstopfung sollte mitbehandelt werden. Bei einer ballast-
stoffarmen Kost, die viel gesättigtes Fett enthält, gedeihen
unerwünschte Bakterien im Dickdarm. Ernähren Sie sich
gesund (S. 13), und meiden Sie Koffein. Prüfen Sie, ob
eine Allergie vorliegt (S. 19-21).
Naturjoghurt, Sauermilch oder Acidophilus-Pulver stellen
das Gleichgewicht unter den Darmbakterien wieder her
und verbessern die Darmfunktion.
KRÄUTER
Knoblauch, Pfefferminze (siehe Warnung S. 43), Fenchel,
Kamille

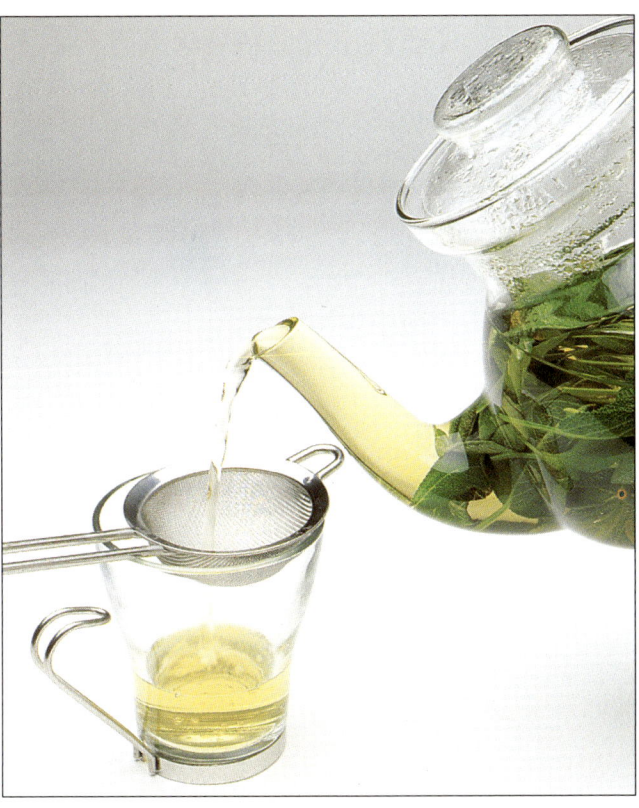

Oben: *Viele Kräutertees und Küchenkräuter, z. B. Fenchel,
Basilikum, Chili, Kümmel, Petersilie, Zimt, Majoran und
Thymian fördern die Verdauung und lindern Blähungen,
deren Ursache schlecht verdaute Speisen sind.*

HÄMORRHOIDEN

Das sind geschwollene Venen im Bereich des Afters.
Symptome sind Blutungen (vor allem beim Stuhlgang),
Schmerzen und Juckreiz. Die Hauptursache ist Verstopfung.
ERNÄHRUNG
Befolgen Sie die Ratschläge für Verstopfung (S. 120).
ERGÄNZUNGSPRÄPARATE
Zweimal täglich Vitamin C
400 mg Vitamin E (siehe Warnung S. 26)
Zweimal täglich 250 mg Bioflavonoidkomplex (S. 15)
KRÄUTER
Aloe vera (siehe Warnung S. 36)
Hamamelis (siehe Warnung S. 40); bei Blutungen als
Salbe oder Zäpfchen.
AROMATHERAPIE
Geben Sie Zypressenöl auf heiße und kalte Umschläge,
um schmerzende vorstehende Hämorrhoiden zu lindern.

SCHLUCKAUF

KRÄUTER
Ingwer bei hartnäckigem Schluckauf

AKUPRESSUR
»Windschutz« (DW 17). Atmen Sie tief und langsam. Drücken Sie mit den Mittelfingern bis zu 3 Minuten stetig und fest auf diese Punkte.

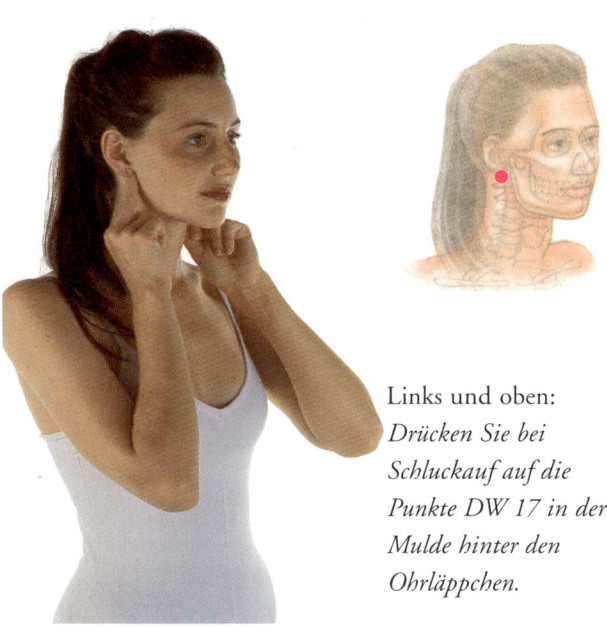

Links und oben:
Drücken Sie bei Schluckauf auf die Punkte DW 17 in der Mulde hinter den Ohrläppchen.

VERDAUUNGSSTÖRUNGEN (DYSPEPSIE)

Dyspepsie verursacht Unbehagen im Oberbauch, Schmerzen und Aufstoßen von Nahrungsbrei nach und zwischen Mahlzeiten. Auslösende Faktoren sind unter anderem zu üppiges Essen, Schwangerschaft, Sport gleich nach dem Essen, Gastritis (Entzündung der Magenschleimhaut), zu wenig oder zu viel Magensaft. Konsultieren Sie bei anhaltenden oder schweren Störungen einen Arzt.

ERNÄHRUNG
Meiden Sie raffinierte Kohlenhydrate und Zucker und essen Sie reichlich frisches Obst und Gemüse. Verzichten Sie auf koffeinhaltige Getränke, Alkohol und Zigaretten; sie reizen die Magenschleimhaut (das gilt auch für Aspirin) und fördern die Säureproduktion.

Folgende Nahrungsmittel lösen oft Allergien aus und sollten getestet werden (S. 20): Milchprodukte, Weizen, Eier, Zucker.

ERGÄNZUNGSPRÄPARATE
Zweimal täglich 200 mg Vitamin C (in Form von Kalziumascorbat)
15 mg Zink

KRÄUTER
Rotulme, Pfefferminze (siehe Warnung S. 43)

HOMÖOPATHIE
Nux vomica, wenn Völlerei die Ursache und Reizbarkeit eines der Symptome ist. Nehmen Sie alle 30 Minuten C30, bis die Beschwerden abklingen.

REIZKOLON (COLON IRRITABILE)

Diese Störung, bei der die Darmmuskeln sich verkrampfen, kommt sehr häufig vor. Symptome sind krampfartige Bauchschmerzen, Blähungen, Rumoren im Bauch und abwechselnd Durchfall und Verstopfung, manchmal auch Rückenschmerzen und allgemeines Krankheitsgefühl. Als Ursachen kommen in Betracht: Allergien (S. 19-21), Laktoseintoleranz (S. 123), Verstopfung, Stress, Bakterien, Candida albicans (S. 130).

ERNÄHRUNG
Eine ballaststoffreiche Kost kann die Beschwerden innerhalb einiger Monate lindern. Das gilt natürlich nicht, wenn Sie noch mehr von einem Allergen (z.B. Weizen) essen. Führen Sie ein Ernährungstagebuch, um unverträgliche Nahrungsmittel aufzuspüren. Testen Sie abwechselnd Weizen, Hafer und braunen Reis sowie bestimmte Kombinationen (schuld sind oft Weizen, Mais, Milchprodukte, Kaffee, Tee oder Zitrusfrüchte). Meiden Sie Koffein, Alkohol und den Süßstoff Sorbit.
Der regelmäßige Verzehr von Naturjoghurt oder Sauermilch oder die Einnahme von Acidophilus-Pulver fördert die Vermehrung gesunder Darmbakterien.

KRÄUTER
Gemeiner Schneeball
Pfefferminze (siehe Warnung S. 43)
Kamille
Johanniskraut (siehe Warnung S. 40)
HOMÖOPATHIE
Mag. phos. bei Bauchkrämpfen und Blähungen, die sich bei Reiben, Drücken und Wärme bessern. Nehmen Sie alle 30 Minuten C30, bis die Beschwerden abklingen.

STRESS

Stress ist eine der Ursachen vieler Verdauungsstörungen einschließlich Reizkolon, Colitis ulcerosa und Geschwüren. Entspannung (S. 50-55) und Massage (S. 74-77) lindern die Stressfolgen.

Parasiten, zum Beispiel Fadenwürmer und Giardia lamblia (Lamblia intestinalis), können – vor allem bei Kindern – ähnliche Symptome auslösen. Das sollte durch eine Stuhluntersuchung im Labor abgeklärt werden.

Unten: *Bei manchen Darmproblemen sind Laboruntersuchungen notwendig, um Parasiten (zum Beispiel Fadenwürmer) ausfindig zu machen.*

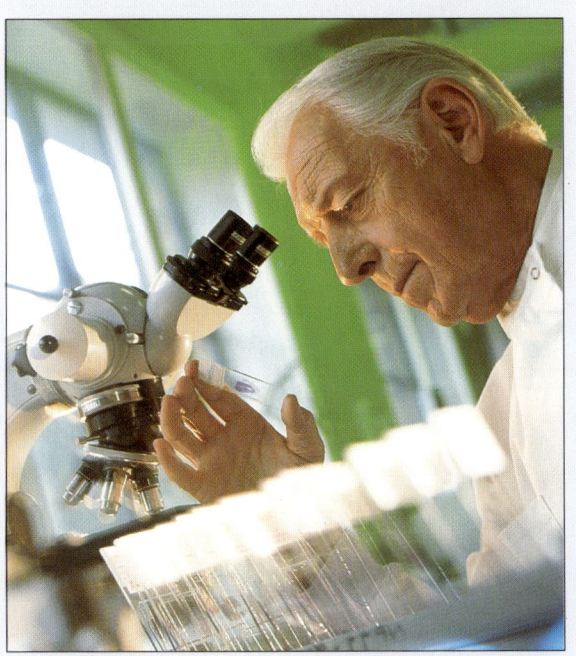

LAKTOSEINTOLERANZ

Ein erheblicher Teil der Weltbevölkerung ist unfähig, Laktase zu produzieren. Dieses Enzym ist notwendig, um Laktose (Milchzucker) abzubauen. Säuglinge können Laktase herstellen, aber etwa die Hälfte aller Menschen verliert diese Fähigkeit in den ersten Lebensjahren und verträgt dann keine Milchprodukte mehr. Die Folge sind mehr oder weniger schwere Symptome, vor allem Blähungen und Durchfall.

Laktoseintoleranz ist von der Milchallergie zu unterscheiden, bei der meist eine Allergie gegen Kasein (Milcheiweiß) vorliegt.
ERNÄHRUNG
Meiden Sie sämtliche Milchprodukte. Nach einem Anfall von Gastroenteritis (Schleimhautentzündung) kann eine vorübergehende Laktoseintoleranz auftreten. Meiden Sie auch in diesem Fall Milchprodukte, bis Sie gesund sind. Manche Menschen vertragen jedoch Sauermilch, Naturjoghurt und gereiften Käse, weil deren Laktose zum größten Teil in Milchsäure umgewandelt wurde.

ÜBELKEIT UND ERBRECHEN

Übelkeit, die nicht auf Reiseübelkeit oder Schwangerschaft zurückzuführen ist, kann viele Ursachen haben, zum Beispiel Infektionen, Lebensmittelvergiftung, Migräne, Alkohol oder zu üppiges Essen. Da auch eine ernste Krankheit die Ursache sein kann, ist in schweren oder hartnäckigen Fällen eine ärztliche Untersuchung notwendig. In allen anderen Fällen ist Linderung möglich.
ERNÄHRUNG
Trinken Sie reichlich Wasser, um einer Austrocknung vorzubeugen, aber essen Sie 24-48 Stunden nichts. Wenn die Übelkeit und das Erbrechen abgeklungen sind, fangen Sie langsam an zu essen, zum Beispiel Gemüsesuppe oder braunen Reis mit gedünstetem Gemüse.
KRÄUTER
Ingwer
Pfefferminze (siehe Warnung S. 43)
Kamille

HOMÖOPATHIE

Cocculus bei Reiseübelheit.

Asenicum album bei Übelkeit mit Durchfall, Unruhe, Schwäche und Frösteln.

Ipecacuana bei Übelkeit, die trotz Erbrechen nicht abklingt.

Nux vomica bei Übelkeit nach Völlerei und bei Reizbarkeit.

Pulsatilla bei Übelkeit nach dem Verzehr üppiger, fetter Speisen, wenn der Patient empfindlich ist und sich leicht aufregt.

Nehmen Sie alle 10 Minuten C30, bis die Symptome abklingen.

AKUPRESSUR

Stimulieren Sie die Punkte »Größere Eile« (L 3) mit den Mittelfingern (S. 73), wenn die Übelkeit mit Krämpfen einhergeht.

Drücken Sie 2 Minuten kräftig mit dem Daumen auf das »Innere Tor« (P 6) an beiden Armen. Atmen Sie dabei tief und entspannt ein. Auch Kindern (vor allem wenn sie an Reisekrankheit leiden) kann man beibringen, diese Punkte zu stimulieren. Es gibt auch Armbänder, die diese Aufgabe übernehmen.

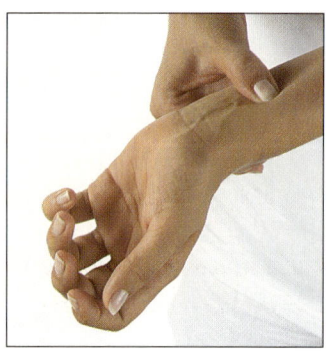 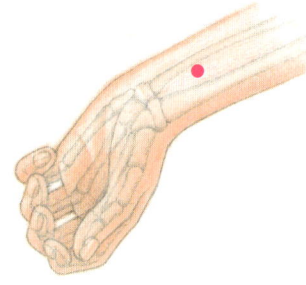

Oben: *Das Innere Tor (P 6) finden Sie am Unterarm, etwa drei Fingerbreiten oberhalb der Handgelenksfurche, zwischen den beiden Sehnen, die Sie bei geballter Faust sehen.*

BALLASTSTOFFE

Für die tägliche Ernährung sind die Ballaststoffe in der pflanzlichen Rohkost für die Gesundheit des Dickdarms äußerst wichtig.

Sie schützen außerdem vor Appendizitis, Divertikulose, Divertikulitis und Dickdarmkrebs.

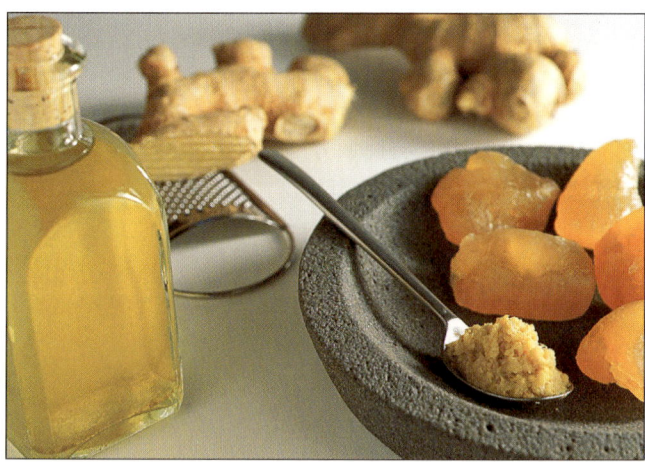

Oben: *Ingwer ist vielen Medikamenten überlegen, wenn Sie an Übelkeit leiden. Er hilft auch bei Colitis ulcerosa und anderen Entzündungen.*

COLITIS ULCEROSA

Typisch für diese Krankheit, die eine Autoimmunkomponente hat, ist eine chronische Entzündung des Dickdarms, manchmal mit starker Geschwürbildung. Symptome sind unter anderem Bauchschmerzen und häufige Durchfälle, oft mit Blut und Schleim. Eine ärztliche Behandlung ist ratsam, aber die folgenden Empfehlungen können hilfreich sein, wenn der Zustand des Kranken sich stabilisiert hat.

ERNÄHRUNG

Nahrungsmittelallergien, vor allem gegen Milchprodukte, spielen eine wichtige Rolle. Verzichten Sie daher auf sämtliche Milchprodukte (S. 123) und ernähren Sie sich gesund (S. 13). Reichlich Gemüse, in Suppen oder leicht gedünstet, ist wichtig. Meiden Sie Koffein, Zucker und den Süßstoff Sorbit.

ERGÄNZUNGSPRÄPARATE

Zweimal täglich 200 mg Vitamin C (Kalziumascorbat)

15 mg Zink

1 EL Leinöl oder 2 g Lebertran (siehe Warnung S. 18)

Phytosterine (S. 14)

KRÄUTER

Rotulme

Aloe vera (siehe Warnung S. 36)

Kanadische Gelbwurzel (siehe Warnung S. 40)

ENTSPANNUNG

Es ist sehr wichtig, durch Bewegung, Massage und Entspannung Stress abzubauen.

MAGEN- UND ZWÖLF-FINGERDARMGESCHWÜRE

Neuere Studien belegen, dass mehr als 80% dieser Geschwüre von Bakterien (Helicobacter pylori) verursacht werden. Die meisten Geschwüre heilen daher ab, wenn sie mit Antibiotika und säurebindenden Mitteln behandelt werden. Wenn Sie keine Antibiotika nehmen wollen, können die folgenden Ratschläge helfen.

ERNÄHRUNG UND ERGÄNZUNGSPRÄPARATE

Befolgen Sie die Empfehlungen für Verdauungsstörungen (S. 122), um das Immunsystem zu stärken.

KRÄUTER

Kauen Sie dreimal täglich zwischen den Mahlzeiten zwei Tabletten mit je 380 mg Süßholzwurzelextrakt.

AKUPRESSUR BEI VER-DAUUNGSBESCHWERDEN

Der Punkt »Drei Meilen« (M 36) lindert Verstopfung, Verdauungsstörungen, Kolitis und Blähungen. Reiben Sie ihn mehrere Male am Tag kräftig mit den Fingerknöcheln.

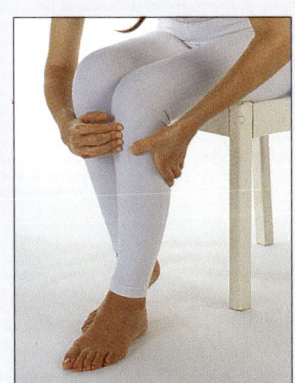

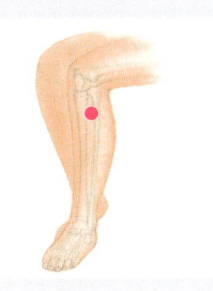

Rechts: *Der Punkt M 36 befindet sich vier Fingerbreiten unterhalb der Kniescheibe und eine Fingerbreite in Richtung der äußeren Seite des Schienbeins.*

GESUNDER DARM DURCH GESUNDE ERNÄHRUNG

Der Magen-Darm-Trakt enthält unzählige Bakterien, die wichtige Aufgaben haben. Unter anderem halten sie schädliche Mikroorganismen wie Candida in Schach. Wir haben mehr Bakterienzellen im Darm als eigene Körperzellen und etwa die Hälfte des Stuhls besteht aus Mikroben.

Alles, was dieses Gleichgewicht stört (z. B. Antibiotika), kann daher zahlreiche Störungen auslösen. Eine gesunde Darmflora ist die Grundlage für einen funktionierenden Stoffwechsel und intakte Abwehrkräfte des Körpers. Der Lactobacillus

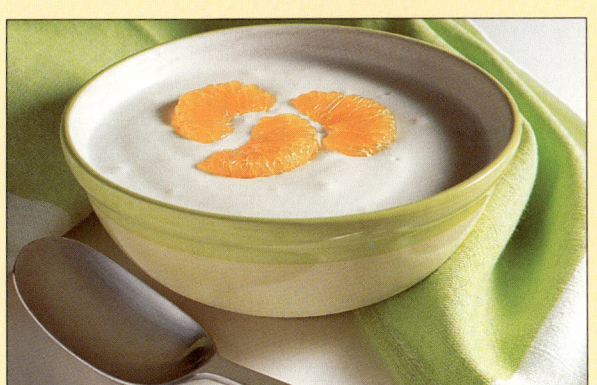

acidophilus (enthalten in Sauermilch und Joghurt) ist ein nützliches Darmbakterium, das den Darm gesund erhält und schädliche Mikroorganismen verdrängt. Acidophilus-Präparate enthalten lebende Bakterien und müssen wie alle Arzneimittel vor Ablauf des Verfallsdatums verwendet werden. Wenn Sie gegen Milch allergisch sind, sollten Sie ein Produkt ohne Milch kaufen. Nehmen Sie das Pulver sofort nach einer leichten Mahlzeit. Sie können für eine gesunde Darmflora sorgen, wenn Sie sich überwiegend vegetarisch ernähren, viel Naturjoghurt essen, durch regelmäßige Entspannung und Bewegung Stress abbauen und, wenn möglich, keine Antibiotika einnehmen.

BESCHWERDEN DES BEWEGUNGSAPPARATES

ALLGEMEINE RATSCHLÄGE BEI ENTZÜNDLICHEN KRANKHEITEN

Die folgenden Empfehlungen gelten für alle schmerzhaften und entzündlichen Erkrankungen der Gelenke, Muskeln und Sehnen einschließlich Arthritis, Rheuma, chronische Rücken-, Schulter- und Halsschmerzen, Fibromyalgie (Entzündung der Muskeln und des Bindegewebes) und Tendopathie (Sehnenentzündung, z. B. »Tennisellenbogen«).

ERNÄHRUNG

Ernähren Sie sich gesund (S. 13). Besonders wichtig ist:

◆ Reduzieren Sie den Fettkonsum, vor allem das tierische Fett, auf die empfohlene Menge.

◆ Meiden Sie gehärtete, gesättigte Fette wie Margarine und Backfett.

◆ Essen Sie öligen Fisch (er enthält Omega-3-Fettsäuren) und nehmen Sie täglich 2 g EPS in Form von Lebertran (siehe Warnung S. 18) und/oder 1 EL Leinöl.

ERGÄNZUNGSPRÄPARATE

Multivitamine und -mineralien

Vitamin-B-Komplex

Zweimal täglich 200 mg Vitamin C

400 mg Vitamin E (siehe Warnung S. 26)

15 mg Zink

KRÄUTER

Ingwer und Gelbwurzel (Kurkuma) wirken entzündungshemmend und antioxidativ. Sie lindern Gelenkschmerzen und machen die Gelenke beweglicher.

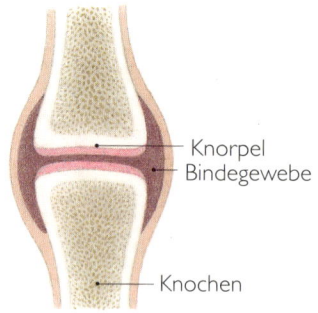

Knorpel
Bindegewebe

Knochen

Links: Ein gesundes Kniegelenk hat glatte, mit Knorpel bedeckte Oberflächen, die vollständige, schmerzfreie Bewegungen erlauben.

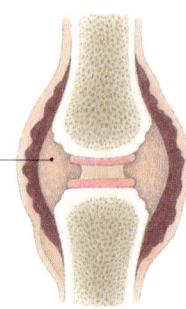

Rechts: Bei rheumatoider Arthritis ist das Bindegewebe im Gelenk entzündet und geschwollen. Das Gelenk schmerzt, verformt sich und ist nur eingeschränkt beweglich.

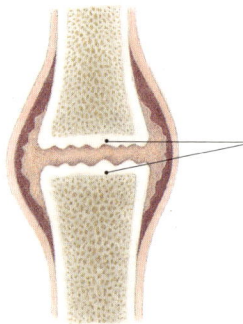

Links: Bei Osteoarthritis ist der schützende Knorpel abgenutzt, sodass die Knochen aneinander reiben, sich verdicken und rau werden. Jede Bewegung ist dann schmerzhaft.

DAS TENS-GERÄT

TENS steht für transkutane elektrische Nervenstimulation und mit dem TENS-Gerät kann man Schmerzen lindern. Die Gummielektroden des Geräts senden prickelnde Impulse in den Körper. Man nimmt an, dass dadurch die Schmerzleitung in den Nerven blockiert und die Produktion von Endorphinen (natürlichen Schmerzmitteln) gefördert wird. Die TENS hilft bei Arthritis, Entbindungsschmerzen, Rückenbeschwerden, Sportverletzungen sowie Schmerzen bei Krebs und nach Operationen.

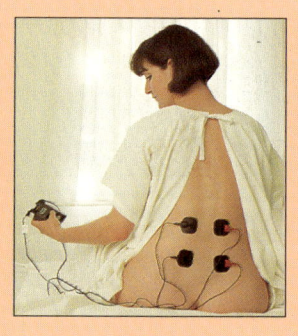

OSTEOARTHRITIS

Diese chronische Krankheit führt zu Schmerzen, Versteifung und Verformung der Gelenke. Mehr als 80% der Menschen über 50 Jahre leiden in gewissem Umfang daran. Wenn die Hüft-, Knie- und Knöchelgelenke betroffen sind, ist Übergewicht sehr nachteilig. Auch Allergien (vor allem gegen Weizen oder Milchprodukte) spielen eine Rolle, besonders wenn der Kranke jünger als 40 Jahre ist (S. 19-21).

ALLGEMEINES

Befolgen Sie die Ratschläge bei entzündlichen Krankheiten (S. 126).

ZUSÄTZLICHE ERGÄNZUNGSPRÄPARATE

Dreimal täglich 500 mg Glucosaminsulfat zum Essen (siehe rechts)

BEWEGUNG

Schwimmen oder Wassergymnastik ist empfehlenswert, um die Gelenke beweglich zu halten.

GLUCOSAMIN

Glucosamin ist eine natürliche Verbindung, die der Körper selbst herstellt, um gesunde Gelenke aufzubauen. Diese Produktion lässt jedoch mit zunehmendem Alter nach und ein Glucosaminmangel gilt als wichtige Ursache der Osteoarthritis. Ein Ergänzungsmittel hilft dem Körper, beschädigte Gelenke zu reparieren. Nehmen Sie es mindestens einen Monat lang. Auch Knorpelextrakte (z. B. Chondroitinsulfat), Miesmuscheln und Seegurken sind hilfreich, aber sie enthalten ein viel komplexeres, schwer zu resorbierendes Glucosamin, sodass die Ergebnisse unsicher sind. Manchmal hilft Glucosamin auch bei rheumatoider Arthritis.

Unten: *Wenn Sie schwimmen oder Wassergymnastik machen, trägt das Wasser den Körper, sodass der Rücken und die Hüft-, Knie- und Knöchelgelenke entlastet werden. Vielen Menschen fällt es leichter, in einer Gruppe zu üben.*

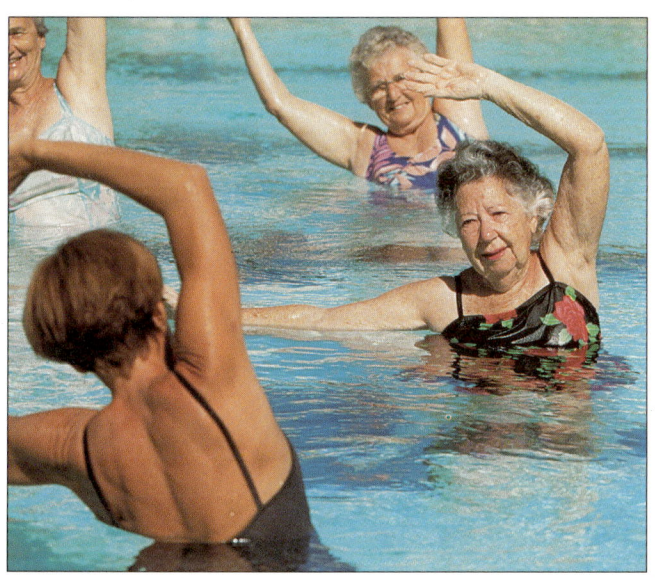

Rechts: *Studien beweisen, dass die Haut Kupfer absorbieren kann und dass 75% der Arthritiskranken sich besser fühlen, wenn sie ein Kupferarmband tragen.*

RHEUMATOIDE ARTHRITIS

Diese chronische entzündliche Krankheit schädigt den ganzen Körper, vor allem aber die Gelenke – sie werden warm und empfindlich, schwellen an und verformen sich. Bei dieser Autoimmunkrankheit, die in jedem Alter auftritt, greift der Körper das eigene Gewebe an.

Wenn die Krankheit in jungen Jahren beginnt, sollte man zunächst an eine Allergie denken. Häufige Allergene sind Weizen, Mais, Hafer, Hefe, Milch, Eier, Hühnerfleisch, Schweinefleisch, Kaffee, Tee und Zucker (s. dazu S. 19-21).

ALLGEMEINES

Befolgen Sie die Ratschläge für entzündliche Krankheiten (S. 126).

ZUSÄTZLICHE ERGÄNZUNGSPRÄPARATE

Gefriergetrockneter Miesmuschelextrakt nach Anweisung. Dieser entzündungshemmende Extrakt ist reich an EPS und hilft 70% aller Kranken. Empfehlenswert sind auch Phytosterine (S. 14) und Verdauungsenzyme.

ZUSÄTZLICHE KRÄUTER

Teufelskralle (S. 128)

BEWEGUNG

Schwimmen oder Wassergymnastik halten die Gelenke beweglich.

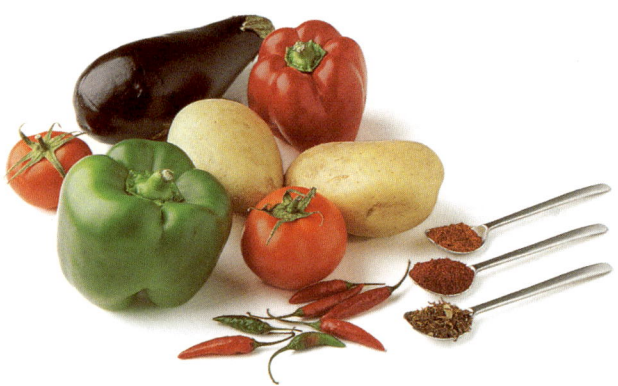

Oben: *Rheumatoide Arthritis kann auch auf eine Allergie gegen Nachtschattengewächse (Kartoffeln, Tomaten, Paprika, Auberginen, Tabak) zurückzuführen sein. Bei einem Verzicht auf diese Produkte klingen die Symptome ab.*

GICHT

Gicht ist eine Form der Arthritis, an der vor allem ältere Männer leiden. Die Ursache sind Harnsäurekristalle, die sich in den Gelenken ablagern, sodass diese rot werden, anschwellen und schmerzen.

ALLGEMEINES

Befolgen Sie die Ratschläge für entzündliche Krankheiten (S. 126). Wichtig ist vor allem Vitamin C, weil es die Ausscheidung von Harnsäure fördert.

ERNÄHRUNG

Achten Sie auf Ihr Gewicht und meiden Sie Nahrungsmittel, die den Harnsäurespiegel erhöhen, besonders Zucker, Koffein, Innereien, Meeresfrüchte, Hülsenfrüchte und Hefeextrakt.

ZUSÄTZLICHE ERGÄNZUNGSMITTEL

300 mg Magnesium

ZUSÄTZLICHE KRÄUTER

Selleriesamen (siehe Warnung S. 36)

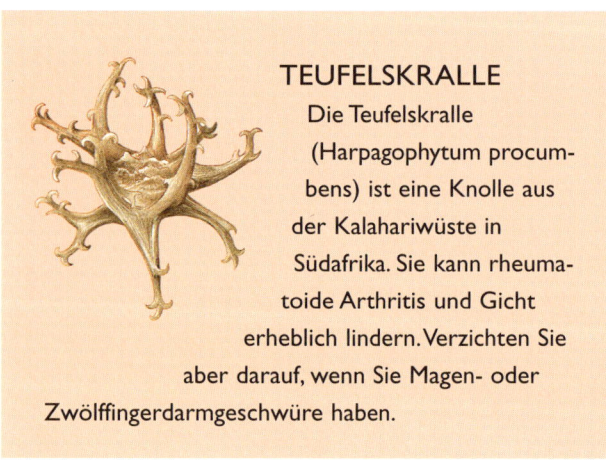

TEUFELSKRALLE

Die Teufelskralle (Harpagophytum procumbens) ist eine Knolle aus der Kalahariwüste in Südafrika. Sie kann rheumatoide Arthritis und Gicht erheblich lindern. Verzichten Sie aber darauf, wenn Sie Magen- oder Zwölffingerdarmgeschwüre haben.

RÜCKENSCHMERZEN

Die Ursache von Rückenschmerzen sind meist Muskelkrämpfe, die extrem schmerzhaft sein können und manchmal zu Entzündungen führen. Bettruhe ist die Grundlage jeder Behandlung. Bei hartnäckigen Beschwerden, vor allem wenn sie mit Gicht einhergehen, kann oft ein Chiropraktiker helfen.

ALLGEMEINES

Befolgen Sie die Ratschläge für entzündliche Krankheiten (S. 126).

AROMATHERAPIE

Legen Sie bei akuten Schmerzen stündlich eine sehr kalte Kompresse mit Kamillen-, Lavendel- oder Eukalyptusöl (siehe Warnung S. 49) auf, bis die Schmerzen abklingen. Massieren Sie ein Gemisch aus 10 Tropfen Öl und 2 EL Trägeröl ein.

AKUPRESSUR

Stimulieren Sie den Punkt »Befehlende Mitte« (B 54) stündlich mehrere Male, bis die Schmerzen nachlassen. Am besten legen Sie sich dabei auf den Rücken, ziehen die Knie an die Brust und legen die Fingerspitzen in die Mitte der Kniekehlen. Bewegen Sie die Knie mit den Armen sanft vor und zurück, während Sie auf diese Punkte drücken. Dadurch können Sie auch Arthritis im Rücken, in der Hüfte und in den Knien lindern.

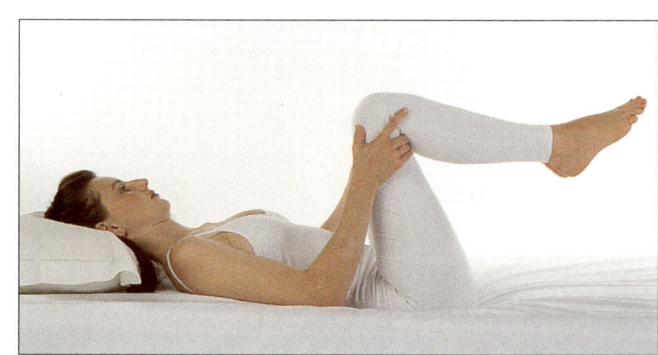

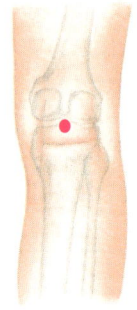

Oben und rechts: *Die »Befehlende Mitte« (B 54) befindet sich im Zentrum der Kniekehle.*

SO BEUGEN SIE RÜCKENSCHMERZEN VOR

◆ Machen Sie jeden Morgen die Yogaübung (S.55), damit die Wirbelsäule stark und geschmeidig bleibt.

◆ Achten Sie auf Ihre Haltung. Stützen Sie das Kreuz mit einem Kissen oder einer Rolle, wenn Sie lange sitzen oder fahren. Schlagen Sie nicht die Beine übereinander – dabei verschieben sich Becken und Wirbelsäule.

◆ Sorgen Sie dafür, dass Ihre Arbeitsoberfläche die richtige Höhe hat, damit Sie die Schultern weder anheben noch hängen lassen.

◆ Schlafen Sie auf einer festen, aber bequemen Matratze.

◆ Heben Sie schwere Gegenstände mit geradem Rücken. Gehen Sie dabei halb in die Knie und halten Sie das Gewicht nahe am Körper.

◆ Verteilen Sie schwere Lasten gleichmäßig auf beide Hände. Tragen Sie einen Schulterbeutel abwechselnd rechts und links.

◆ Verzichten Sie auf Schuhe mit hohen Absätzen – sie verschieben die Wirbelsäule.

◆ Meiden Sie Tätigkeiten und Sportarten (z. B. Squash), bei denen Sie beim Bücken die Hüften verdrehen.

OSTEOPOROSE

Siehe S. 95.

KRÄMPFE

An diesen schmerzhaften, unwillkürlichen Muskelkontraktionen können Nährstoffmängel, schlechte Durchblutung, Müdigkeit und Salzmangel schuld sein.

ERGÄNZUNGSMITTEL

Multivitamine und -mineralien

400 mg Vitamin E (siehe Warnung S. 26)

Zweimal täglich 500 mg Kalzium

Zweimal täglich 250 mg Magnesium

KRÄUTER

Gemeiner Schneeball

HOMÖOPATHIE

Cuprum bei Krämpfen in den Waden und Füßen.

Mag. phos. bei Krämpfen mit ausstrahlenden Schmerzen, die Wärme lindert.

Nehmen Sie alle 10 Minuten C30, bis die Krämpfe sich legen.

SCHMERZLINDERNDE KRÄUTER

Die Aromaöle von Kamille, Eukalyptus, Lavendel und Rosmarin sind schmerzlindernd und entzündungshemmend. Man kann sie einmassieren oder auf einen warmen Umschlag träufeln, bei einer akuten Gelenkentzündung auf einen kalten Umschlag. Salben, die Johanniskraut oder Capsaicin enthalten, lindern ebenfalls Schmerzen und Entzündungen

WITTMAACK-EKBOM-SYNDROM (RESTLESS LEGS SYNDROME)

Betroffene haben ständig das Bedürfnis, die Beine zu bewegen, vor allem im Bett.

ERNÄHRUNG

Meiden Sie alle Getränke, Nahrungsmittel und Medikamente, die Koffein, Kakao oder Schokolade enthalten.

ERGÄNZUNGSPRÄPARATE

Multivitamine und -mineralien

1000 µg Folsäure

GESUNDHEIT AM ARBEITSPLATZ

Wenn Sie lange Zeit immer die gleiche Bewegung machen, zum Beispiel am Computer, können Rückenschmerzen und andere Beschwerden auftreten. Die folgenden Ratschläge tragen zur Vorbeugung bei.

◆ Stellen Sie die Füße flach auf den Boden.

◆ Stützen Sie die Lendenwirbelsäule ab.

◆ Halten Sie die Handgelenke gerade und legen Sie sie bei der Arbeit nicht auf eine harte Unterlage.

◆ Stellen Sie die Tastatur oder Maus so ein, dass leichter Druck genügt.

◆ Halten Sie die Ellbogen auf gleicher Höhe wie die Handgelenke oder etwas höher.

◆ Die Augen sollten sich auf gleicher Höhe wie der obere Rand des Monitors befinden.

◆ Machen Sie regelmäßig Pausen, Dehnübungen und Atemübungen.

ALLGEMEINE INFEKTIONEN

Zu einer Infektion kommt es, wenn schädliche Bakterien, Viren, Pilze (z. B. Hefen), Protozoen oder Würmer in den Körper eindringen.

SO STÄRKEN SIE DAS IMMUNSYSTEM UND DIE ABWEHR

- Fasten Sie bei akuten, fiebrigen Infektionen und bleiben Sie im Bett. Trinken Sie täglich mindestens 6 Gläser Mineralwasser oder gefiltertes Wasser.
- Essen Sie reichlich frisches Obst und Gemüse – es enthält viele Wirkstoffe, die das Immunsystem stärken.
- Meiden Sie raffinierte Nahrungsmittel, vor allem Zucker – sie schwächen das Immunsystem.
- Hören Sie auf zu rauchen und meiden Sie Alkohol und Koffein.
- Meiden Sie Margarine und Backfette, essen Sie wenig tierisches Fett (vor allem Milchfett) und nehmen Sie täglich I EL Leinöl.
- Nehmen Sie Multivitamin- und Mineralstoffkapseln und zusätzlich 5000 IE Vitamin A (S. 26), zweimal täglich 200 mg Vitamin C und 15 mg Zink.
- Nehmen Sie zweimal täglich 250 mg Bioflavonoidkomplex, um den oxidativen Stress durch die Infektion zu mildern.
- Denken Sie positiv: Optimisten haben ein besseres Immunsystem als Pessimisten!
- Bauen Sie durch regelmäßige Entspannung Stress ab – er schwächt das Immunsystem.

CANDIDOSE

Der Hefepilz Candida albicans befindet sich auch auf der Haut und im Mund gesunder Menschen. Wenn das Immunsystem geschwächt ist oder wenn Sie Antibiotika nehmen, kann er in die Haut und die Schleimhäute (äußere Genitalien, Mund, Nase, Rachen-Raum, Magen-Darm-Trakt) eindringen. Bei folgenden Symptomen besteht Verdacht auf Candidose: Müdigkeit, Reizbarkeit, Migräne, Reizkolon, Soor in der Scheide und/oder im Mund, Juckreiz am After und an der Vulva, Haut- und Nagelpilze, hartnäckige Blasenentzündung (ohne bakteriellen Befund), Gelenk- und Muskelschmerzen. Die meisten Kranken leiden an Allergien, vor allem gegen Hefe und Milchprodukte. Meiden Sie Antibiotika, die Pille, Steroide und hefehaltige Vitaminkapseln.

ERNÄHRUNG

Meiden Sie Nahrungsmittel, die das Wachstum von Candida albicans fördern oder die Symptome verschlimmern: Zucker, Weißmehl, hefehaltige Produkte (z. B. Brot, Käse, Wein, Bier, Essig, ungeschältes Obst, viele Fruchtsäfte und manche Brotaufstriche), Bierhefe, Pilze und Erdnüsse. Essen Sie reichlich frisches Obst und grünes Blattgemüse – es enthält natürliche pilztötende Substanzen. Essen Sie regelmäßig Naturjoghurt oder Sauermilch oder nehmen Sie Acidophilus-Pulver.

KRÄUTER

Knoblauch

NÜTZLICHE BAKTERIEN

Joghurt und Sauermilch sind fermentierte Milchprodukte, die nützliche Bakterien enthalten. Im Darm hemmen sie die Vermehrung von Hefepilzen wie Candida albicans und anderen schädlichen Mikroben.

PFEIFFER-DRÜSENFIEBER (INFEKTIÖSE MONONUKLEOSE)

Diese schwächende Krankheit wird von einem Herpesvirus (Epstein-Barr-Virus) verursacht. Symptome sind extreme Müdigkeit, Fieber, geschwollene Lymphdrüsen, Halsentzündung und Muskelschmerzen. Die Krankheit ist bei jungen Menschen häufig, die Genesung kann Monate dauern.

ALLGEMEINES

Befolgen Sie die Ratschläge zur Stärkung des Immunsystems (links).

KRÄUTER

Johanniskraut (siehe Warnung S. 40)
Tragantwurzel/Huang Qi

HEPATITIS

Die Ursache dieser Leberentzündung ist ein Virus (manchmal auch Alkohol oder Drogen). Symptome der Hepatitis A sind ein allgemeines Krankheitsgefühl und Gelbsucht. Hepatitis B ist ernster und kann zu einer chronischen Leberkrankheit führen.

ALLGEMEINES

Befolgen Sie die Ratschläge zur Stärkung des Immunsystems (S. 130).

KRÄUTER

Silberdistel

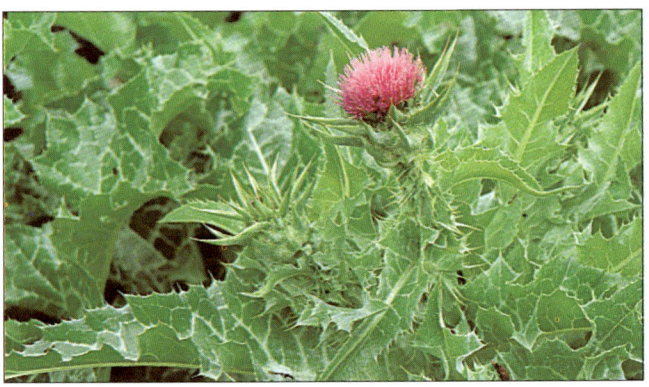

Oben: *Die Silberdistel schützt und regeneriert die Leber, vor allem dank ihres hohen Flavonoidgehaltes.*

Unten: *Viele Nahrungsmittel und Küchenkräuter sind zugleich Arzneien. Roher Knoblauch und rohe Zwiebeln töten Viren und Pilze ab. Chili und Ingwer wirken stark entzündungshemmend.*

ERKÄLTUNGEN UND GRIPPE

Zahlreiche Viren können Erkältungen und Grippe auslösen.

ALLGEMEINES

Befolgen Sie die Ratschläge zur Stärkung des Immunsystems (S. 130).

ERGÄNZUNGSPRÄPARATE

Zweimal täglich 50 mg Zinkglukonat (unter der Zunge zergehen lassen)

KRÄUTER

Echinacea

Knoblauch

AROMATHERAPIE

Träufeln Sie 5 Tropfen Eukalyptusöl in eine Schüssel mit kochendem Wasser und nehmen Sie dreimal täglich ein Kopfdampfbad.

HOMÖOPATHIE

Bryonia bei Grippe mit trockenem Mund und Durst.

Gelsemium bei langsamem Krankheitsbeginn, Schwäche, Muskelschmerzen und Zittern.

Eupatorium bei Grippe mit starken Knochenschmerzen und dem Gefühl, dass der schmerzende Kopf platzt.

Arsenicum album bei Erkältungen mit ätzendem, wässerigem Ausfluss.

Nehmen Sie alle 30 Minuten C30, bis es Ihnen besser geht.

NAHRUNGSMITTEL GEGEN INFEKTIONEN

Knoblauch, Zwiebeln, Äpfel, Feigen, Zitrusfrüchte, Pfirsiche, Pflaumen, Weintrauben, Heidel-, Preisel-, Himbeeren, Erdbeeren unterstützen den Kampf gegen allgemeine Infektionen, besonders wenn sie roh verzehrt werden.

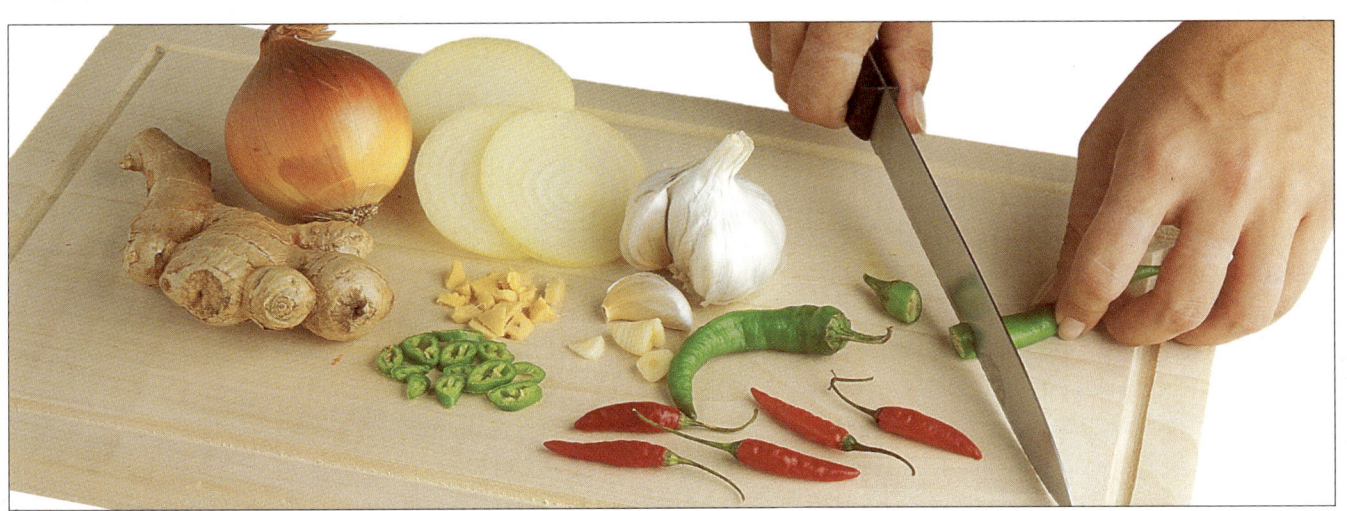

VERSCHIEDENE GESUNDHEITSSTÖRUNGEN

ANÄMIE

Diese Krankheit muss ein Arzt behandeln, weil es verschiedene Arten mit unterschiedlichen Ursachen gibt. Atemlosigkeit, Blässe und Müdigkeit sind Zeichen einer Anämie. Die häufigste Ursache ist Eisenmangel. Behandeln Sie sich aber nicht selbst mit Eisentabletten – sie haben Nebenwirkungen und können zu Zinkmangel führen. Es ist besser, die Eisenresorption zu erhöhen (siehe S. 28).

KREBS

Bei der Behandlung und Vorbeugung des Krebses spielen Ernährung und Stress die wichtigste Rolle.

Krebszellen werden im Körper ständig gebildet, aber normalerweise vom Immunsystem vernichtet. Ist das Immunsystem geschwächt, wird es mit der Krebszelle nicht mehr fertig und diese gewinnen die Oberhand. Die folgenden Maßnahmen stärken das Immunsystem und schützen den Körper vor freien Radikalen (S. 23). Die Empfehlungen gelten für die Vorbeugung und die Behandlung und vertragen sich gut mit der üblichen Therapie.

ERNÄHRUNG

Ernähren Sie sich gesund (S. 13) und beachten Sie folgende Regeln:

- Essen Sie reichlich frisches Obst und Gemüse, Vollkornprodukte und Hülsenfrüchte.
- Essen Sie möglichst wenig Fett, vor allem wenig tierisches Fett.
- Nehmen Sie täglich 1 EL Leinöl.
- Meiden Sie gepökelte, eingelegte und geräucherte Speisen, vor allem wenn sie Nitrat oder Nitrit enthalten.
- Meiden Sie geröstete und gegrillte Speisen sowie den Rauch von brennendem Fett.
- Verzichten Sie auf Alkohol oder nehmen Sie nur sehr wenig alkoholische Getränke zu sich.
- Meiden Sie Tabak (Rauchen ist nicht nur die Hauptursache des Lungenkrebses, sondern auch des Mund-, Hals-, Speiseröhren-, Pankreas-, Gebärmutterhals- und Blasenkrebses).

ERGÄNZUNGSPRÄPARATE

Multivitamine und -mineralien

30 mg gemischte Carotine oder zweimal täglich 500 mg gefriergetrocknete Obst- und Gemüseextrakte

Zweimal täglich 200 mg Vitamin C

600 mg Vitamin E (siehe Warnung S. 26)

200 µg Selen

250 mg Bioflavonoidkomplex (S. 15) und grüner Teeextrakt (er enthält Katechine) zum Schutz vor Hautkrebs durch UV-Strahlen.

Phytosterine (S. 14)

KRÄUTER

Echinacea stärkt das Immunsystem bei Strahlen- und Chemotherapie. Nützlich sind auch Tragantwurzel, grüner Tee und Gelbwurzel (Kurkuma).

BEWEGUNG

Regelmäßige aerobe Bewegung regt das Immunsystem an und wirkt negativen seelischen Zuständen entgegen, die das Immunsystem schwächen. Sie verringert das Risiko, an Brust- Gebärmutter-, Gebärmutterhals- und Darmkrebs zu erkranken, recht deutlich.

ENTSPANNUNG

Meditation und Visualisieren (S. 80-82) können negative seelische Zustände bessern und die Genesungsaussichten verbessern.

STRESS IST GEFÄHRLICH

Ständiger Stress schwächt das Immunsystem und macht den Körper anfällig für Krebs und andere Krankheiten. Krebskranke neigen dazu, Gefühle zu verdrängen. Darum ist es wichtig, etwas gegen Stress und negative seelische Zustände zu unternehmen.

CHRONISCHES ERSCHÖPFUNGSSYNDROM

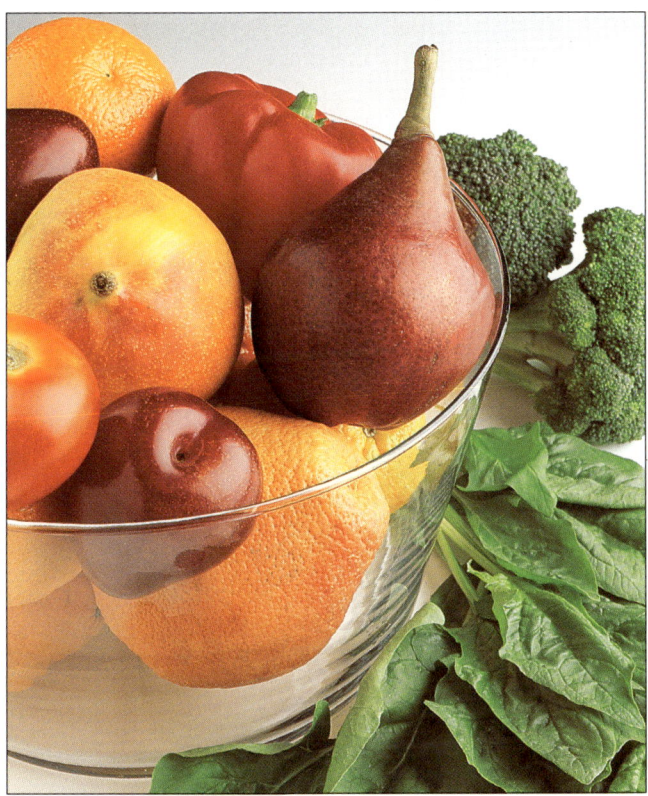

Oben: *Pflanzen enthalten starke krebshemmende Wirkstoffe. Das gilt vor allem für Brokkoli, Spinat, Weißkohl, Grünkohl, Rosenkohl, Tomaten, Möhren, Kürbis, Knoblauch, Ingwer, Zwiebeln, Oliven, Olivenöl, Hülsenfrüchte (besonders Sojabohnen), Nüsse, Samenkerne, Zitrusfrüchte, Äpfel, Weintrauben und Beeren. Fisch und Naturjoghurt hemmen ebenfalls Krebs.*

KREBS-WARNSIGNALE

Wenn Krebs früh erkannt wird, ist die Chance auf Heilung viel größer. Folgende Symptome sollten untersucht werden, weil sie ein Indiz für Krebs sein können:

- ◆ starke Müdigkeit und unerklärliche Gewichtsabnahme
- ◆ hartnäckige Verdauungsstörungen und Stuhlveränderungen
- ◆ ständiger Husten oder rauer Hals
- ◆ ungewöhnliche Blutungen oder Ausflüsse
- ◆ Knoten in oder Hautveränderungen auf der Brust
- ◆ hartnäckige Wunden
- ◆ Blutungen, Juckreiz, Warzen oder Leberflecke, deren Größe oder Farbe sich ändert

Diese mitunter schmerzhafte Krankheit ist auch als myalgische Encephalomyelitis (ME) und postvirales Syndrom bekannt. Typisch ist eine starke, schwächende Müdigkeit (oft nach einer Krankheit), die bisweilen ein normales Leben unmöglich macht. Die Krankheit heilt zwar mit der Zeit aus, aber das kann mehrere Jahre dauern. Die Symptome können mehr oder weniger schwer sein: Geringeres Denkvermögen, Depressionen, Angst, Kopfschmerzen, Schlafstörungen, Halsentzündung, empfindliche Lymphknoten, häufiges leichtes Fieber, Muskel- und Gelenkschmerzen.

Bei dieser Krankheit ist das Immunsystem gestört: Es ist teilweise geschwächt, teilweise überaktiv. Studien lassen darauf schließen, dass ein Virus beteiligt ist, das übertragen werden kann – das erklärt, warum die Krankheit manchmal gehäuft auftritt. Die meisten Menschen stecken sich jedoch nicht an. Manchmal hilft es, Allergene wegzulassen (S. 19-21). Auch Candidiasis (S. 130) kann eine Ursache sein.

ERNÄHRUNG

Ernähren Sie sich gesund (S. 13), spüren Sie Allergene auf.

ERGÄNZUNGSPRÄPARATE

Multivitamine und -mineralien

Manchmal helfen wöchentliche Injektionen von Vitamin B12

Zweimal täglich 200 mg Vitamin C

15 mg Zink

200 mg Magnesium

1 EL Leinöl oder 2 g Lebertran (siehe Warnung S. 18)

Phytosterine (S. 14)

KRÄUTER

Johanniskraut (siehe Warnung S. 40)

Tragantwurzel/Huang Qi

BEWEGUNG

Körperliche Anstrengung verschlimmert die Krankheit. Sorgfältig geplantes Krafttraining unter fachkundiger Aufsicht, zum Beispiel Gewichtheben, kann die Symptome jedoch lindern.

ALLERGIEN GEGEN NAHRUNGS-MITTEL UND CHEMIKALIEN

Siehe S. 19–21.

KATER

ERNÄHRUNG
Trinken Sie reichlich Wasser, bevor Sie zu Bett gehen, jedoch keinen Kaffee, der entwässert und die Symptome verschlimmert.

ERGÄNZUNGSPRÄPARATE
500 mg Borretschöl (siehe Warnung S. 17)

KRÄUTER
Silberdistel (eines der besten Mittel, um die Leber zu stärken)

HOMÖOPATHIE
Nux vomica, wenn Sie sehr reizbar sind. Nehmen Sie alle 30 Minuten C30, bis es Ihnen besser geht.

AKUPRESSUR
Drücken Sie so oft wie nötig 1 Minute fest und stetig in Richtung Zeigefingerknochen auf den Punkt »Vereinte Täler« (Di 4), an beiden Händen abwechselnd.

DIABETES

Alle Arten des Diabetes können gefährlich sein und müssen ärztlich überwacht werden. Frühe Warnsignale, die eine sofortige Untersuchung notwendig machen, sind unstillbarer Durst, häufiges Urinieren, gesteigerter Appetit und Gewichtsabnahme. Die Ursache des Diabetes ist entweder eine unzureichende Insulinproduktion (Typ 1) oder die Unfähigkeit, auf das Insulin zu reagieren (Typ 2). Insulin wandelt Glukose in Energie um und die Symptome des Diabetes sind auf einen erhöhten Blutzuckerspiegel zurückzuführen, der zu oxidativem Stress führt (S. 23) und wahrscheinlich an vielen Komplikationen schuld ist, zum Beispiel an Herzkrankheiten und Star. Die folgenden Empfehlungen gelten für den Diabetes vom Typ 2, der nicht insulinabhängig ist. Sie lindern auch andere Formen der Krankheit, jedoch **nur unter ärztlicher Aufsicht,** weil sie den Insulinbedarf drastisch senken können.

ERNÄHRUNG
Trotz einer gewissen erblichen Veranlagung ist eine Ernährung mit raffinierten Kohlenhydraten und wenig Ballaststoffen die Hauptursache des Typ-2-Diabetes. Wichtig sind daher folgende Umstellungen:

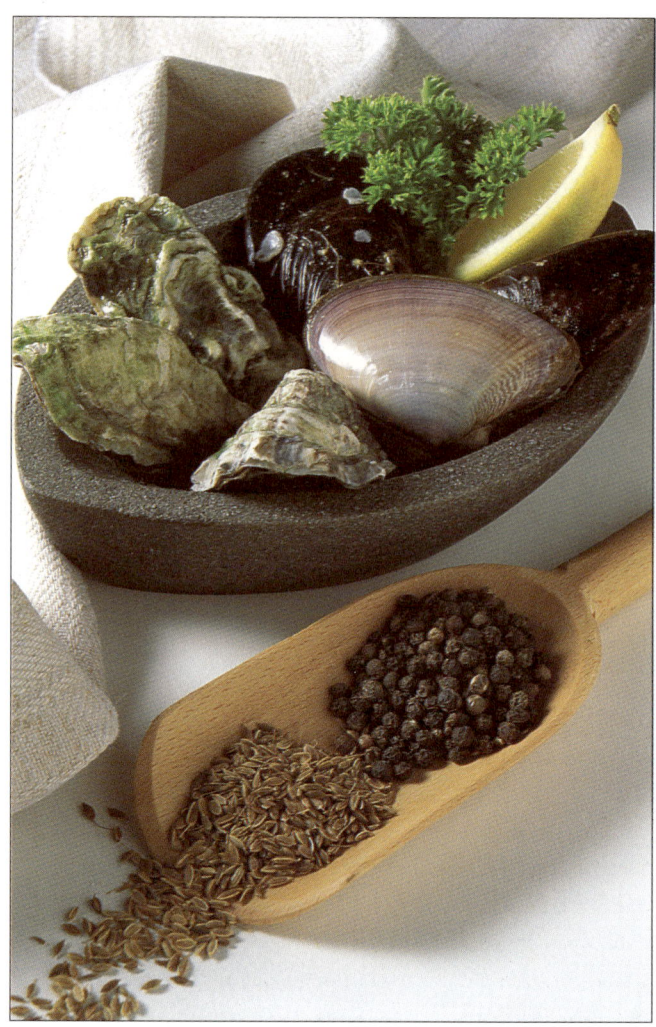

Oben: *Schwarzer Pfeffer, Dill, Petersilie und Muscheln enthalten viel Vanadium, das die Wirkung des Insulins imitiert, sodass die Zellen Glukose aufnehmen können.*

- Meiden Sie alle Arten von Zucker (Glukose, Sucrose, Honig usw.). Fructose wird langsamer resorbiert und ist erlaubt.
- Essen Sie weniger Fett (weniger als 30% der Gesamtkalorien).
- Essen Sie ballaststoffreiche Nahrungsmittel, zum Beispiel Hülsenfrüchte, Vollkornprodukte, Obst und Gemüse. Sie geben ihre Kohlenhydrate langsam ans Blut ab (siehe Schaubild nächste Seite).
- Übergewicht ist ein Risikofaktor. Manchmal kann Gewichtsabnahme die Krankheit heilen.
- Rauchen Sie nicht und meiden Sie Koffein.

DER BLUTZUCKERSPIEGEL

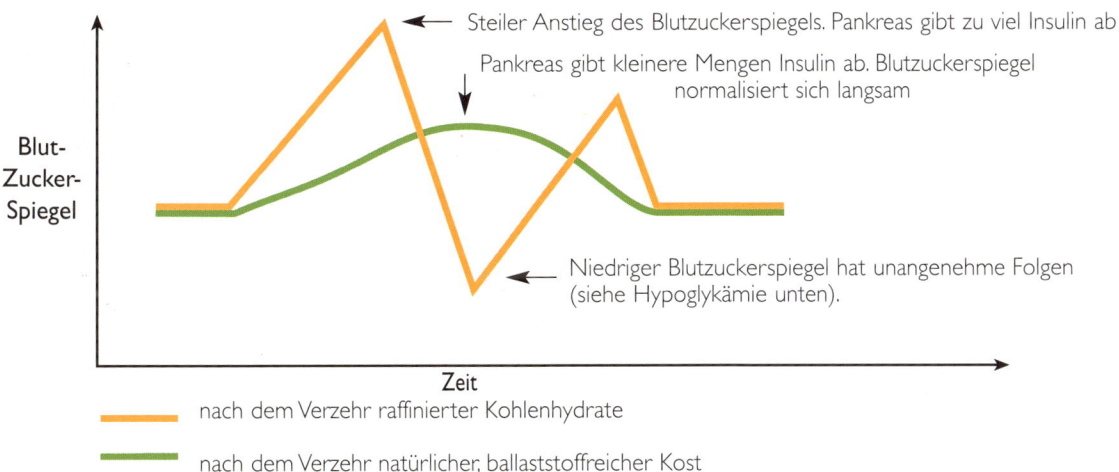

Steiler Anstieg des Blutzuckerspiegels. Pankreas gibt zu viel Insulin ab

Pankreas gibt kleinere Mengen Insulin ab. Blutzuckerspiegel normalisiert sich langsam

Blut-Zucker-Spiegel

Niedriger Blutzuckerspiegel hat unangenehme Folgen (siehe Hypoglykämie unten).

Zeit

nach dem Verzehr raffinierter Kohlenhydrate

nach dem Verzehr natürlicher, ballaststoffreicher Kost

ERGÄNZUNGSPRÄPARATE

Multivitamine und -mineralien

Zweimal täglich 200 mg Vitamin C

400 mg Vitamin E (siehe Warnung S. 26)

200 mg Magnesium

50 µg Vanadiumsulfat

zweimal täglich 250 mg Bioflavonoidkomplex (S. 15)

1 EL Leinöl

100 µg Chrom GTF (GTF steht für Glukose-Toleranz-Faktor. Diese Kombination aus Chrom, Vitamin B3 und Aminosäuren verbessert die Insulinverwertung der Zellen. Sie ist auch in Bierhefe enthalten. Nehmen Sie täglich 15-20 Bierhefetabletten).

KRÄUTER

Ginseng (siehe Warnung S. 43)

BEWEGUNG

Regelmäßige aerobe Bewegung ist empfehlenswert, da sie den Blutzucker und das Gewicht stabilisiert.

REGULIERUNG DES BLUTZUCKERS

Wer zu viel raffinierten Zucker isst, kann an Diabetes vom Typ 2 erkranken. Bevorzugen Sie Hülsenfrüchte (Bohnen, Sojabohnen, Erbsen, Linsen), Haferschrot, Zwiebeln, Äpfel und Weintrauben, die alle den Blutzuckerspiegel regulieren.

HYPOGLYKÄMIE (NIEDRIGER BLUTZUCKERSPIEGEL)

Ein niedriger Blutzuckerspiegel kann viele Symptome auslösen (Schwäche, Angst, Reizbarkeit, Stimmungsschwankungen, Schlafstörungen, Herzklopfen, Hunger, Übelkeit), die sich oft Mitte des Vormittags und Nachmittags oder 2-4 Stunden nach dem Essen verschlimmern. Die Ursache ist meist der Verzehr von raffinierten Kohlenhydraten, vor allem Zucker, manchmal auch Alkohol oder eine Allergie, besonders gegen Milchprodukte und Weizen.

ERNÄHRUNG

Ernähren Sie sich gesund (S. 13) und

• meiden Sie Weißmehlprodukte und Zucker (sie lindern die Beschwerden vorübergehend, verschlimmern sie jedoch langfristig).

• essen Sie eine ballaststoffreiche Kost (Hülsenfrüchte, Vollkornprodukte, Obst und Gemüse).

• essen Sie mehrere kleine Mahlzeiten am Tag.

• verzichten Sie auf Kaffee und Tee (sie steigern die Insulinproduktion und verschlimmern die Beschwerden).

• verzichten Sie auf Alkohol.

ERGÄNZUNGSPRÄPARATE

Multivitamine und -mineralien

Zweimal täglich 200 mg Vitamin C

Zweimal täglich 200 mg Magnesium

100 µg Chrom GTF (siehe links)

BEWEGUNG

Regelmäßige aerobe Bewegung reguliert den Blutzuckerspiegel sehr wirksam.

JETLAG

Wenn Sie im Flugzeug mehrere Zeitzonen überqueren, müssen Sie mit Beschwerden unterschiedlicher Stärke rechnen, zum Beispiel Benommenheit, Schlaf- und Verdauungsstörungen. Machen Sie keine Nickerchen während des Tages, um den falschen Schlafrhythmus nicht zu verstärken. Helles Licht verringert die Melatoninproduktion (S. 22) und wir sind hellwach. Dunkelheit regt die Produktion an, und wir werden schläfrig. Mit Melatonin können Sie daher einen neuen Schlafrhythmus erzwingen.

ERNÄHRUNG

Trinken Sie während der Reise keinen Alkohol, aber reichlich Wasser.

AROMATHERAPIE

Rosmarinöl regt an und erfrischt.

Lavendel- und Salbeiöl (siehe Warnung S. 49) entspannen und beruhigen. Inhalieren Sie den Duft oder geben Sie einige Tropfen ins Badewasser.

ÜBERGEWICHT

Wenn wir zu viele Kalorien aufnehmen, werden sie in Form von Fett gespeichert. Es gibt allerdings Menschen, die viel essen können, ohne dass sie zunehmen, während andere leicht zunehmen. Wenn die Stoffwechselrate steigt, zum Beispiel beim Sport, wird gespeichertes Fett verbrannt.

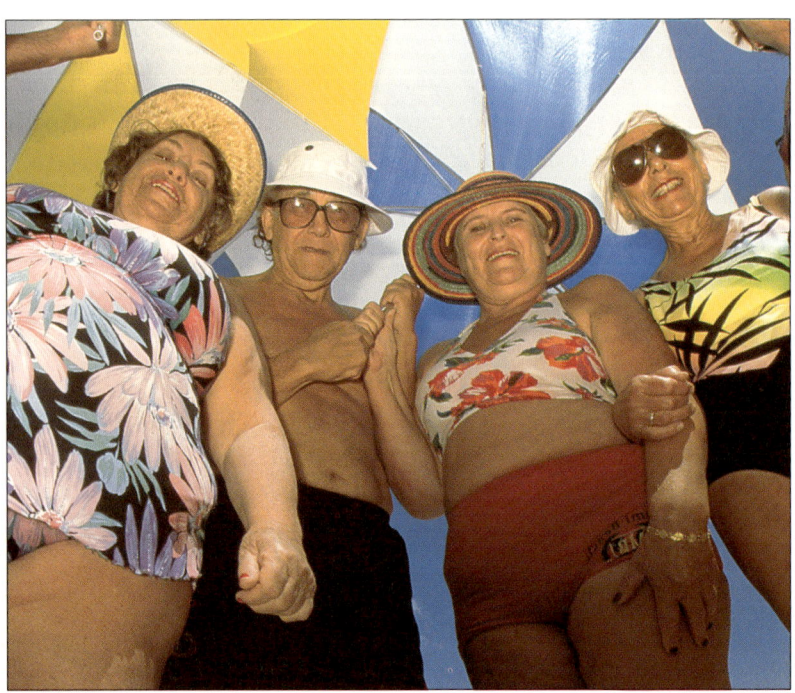

Wenn Sie eine Diät machen, verlangsamt sich der Stoffwechsel, um die Energieversorgung der wichtigen Organe zu sichern. Dann ist es sogar schwieriger, abzunehmen und das niedrigere Gewicht zu halten. Mangel an Nährstoffen (vor allem Eisen und Kalium) stört die Thermogenese. Das gleiche gilt für Allergien. Wenn Sie Übergewicht haben und meist bald nach dem Essen wieder hungrig sind, so ist dies ein Indiz für eine Allergie (S. 19-21). Übergewicht lässt sich nur durch eine langfristige Umstellung der Lebensweise abbauen.

ERNÄHRUNG

Ernähren Sie sich gesund (S. 13). Essen Sie reichlich frisches Obst und Gemüse, Hülsenfrüchte und Hafer, aber wenig Salz, damit der Kaliumspiegel steigt (S. 20). Der Fettverzehr sollte unter 20% der Gesamtkalorien liegen. Kleinere Mahlzeiten sind empfehlenswert.

ERGÄNZUNGSPRÄPARATE

Zweimal täglich 200 mg Vitamin C mit den Mahlzeiten, um die Eisenresorption zu erhöhen.

100 µg Chrom GTF (S. 135).

KRÄUTER

Trinken Sie dreimal täglich zwischen den Mahlzeiten grünen Tee. Koffein regt den Stoffwechsel an und grüner Tee ist die beste Quelle für Koffein, weil er viele positive Wirkungen hat.

BEWEGUNG

Aerobe Bewegung stimuliert den Stoffwechsel mehrere Stunden lang und ist eine der wirksamsten Methoden, Gewicht zu verlieren. Auch kalte Duschen regen die Fettverbrennung an.

Links: *Übergewicht muss nicht unglücklich machen, aber es begünstigt viele Krankheiten, z. B. Herz- und Gefäßkrankheiten, Diabetes, Bluthochdruck, Gicht, Arthritis und Menstruationsstörungen. Nur durch eine andere Lebensweise können Sie schlanker und gesünder werden.*

ERSTE HILFE UND NOTFÄLLE

DIE NATÜRLICHE HAUSAPOTHEKE

Die folgenden Arzneien brauchen Sie zu Hause in vielen Notfällen:

◆ Ringelblumen- und Johanniskraut-Tinktur und -Salbe (beide werden oft kombiniert)

◆ Destillierte Hamamelis-Tinktur (eine klar beschriftete Flasche sollte im Kühlschrank stehen)

◆ Lavendelöl und Teebaumöl

◆ Arnica, Aconitum und Hypericum

◆ Bachblüten-Notfalltropfen

Weitere Empfehlungen finden Sie in diesem Kapitel. Sie brauchen nicht alles gleichzeitig zu nehmen. Experimentieren Sie, um herauszufinden, was Ihnen am besten hilft.

SCHOCK

Alle Unfälle und Notfälle lösen in gewissem Umfang einen Schock aus, der mitbehandelt werden muss. Nehmen Sie zuerst 2-4 Notfalltropfen und Arnica C30 zusammmen, vor allem bei Verletzungen.

HOMÖOPATHIE

Neben Arnica helfen folgende Arzneien:

Aconitum bei Panik oder Angst.

Gelsemium bei Angst und Zittern.

Ignatia bei einem Schock, ausgelöst von schlechten Nachrichten.

Nehmen Sie alle 10 Minuten C30, bis Sie sich beruhigt haben.

BISS- UND STICHWUNDEN

Biss- und Stichwunden sind unterschiedlich schwer, je nachdem, welche Gifte und Krankheitserreger ein Tier überträgt. Manche Gifte können gefährliche Allergien auslösen, die sofort ärztlich behandelt werden müssen. Insekten können Sie abwehren, indem Sie 5 Tropfen Geraniumöl mit 2 EL Trägeröl mischen und die Haut damit einreiben oder Geraniumöl verdampfen lassen.

HUNDEBISSE

Bei Tollwutverdacht müssen Sie sofort einen Arzt aufsuchen – das Serum wirkt nur, wenn es innerhalb von 24 Stunden verabreicht wird. Eine Tetanus-Auffrischung ist bei allen ernsten Wunden und Bissen durch Säugetiere (auch kleine Tiere) ratsam.

KRÄUTER UND AROMATHERAPIE

Säubern Sie die Wunde und ihre Umgebung gründlich mit Ringelblumen-Tinktur (1 Teil auf 5 Teile warmes Wasser). Träufeln Sie einige Tropfen Teebaumöl auf einen Verband und decken Sie die Wunde ab.

HOMÖOPATHIE

Nehmen Sie am ersten Tag alle 4 Stunden C30 Hypericum.

INSEKTENSTICHE

Versuchen Sie, einen Bienenstachel mit einer Pinzette oder durch Kratzen mit einem stumpfen Gegenstand zu entfernen. Natriumbikarbonat (zu einer Paste geformt) neutralisiert Bienen- und Ameisengift, Zitronensaft und Essig neutralisieren Wespengift.

KRÄUTER

Träufeln Sie kalte, destillierte Hamamelis-Tinktur (siehe Warnung S. 40) auf einen Wattebausch und betupfen Sie damit die Wunde, bis die Symptome abklingen.

AROMATHERAPIE

Tragen Sie Lavendel- oder Teebaumöl auf die Wunde auf.

HOMÖOPATHIE

Apis, wenn die Wunde geschwollen ist und brennt und sticht.

Urtica urens, wenn die Wunde stark juckt.

Hypericum bei allen anderen schmerzhaften Wunden.

Nehmen Sie alle 30 Minuten C30, bis die Symptome abklingen.

BLUTERGÜSSE

Häufige Blutergüsse deuten auf schwache Kapillaren oder Mangel an Vitamin K hin. Antibiotika können die nützlichen Bakterien abtöten, die im Darm Vitamin K bilden (es wird für die Blutgerinnung benötigt).

ERNÄHRUNG

Eine Portion Naturjoghurt oder Sauermilch am Tag oder Acidophilus-Pulver bauen die gesunde Darmflora wieder auf.

ERGÄNZUNGEN

Zweimal täglich 200 mg Vitamin C
Zweimal täglich 250 mg Bioflavonoidkomplex (S. 15)

KRÄUTER

Machen Sie einen Umschlag mit kalter, destillierter Hamamelis-Tinktur (siehe Warnung S. 36) oder reiben Sie die betroffene Stelle mit Arnikasalbe ein, wenn die Haut nicht offen ist.

HOMÖOPATHIE

Arnica bei schmerzhaften Verletzungen.
Hypericum bei Wunden, die mit stechenden Schmerzen einhergehen (ein Indiz für Nervenschäden).
Ruta bei schmerzhaften Knochenverletzungen, zum Beispiel nach einem Schlag aufs Schienbein.
Ledum bei »blauem Auge«.
Nehmen Sie dreimal täglich (bei starken Schmerzen öfter) C30, bis der Bluterguss und die Schmerzen abklingen.

SPLITTER

Entfernen Sie den Splitter, wenn möglich mit einer Pinzette oder Nadel (sterilisieren Sie das Instrument durch 10 Minuten Kochen, oder erhitzen Sie es im hellen Teil einer Flamme). Tragen Sie Teebaumöl auf die Wunde auf. Sitzt der Splitter zu tief, machen Sie einen Umschlag (siehe unten).

KRÄUTER

Machen Sie eine heiße Paste aus Rotulmenpulver und tragen Sie sie auf die Wunde auf. Verbinden Sie die Wunde und erneuern Sie den Umschlag alle paar Stunden, bis der Splitter herauskommt. Solange die Wunde bedeckt bleibt, können Sie auch einen Umschlag mit Vogelmierensalbe oder reinen (kalt geschleuderten) Honig machen.

HOMÖOPATHIE

Dreimal täglich C30 Silica.

SCHNITT- UND SCHÜRFWUNDEN

Bei ernsten Wunden siehe Operationen, Seite 139.

KRÄUTER

Säubern Sie die Wunde mit destillierter Hamamelis-Tinktur (siehe Warnung S. 40) oder mit Ringelblumen- oder Johanniskraut-Tinktur (1 Teil auf 10 Teile Wasser). Drücken Sie auf die Wunde, wenn sie blutet.
Tragen Sie Ringelblumensalbe oder reinen Honig auf und bedecken Sie die Wunde, bis sich gesundes Gewebe bildet. Sie darf nicht zu schnell verkrusten, denn es kann sich noch Schmutz darin befinden. Wenn die Wunde rasch verkrustet und sich entzündet, helfen reinen Honig und ein Pflaster. Wechseln Sie den Verband oder das Pflaster täglich und lassen Sie die Wunde erst dann unbedeckt, wenn sich gesundes rosa Gewebe bildet.

AROMATHERAPIE

Mischen Sie 1 EL Trägeröl mit 5 Tropfen Teebaum-, Lavendel- oder Eukalyptusöl (siehe Warnung S. 49) und machen Sie damit antiseptische Verbände.

Oben: *Honig wirkt keimtötend. Es gibt kaum etwas Besseres für schmutzige Wunden.*

NASENBLUTEN

Wenn ein kleines Kind aus der Nase blutet, müssen Sie zunächst nach Fremdkörpern suchen. Befolgen Sie bei häufigem Nasenbluten die Ratschläge für Blutergüsse (oben links).

KRÄUTER

Tupfen Sie kalte, destillierte Hamamelis-Tinktur (siehe Warnung S. 40) auf einen Wattebausch und drücken Sie ihn bis zu 5 Minuten an die Nasenlöcher. Nicht den Kopf zurückbeugen – dabei fließt Blut in den Rachen und kann Brechreiz auslösen. Nicht schneuzen, wenn die Blutung aufgehört hat.

HOMÖOPATHIE

Arnica, wenn eine Verletzung die Ursache ist.
Phosphorus, wenn die Nase spontan blutet.

Nehmen Sie alle 30 Minuten C30, bis die Blutung aufhört.

VERBRENNUNGEN UND SONNENBRAND

Kleinere Verbrennungen und Verbrühungen können Sie mit Erfolg zu Hause behandeln. Kühlen Sie die Haut mit kaltem Wasser oder machen Sie einen kalten Umschlag. Butter, Schmalz und eiskaltes Wasser sind nicht zu empfehlen. Öffnen Sie Brandblasen nicht und decken Sie sie nicht mit flauschigem Stoff zu.

KRÄUTER

Legen Sie einen Verband mit kalter, destillierter Hamamelis-Tinktur an, um Schwellungen zu lindern und Infektionen vorzubeugen. Wechseln Sie die kalten Umschläge häufig, bis die Haut nicht mehr schmerzt. Auch kühle Teebeutel mit grünem oder schwarzem Tee lindern Schmerzen und wirken antiseptisch. Sobald die Heilung beginnt, reiben Sie die Haut mit Aloe-vera- oder Ringelblumensalbe oder -gel ein.

AROMATHERAPIE

Massieren Sie regelmäßig 1 EL Trägeröl mit 5 Tropfen Lavendelöl ein, sobald die Heilung begonnen hat.

HOMÖOPATHIE

Nehmen Sie alle 30 Minuten C30 Arnica, bei Blasenbildung; Urtica urens oder Cantharis, bis die Schmerzen abklingen.

GESUNDES SONNENBADEN

Um die Haut vor der UV-Strahlung zu schützen, die zu vorzeitiger Alterung, Keratose, Hautkrebs und Melanomen führen kann, gehen Sie am besten von 9-16 Uhr nicht in die Sonne. Folgende Tips sind nützlich:

- Tragen Sie einen Hut mit breiter Krempe, um Nase, Lippen, Ohren und Hals zu schützen.
- In der Nähe eines Gewässers genügt ein Hut oder Schirm nicht, weil das Wasser die UV-Strahlen reflektiert.
- Tragen Sie Kleider und Badekleidung, die UV-Strahlen nicht durchlässt.
- Verwenden Sie Sonnencreme mit einem hohen Lichtschutzfaktor (ab 25), die vor UV-Strahlen schützt.

VERSTAUCHUNGEN UND VERRENKUNGEN

AROMATHERAPIE

Machen Sie kalte Umschläge mit Kamillen-, Eukalyptus-, Lavendel- oder Rosmarinöl. Befestigen Sie die Umschläge mit einer elastischen Binde.

HOMÖOPATHIE

Arnica bei Bluterguss und Schock.

Rhus. tox., wenn die Schmerzen bei Ruhe schlimmer und bei Bewegung besser werden.

Ruta bei Sehnen- und Gelenkzerrungen, vor allem am Knöchel und am Handgelenk.

Nehmen Sie viermal am Tag C30, bis die Schmerzen sich legen.

KNOCHENBRÜCHE

Siehe Operationen (unten).

HOMÖOPATHIE

Vier Wochen lang dreimal täglich C6 Symphytum.

OPERATIONEN UND ZAHNBEHANDLUNGEN

ERNÄHRUNG

Ernähren Sie sich gesund (S. 13).

ERGÄNZUNGSMITTEL

Um die Wundheilung zu fördern, nehmen Sie:

Multivitamine und -mineralien

10 mg Betacarotin

Zweimal täglich 200 mg Vitamin C

400 mg Vitamin E (siehe Warnung S. 26)

15 mg Zink

HOMÖOPATHIE

Arnica und Hypericum.

Arconitum, wenn Sie große Angst vor dem Eingriff haben.

Nehmen Sie kurz vor der Operation oder Behandlung und mehrere Tage danach viermal täglich C30.

BACHBLÜTEN

Nehmen Sie am Tag vor dem Eingriff und mehrere Tage danach viermal täglich Rescue Remedy/Notfalltropfen.

GLOSSAR

Acidophilus-Pulver Pulver, das lebende Acidophilus-Bakterien enthält (oft ist auch Bifidus dabei). Sie unterstützen die Darmfunktion und fördern die Gesundheit.

Adaptogen Eine pflanzliche Substanz, die sich den Bedürfnissen des Körpers anpasst. Phytosterine können z. B. das Immunsystem je nach Bedarf anregen oder dämpfen.

Adstringierend Mit zusammenziehender Wirkung auf weiches Gewebe, z. B. Haut und Kapillaren.

Aerobe Bewegung Jede Aktivität, die den Puls und die Atmung beschleunigt.

Akute Krankheit Eine Krankheit, die plötzlich auftritt und von begrenzter Dauer ist.

Allergen Eine Substanz, die eine Allergie auslöst.

Allergie Eine heftige Reaktion auf eine normalerweise harmlose Substanz (z. B. Pollen, Schimmel oder ein Nahrungsmittel), an der auch eine Immunreaktion beteiligt sein kann. Klassische Allergien kann man mit dem RAST testen, für andere Allergien gibt es keine so zuverlässigen Tests. Die Ursache mancher Nahrungsmittelallergien ist eine biochemische Reaktion auf bestimmte Bestandteile ohne Immunreaktion; man nennt sie oft »Intoleranz«. Diese Unterscheidung ist jedoch verwirrend, weil die Ursache oft schwer zu finden ist. Wir ziehen daher den Begriff Nahrungsmittelallergie vor.

Aminosäuren Die kleinsten Bausteine des Eiweißes. Essenzielle Aminosäuren (Isoleucin, Leucin, Lysin, Methionin, Phenylalanin, Threonin, Tryptophan, Valin und bei Kleinkindern Histidin) müssen wir mit dem Essen aufnehmen. Andere Aminosäuren stellt der Körper selbst her, wenn er die notwendigen Nährstoffe bekommt. Aminosäurenpräparate helfen bei einigen Krankheiten, vor allem Carnitin bei Übergewicht und Müdigkeit und für bessere sportliche Leistungen (es wandelt Fett in Energie um). Glutathion, N-acetylcystein und Taurin sind Antioxidantien und fördern die Entgiftung. Meist nimmt man zweimal täglich 500-1000 mg.

Analgetisch schmerzlindernd.

Antiallergisch Allergien lindernd.

Antibiotika Substanzen, die Bakterien abtöten. Man behandelt damit bakterielle Infektionen. Gegen Viren sind sie unwirksam. Antibakterielle Kräuter greifen im Gegensatz zu Antibiotika oft gezielt die schädlichen Bakterien an und verschonen die hilfreichen.

Antidepressiv Depressionen lindernd.

Antikoagulanzien Substanzen, welche die Blutgerinnung hemmen.

Antikörper Ein vom Immunsystem gebildetes Eiweiß, das fremde Eiweiße, z. B. Bakterien, neutralisiert.

Antimikrobiell Mikroben (Bakterien, Viren, Pilze, Würmer) abtötend.

Antimutagen Mutagene neutralisierend. Mutagene oder Karzinogene sind Faktoren (z. B. Strahlung, Zigarettenrauch, Umweltgifte, freie Radikale), die Zellen zu Krebszellen machen oder das Tumorwachstum auslösen oder fördern. Antimutagene, z. B. Antioxidantien, hemmen das Tumorwachstum.

Antioxidantien Substanzen, die freie Radikale unschädlich machen.

Antiviral wirken Substanzen, die Viren am Eindringen in eine Zelle und an der Vermehrung hindern.

Aromaöle siehe essenzielle Öle

Autoimmunkrankheit Eine Störung, deren Ursache der Abbau von Körpergewebe durch das Immunsystem ist – es kann eigene Zellen nicht mehr von fremden unterscheiden.

Bakterien Einzellige Mikroben, die kleiner als Hefepilze, aber größer als Viren sind. Sie können nützlich oder schädlich sein.

Bioflavonoide Eine große Gruppe von oft farbigen pflanzlichen Substanzen. Sie wirken antioxidativ, entzündungshemmend, antiallergisch und antimutagen; sie schützen den Körper und fördern die Genesung. Enthalten sind sie in fast allen Pflanzen (vor allem in roten und blauen Früchten) und in vielen Kräutern (Heidelbeeren, Knoblauch, Ginkgo, Ingwer, Ginseng, grüner Tee, Weißdorn, Silberdisteln, Lindenblüten, Gelbwurzel).

Blut-Hirn-Schranke Eine schützende Membran, die das Gehirn einhüllt und bestimmte Substanzen am Eindringen über das Blut hindert.

Carotinoide Pflanzliche Substanzen in rotem, orangefarbenem und gelbem Obst und Gemüse und im günen Blattgemüse. Manche sind starke Antioxidantien (z. B. Lycopin und Betacarotin) und schützen vor Krebs und chronischen Krankheiten. Einige werden bei Bedarf in Vitamin A umgewandelt.

Chronische Krankheit Eine Krankheit, die schleichend auftritt und meist von Dauer ist.

Curcumin Ein starkes entzündungshemmendes Antioxidans in der Gelbwurzel (Kurkuma). Es hilft bei Entzündungen des Bewegungsapparats und bei Krebs.

Elementar nennt man die Menge einer reinen Substanz in einem Gemisch, z. B. die Menge des Elements Zink in der Verbindung Zinkcitrat.

Empfohlene Tagesmenge Die geschätzte Mindestmenge eines Vitamins oder Minerals, die der Körper braucht, um Mangelsymptomen vorzubeugen.

Entwässernd sind Substanzen, die die Wasserausscheidung fördern und daher Ödeme und Bluthochdruck lindern.

Essenzielle Fettsäuren Es gibt zwei Fettsäuren, die wir zu uns nehmen müssen: Linolsäure (Omega 6) und Alpha-Linolensäure (Omega 3). Wenn der Körper die notwendigen Nährstoffe bekommt, kann er aus diesen beiden Fettsäuren die wichtigen Gamma-Linolensäure und Eicosapentaensäure herstellen.

Essenzielle Öle Sehr aromatische, konzentrierte Öle aus Pflanzen.

Fette Ein Fett kann gesättigt (tierisches Fett), mehrfach ungesättigt (die meisten Pflanzenfette) oder künstlich gesättigt (Margarine und gehärtete Pflanzenfette) sein. Im letzteren Fall bilden sich Transfettsäuren, die den Stoffwechsel stören und gemieden werden sollten.

Freie Radikale Instabile, hochreaktive Sauerstoffmoleküle (z. B. Hydroxid- oder Peroxidionen), die alles schädigen (oxidieren), mit dem sie in Berührung kommen: Gelenke, die Haut, die Gene usw. Sie entstehen bei Verbrennungen (z. B. im Automotor), aber auch im normalen Stoffwechsel. Erhitzte Fette und UV-Strahlen tragen zu vielen Krankheiten und zur Alterung bei.

Gewebesalz Eine anorganische Verbindung, die für das Wachstum und die Funktion der Körperzellen notwendig ist.

Katechine Starke entzündungshemmende Antioxidantien (Bioflavonoide) im grünen Tee. Sie wirken ähnlich wie Proanthocyanidine.

Komplexe Kohlenhydrate Polysaccharide, die der Körper zur Energiegewinnung in Glukose umwandelt. Sie werden – im Gegensatz zum Zucker – meist langsam resorbiert und sind daher gesünder.

Leberstimulierend wirken Substanzen, die der Leber beim Entgiften helfen und die Gallenproduktion fördern (Galle wird für die Fettverdauung und die Ausscheidung von Abfallprodukten und Cholesterin benötigt). Gut für die Leber sind auch eine Reduzierung des Fettkonsums, Vitamin C und essenzielle Fettsäuren.

Leinöl Öl aus Leinsamen, die beste bekannte Quelle für Alpha-Linolensäure, eine essenzielle Fettsäure (Omega 3), mit der viele Menschen unzureichend versorgt sind.

Lezithin Ein wichtiger Bestandteil der Zellmembran. Als natürliches Ergänzungsmittel liefert es Phytosterine, Cholin und Inositol (mit Vitamin B verwandte Substanzen).

Nahrungsmittelzusätze Dazu gehören Farb-, Konservierungs- und Aromastoffe. Künstliche Farbstoffe (z. B. Tartrazin), schwefelhaltige Konservierungsstoffe, Nitrite, künstliche Süßstoffe und Mononatriumglutamat sollte man meiden. Ammoniumbicarbonat, Fumarinsäure, Guar, Milchsäure, Monokalziumphosphat, Monokaliumphosphat und natürliche Farbstoffe wie Orlean sind unschädlich.

Naturjoghurt enthält lebende Bakterien, die der Gesunderhaltung der Darmflora dienen.

Phytoöstrogene Pflanzliche Substanzen, die den Östrogenspiegel harmonisieren.

Phytosterine und -sterole Pflanzliche Fette, die das Immunsystem harmonisieren. Ergänzungsmittel sollten ein Gemisch aus Sterinen und Sterolen (im natürlichen Verhältnis 100:1) enthalten.

Protein Eiweiß. Komplexe Moleküle, die aus Aminosäuren bestehen und für das Wachstum und die Reparatur von Geweben benötigt werden.

Quercetin Ein Bioflavonoid, das die Produktion von Histaminen und entzündungsfördernden Prostaglandinen hemmt und zur Behandlung klassischer Allergien benutzt wird. Es ist in Ginkgo biloba, Kohl und Zwiebeln enthalten, und der Körper kann es aus Rutin (einem Bioflavonoid im Buchweizen) herstellen.

Silymarin Ein starkes, entzündungshemmendes Antioxidans (Bioflavonoid) in der Mariendistel. Es schützt und stimuliert die Leber.

Tonikum Eine Substanz, die normale Körperfunktionen fördert.

Veganernährung Eine rein pflanzliche Ernährung ohne tierische Produkte wie Milch, Käse und Eier. Sie kann sehr gesund sein, wenn sie reich an Hülsenfrüchten, Obst und Gemüse, Vollkornprodukten, Nüssen und Samenkernen ist (Sojaeiweiß ist ebenso wertvoll wie Fleischeiweiß). In diesem Fall liefert diese Kost mehr als genug essenzielle Aminosäuren, Vitamine und Mineralien, auch Kalzium (im Gemüse und in Nüssen). Zu empfehlen ist jedoch die zusätzliche Einnahme von Vitamin B12 oder Hefeextrakt.

Vegetarische Ernährung Eine Ernährung ohne Fleisch, aber mit Milchprodukten und Eiern. Das ist eine sehr gesunde Basis für die Ernährung, wenn nicht zu viele Milchprodukte und Eier verzehrt werden (erstere enthalten viel gesättigtes Fett, das zahlreiche Krankheiten fördert).

Verdauungsfördernd sind Substanzen, welche die Produktion von Verdauungssäften steigern, sodass die Nahrung abgebaut und resorbiert werden kann.

Virus Eine Mikrobe, die in eine Wirtszelle eindringen muss, damit sie sich vermehren kann.

REGISTER